# 人体大百科

## 结构与功能图谱

[澳] 肯·阿什威尔 (Ken Ashwell) 著

马超 主译

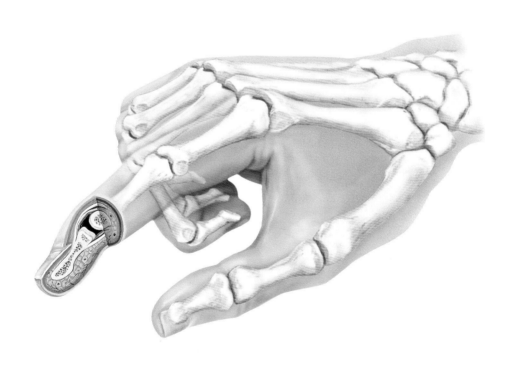

江苏凤凰科学技术出版社·南京

The Human Body Atlas
Copyright © 2016 Quarto Publishing PLC, 6 Blundell Street, London N7 9BH
This edition published by arrangement with Quarto Publishing PLC.
Simplified Chinese edition copyright © 2019 Beijing Highlight Press Co., Ltd.
All rights reserved.
No part of this publication may be reproduced, stored in a retrieval system,
or transmitted in any form or by any means, electronic, mechanical,
photocopying, recording, or otherwise, without the prior written permission
of the Publisher.

江苏省版权局著作权合同登记 10-2019-518

**图书在版编目（CIP）数据**

人体大百科：结构与功能图谱 / (澳) 肯·阿什威
尔著；马超主译. — 南京：江苏凤凰科学技术出版社，
2020.3（2023.12重印）
　ISBN 978-7-5713-0644-1

Ⅰ.①人… Ⅱ.①肯… ②马… Ⅲ.①人体解剖学–
图谱 Ⅳ.① R322-64

中国版本图书馆 CIP 数据核字 (2019) 第 247154 号

**人体大百科：结构与功能图谱**

| | |
|---|---|
| 著　　　者 | ［澳］肯·阿什威尔（Ken Ashwell） |
| 主　　译 | 马　超 |
| 责 任 编 辑 | 沙玲玲　钱新艳 |
| 助 理 编 辑 | 张　程 |
| 责 任 校 对 | 杜秋宁 |
| 责 任 监 制 | 刘文洋 |

| | |
|---|---|
| 出 版 发 行 | 江苏凤凰科学技术出版社 |
| 出版社地址 | 南京市湖南路 1 号 A 楼，邮编：210009 |
| 出版社网址 | http://www.pspress.cn |
| 印　　刷 | 上海当纳利印刷有限公司 |
| 开　　本 | 889mm×1194mm 1/16 |
| 印　　张 | 13 |
| 插　　页 | 4 |
| 版　　次 | 2020 年 3 月第 1 版 |
| 印　　次 | 2023 年 12 月第 7 次印刷 |
| 标 准 书 号 | ISBN 978-7-5713-0644-1 |
| 定　　价 | 128.00 元（精） |

图书如有印装质量问题，可随时向我社印务部调换。

**首席作者**

［澳］肯·阿什威尔（Ken Ashwell）教授

**作者团队**

撰稿：Robin Arnold, Deborah Bryce, Carol
Fallows, Martin Fallows, John Frith, John
Gallo, Brian Gaynor, Rakesh Kumar, Peter
Lavelle, Lesley Lopes, Karen McGhee,
Michael Roberts, Frederick Rost, Elizabeth
Tancred, Dzung Vu, Phil Waite

插图：David Carroll, Peter Child, Deborah
Clarke, Geoff Cook, Marcus Cremonese,
Beth Croce, Wendy de Paauw, Levant
Efe, Hans De Haas, Mike Golding, Jeff
Lang, Alex Lavroff, Ulrich Lehmann, Ruth
Lindsay, Richard McKenna, Annabel Milne,
Tony Pyrzakowski, Oliver Rennert, Caroline
Rodrigues, Otto Schmidinger, Bob Seal,
Vicky Short, Graeme Tavendale, Jonathan
Tidball, Paul Tresnan, Valentin Varetsa, Glen
Vause, Spike Wademan, Trevor Weekes,
Paul Williams, David Wood.

**主　译**

马　超 教授

**翻译团队**

译 者：陈 佳　高学敏　黄永发　贾梓淇
　　　　张翰林　张梦露
总校对：蒋科艺

# 序

了解自身构造的渴望源于人类与生俱来的好奇心，然而这条通往科学与文明之路幽远而曲折。很久以前，人的肉身被认为是灵魂的居所，古代的医学先贤们从伤病者和被屠宰的动物身体上一点点窥得人体的奥秘；在欧洲漫长的中世纪，人体解剖被宗教法庭严令禁止，触犯禁忌者甚至被处以火刑。伴随着文艺复兴的号角，科学的曙光终于照亮了医学，随着人体的每处组织、每个器官和系统的构造与功能被逐步揭秘，以外科手术为代表的现代医学渐露雏形，特别是近百年来医学科技日新月异，为救治病痛、延长寿命、促进健康、构建文明社会做出了至关重要的贡献。而这一切，都是从认识我们自身开始的。

时至今日，虽然人体解剖学早已成为每个医护学生的必修课，但对于社会大众而言还是一门带有神秘色彩、令人敬畏的学科。随着整个社会对医疗与健康的重视，系统性地了解人体解剖学，进而掌握基本的医疗卫生知识，已成为社会各界人士的共同需求。一般的科普性读物已经越来越难以满足大家的求知欲，而传统的医学教科书又太过深奥，不适宜非医学专业人士阅读和理解。在这一背景下，一本面向社会大众，涵盖人体主要结构和功能知识，科学权威又详略得当的人体形态与功能图谱就呼之欲出了。

这本《人体大百科：结构与功能图谱》正是为此目的而编写的。它用普通人都能理解的语言讲述了系统解剖学和局部解剖学，介绍了人体的各个器官和系统，并配以精美插图，图示详尽、准确，富有层次感。书中还用精练的语言描述了结构和功能的联系，概述了人体是如何运作的，以及少量关于发育、衰老和疾病的基本知识，是了解人体、理解医学的一本非常好的基础读物。

首席作者肯·阿什威尔（Ken Ashwell）教授是澳大利亚新南威尔士大学的一位比较神经解剖学和医学神经科学专家，编写过 20 多本教材和专著，他和来自全球各地的 40 多位专家一起，为大家呈现了一场深入浅出、图文并茂的科学盛宴。书中的 300 余幅彩色插图尤为精美，不仅绘制精准简明、使读者一目了然，而且富有生命活力之美感，充分体现了科学与艺术在医学领域的融合，令医学专业人士也深感开卷有益、爱不释手。

本书由中国医学科学院北京协和医学院人体解剖与组胚学系主任马超教授主译，协和八年制临床医学学生张翰林、陈佳、高学敏、黄永发、贾梓淇、张梦露亦承担了部分工作，总校对为协和八年制临床医学校友、现居美国加州的儿科医生蒋科艺博士。

《人体大百科：结构与功能图谱》不仅可供社会大众作为医学健康普及教育阅读，还适用于临床、护理、中医、制药、生物、心理学、美术等各个专业的教育培训等领域。相信这本具有通用性的人体图谱将对促进医学基础知识的传播、助力民众健康发挥深远而持续的作用。

2019 年仲夏夜于北京

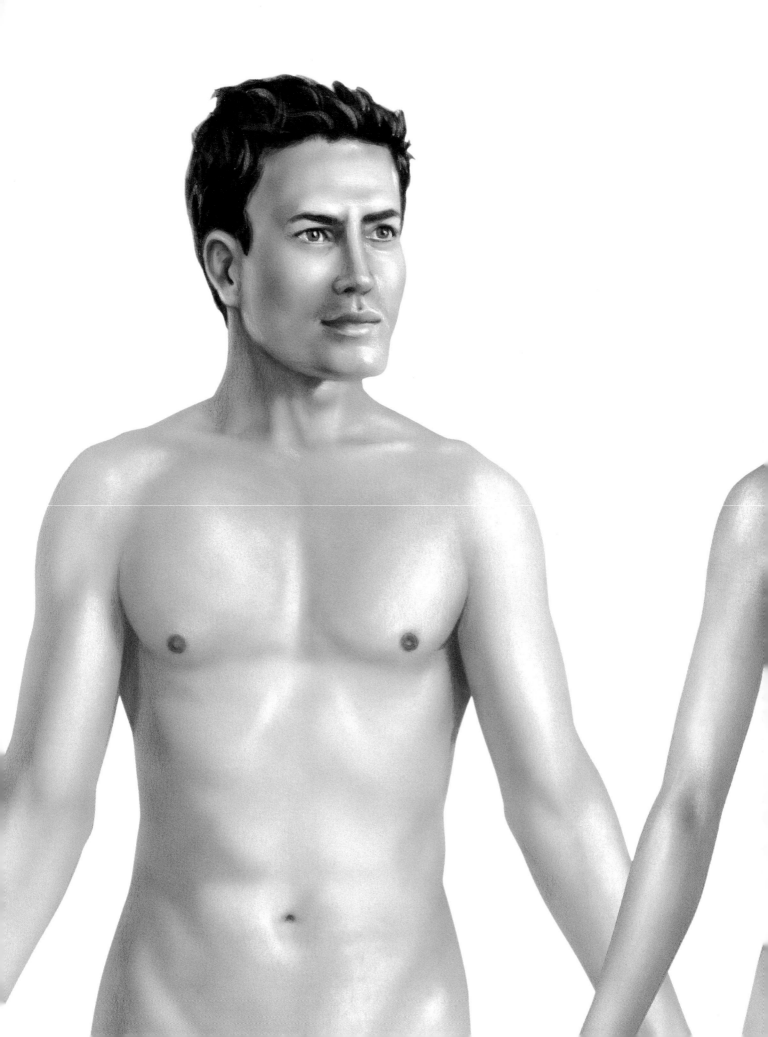

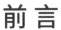
# 前 言

当你浏览本书时，你的身体正忙于工作：泵血、呼吸、运动，以及向大脑传递信息等。每天 24 小时，我们身体的各个部分都在精巧地合作，我们的身体是设计、工程和生产的完美结合。

《人体大百科：结构与功能图谱》旨在展示人体及其工作原理，阐释身体各个部分如何各司其职并保证我们生命的正常维持。本书语言通俗易懂，配以详尽的全彩色插图，以帮助读者更好地了解人体。为便于阅读，本书分为两部分：身体的各个系统和局部解剖。第一部分介绍了身体的各个系统，以及它们在整体健康中所起的作用。第二部分讨论了身体的各个区域，包括每个区域的器官、骨骼、肌肉、神经和血管等，并配以简明的文字，来说明它们如何协同工作。

《人体大百科：结构与功能图谱》为各个年龄段的学生提供了有用的资源，也适合作为家庭读物，供那些对人体如何工作感兴趣的朋友阅读。简洁的文笔和精美的插图有助于大家对相关问题的深入了解，希望读者有很好的阅读体验！

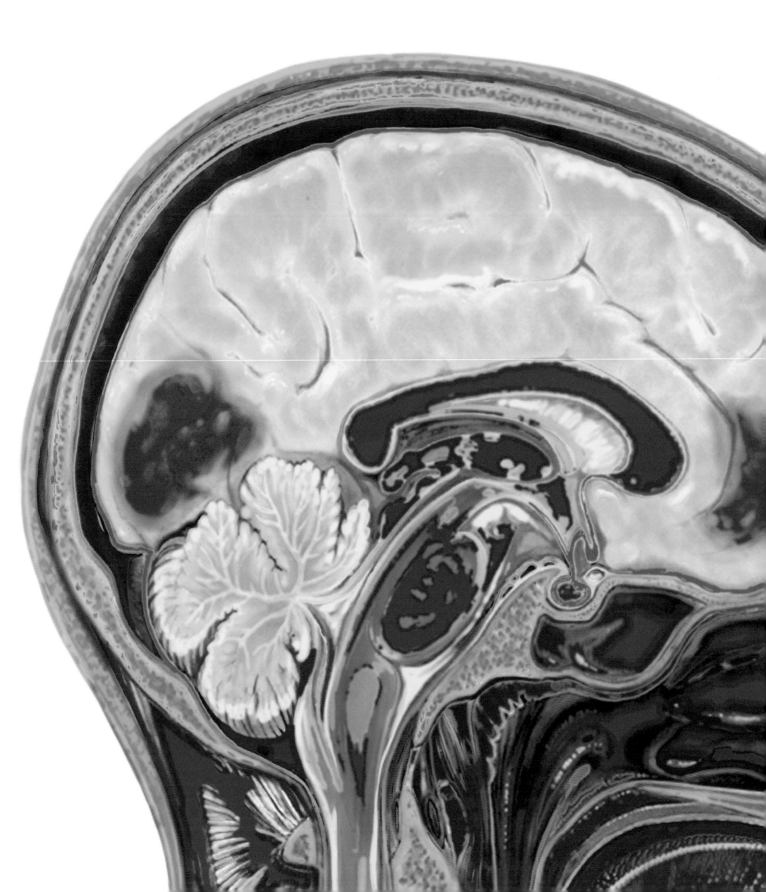

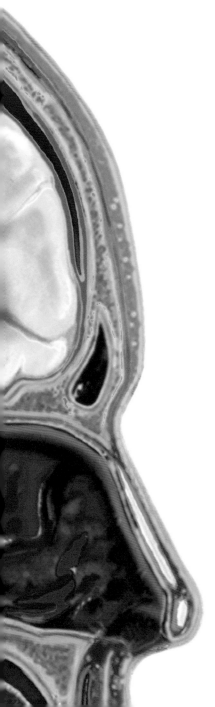

# 目录

## 身体的各大系统

骨骼系统 / 12      肌肉系统 / 18      神经系统 / 22

自主神经系统 / 27      循环系统 / 28      淋巴系统 / 32

消化系统 / 36      呼吸系统 / 40      泌尿系统 / 44

男性生殖系统 / 48      女性生殖系统 / 50      内分泌系统 / 52

皮肤（表皮系统）/ 54

## 身体的各个部位

头部 / 58      颈部 / 96      躯干 / 104

胸和胸腔 / 114      腹部 / 126      泌尿和生殖器官 / 144

肩、臂和手 / 160      臀、腿和足 / 170      人类的生命周期 / 180

中英文名词对照表 / 207

# THE BODY SYSTEMS

# 身体的各大系统

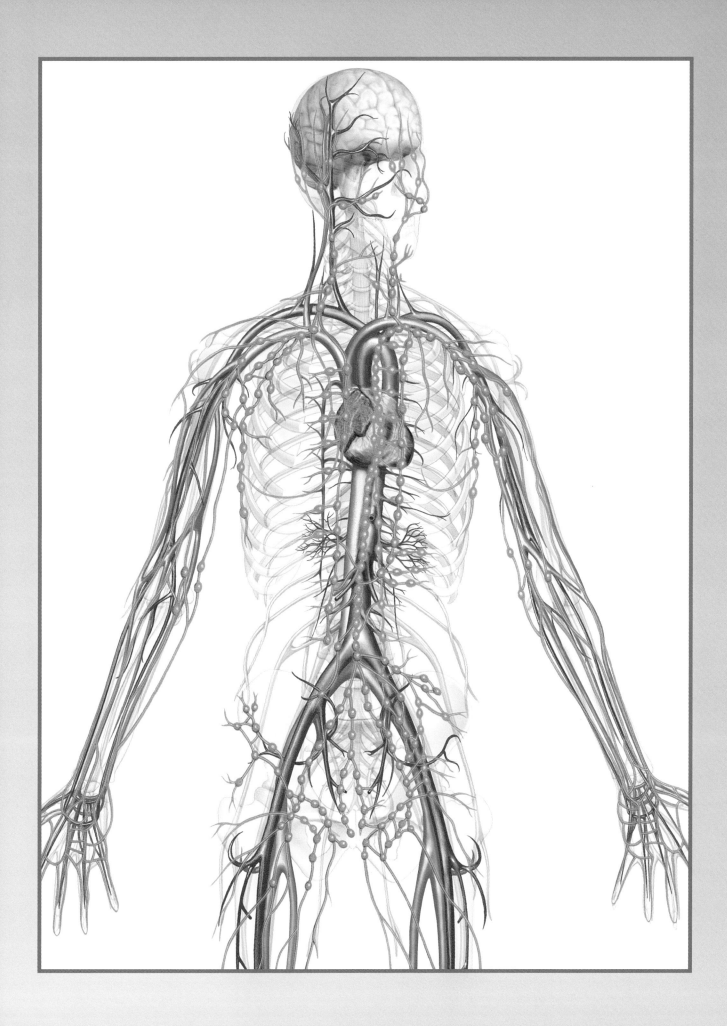

# 身体的各大系统

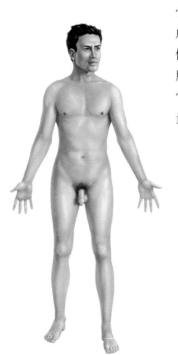

### 肌肉系统

骨骼肌受意识控制，组成了肌肉系统。我们的体态是由 600 多块肌肉勾勒出来的，它们约占全身质量的 40%。

### 骨骼系统

骨骼构成身体的框架，可以分为两大部分：中轴骨包括颅骨、脊柱、肋骨和胸骨；附肢骨包括上肢骨和下肢骨。

### 消化系统

消化系统负责将食物分解成结构简单、便于吸收的小分子——它们被用来构建细胞。

### 呼吸系统

呼吸系统负责使血液中积聚的二氧化碳与气道中的氧气发生交换。呼吸时人将空气吸入肺内，在完成气体交换后呼出二氧化碳。

### 内分泌系统

内分泌腺分泌各种激素调节生长、代谢、性成熟和其他重要的机体功能。男性和女性内分泌系统的主要差别在于男性有产生睾酮的睾丸，而女性有产生雌激素和孕酮的卵巢。

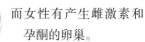
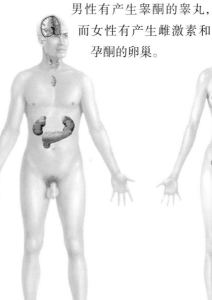
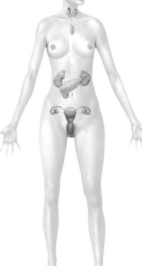

## 循环系统

人体有体循环和肺循环两条循环路径，由心脏连接形成环路。两条路径协同工作，保证了全身的稳定供氧。

## 神经系统

神经系统可分为中枢神经系统（脑和脊髓）和周围神经系统（体内其余的神经）两大部分。神经系统负责协调全身活动，从而对来自内在器官和外在环境的各种信息做出反应。

## 淋巴系统

淋巴系统通过全身动静脉，能将组织间液从细胞和组织处送回心脏。淋巴系统的组分可以搜寻并消灭异物和侵入物。

## 泌尿系统

泌尿系统负责维持身体正常的水电解质水平，过滤血液并排出废物或过量的代谢产物。泌尿系统由肾、输尿管、膀胱和尿道组成。

## 生殖系统

男性生殖系统由睾丸、输精管、精囊、前列腺和阴茎组成。女性生殖系统由卵巢、输卵管、子宫、阴道和外阴组成。

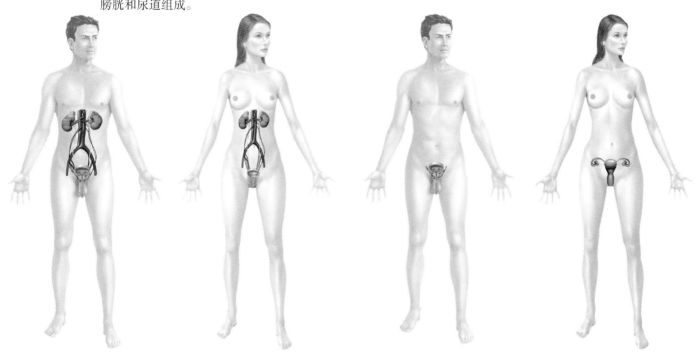

# 骨骼系统

　　骨骼通常可以分为中轴骨和附肢骨。

## 中轴骨

　　中轴骨包括颅骨、脊柱、胸廓和胸骨。颅骨的上半部分为脑和感觉器官提供保护，下半部分则参与了脸部的构成。颅骨的底部与脊柱的第一节脊椎（寰椎）相接，人在点头时这两块骨头间形成的关节会发生运动。颅骨的开口容纳了眼睛、鼻子、耳朵和嘴巴。颅骨骨片间的特殊关节称为骨缝，它们相互锁定并借纤维结缔组织固定。

　　脊柱是一摞脊椎的总称。椎间盘是一种纤维软骨缓冲垫，将脊椎两两分隔开。尽管单个脊椎的活动度很小，脊柱却是一个高度灵活的运动单元。在提重物等必要情况下，脊椎也可在紧缩的背部肌肉的控制下变成一个坚固的整体。

　　肋骨是胸廓的主要骨骼成分，在后方与脊椎相连，心脏和肺就被保护在胸廓内。前七根肋骨在前方与胸骨直接相连，称为真肋。下三根肋骨依次与上方肋骨相连并最终连接到最后一根真肋上，称为假肋。剩下的两根肋骨没有延伸到身体前方，称为浮肋。

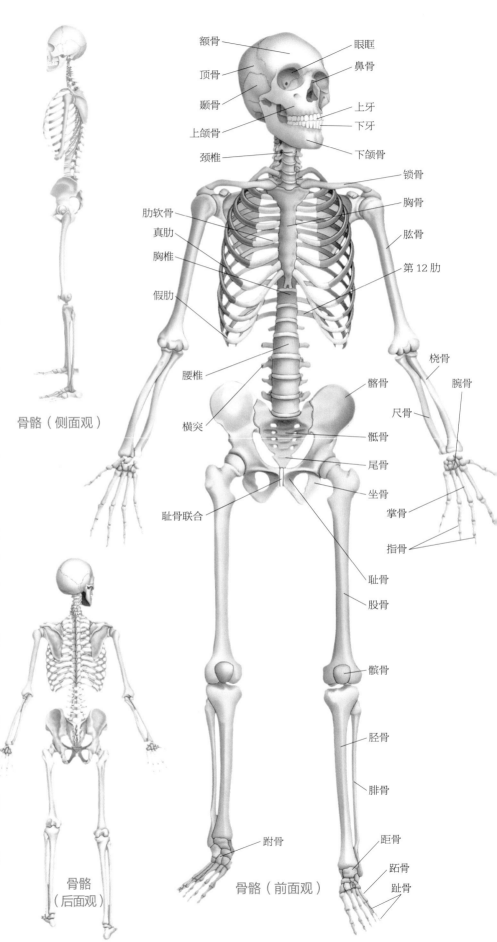

骨骼（侧面观）

骨骼（后面观）

额骨　眼眶　顶骨　鼻骨　颞骨　上牙　上颌骨　下牙　颈椎　下颌骨　锁骨　肋软骨　胸骨　真肋　肱骨　胸椎　第 12 肋　假肋　腰椎　桡骨　髂骨　腕骨　横突　尺骨　骶骨　尾骨　坐骨　掌骨　耻骨联合　指骨　耻骨　股骨　髌骨　胫骨　腓骨　跗骨　距骨　跖骨　趾骨

骨骼（前面观）

## 附肢骨

　　附肢骨包括上肢骨和下肢骨，以及将它们与中轴骨连接起来的肩带骨和盆带骨。上肢骨（肱骨、桡骨和尺骨）和下肢骨（股骨、胫骨和腓骨）都是长骨。

　　手和脚的骨骼结构相似：手指和脚趾都由 14 块骨头组成；手腕有 8 块骨头，脚踝则有 7 块；手掌和脚底则都有 5 块骨头。

　　为了满足下肢的承重需要，盆带骨经骶髂关节这一相对牢固的关节与中轴骨相连。而肩带骨与中轴骨的连接则相对更为宽松，它主要通过肌肉与肋骨相连，由锁骨提供唯一的稳定连接。

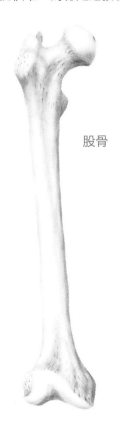

股骨

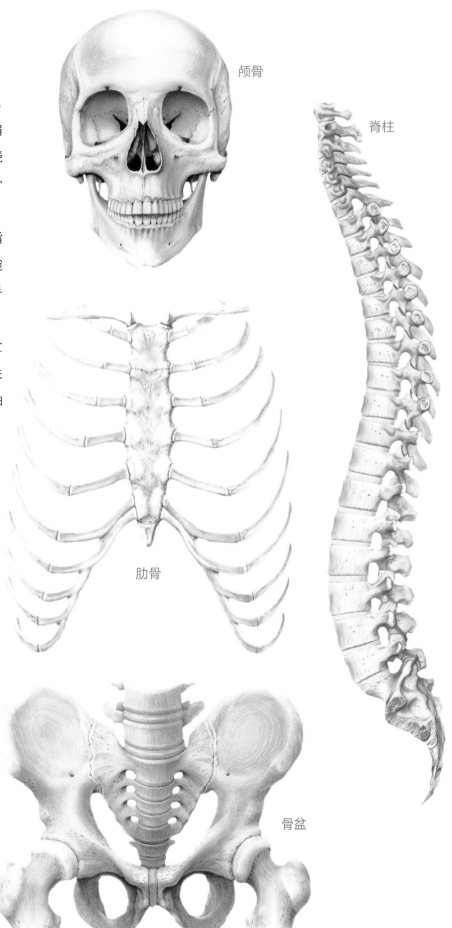

颅骨

脊柱

肋骨

骨盆

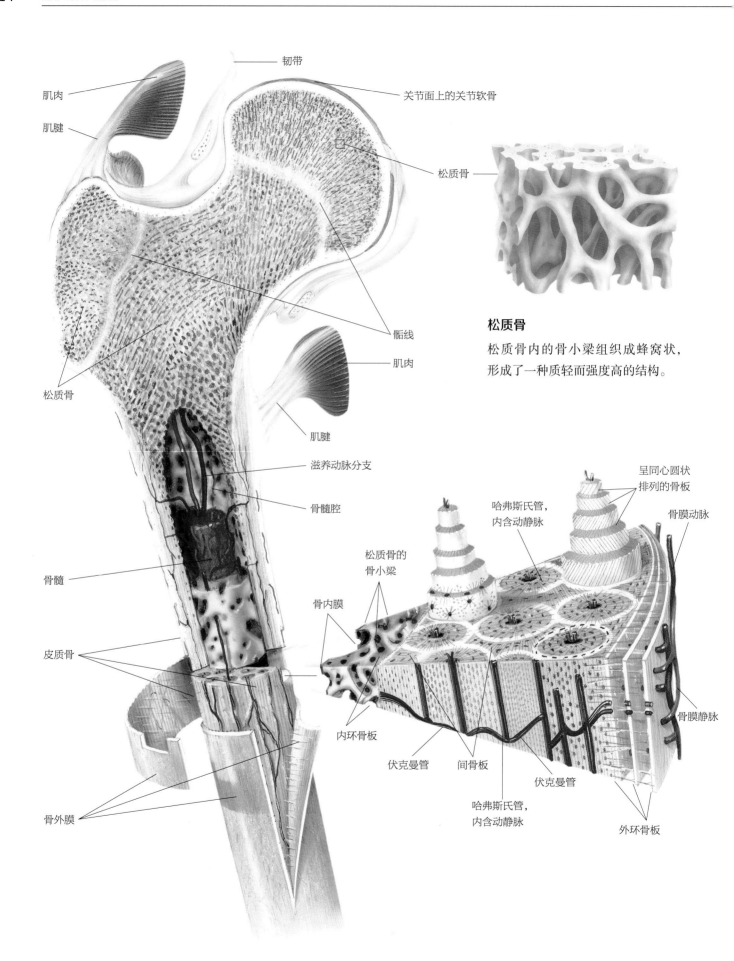

肌肉

肌腱

松质骨

骨髓

皮质骨

骨外膜

韧带

关节面上的关节软骨

松质骨

骺线

肌肉

肌腱

滋养动脉分支

骨髓腔

**松质骨**

松质骨内的骨小梁组织成蜂窝状，形成了一种质轻而强度高的结构。

松质骨的
骨小梁

骨内膜

内环骨板

伏克曼管

间骨板

哈弗斯氏管，
内含动静脉

哈弗斯氏管，
内含动静脉

呈同心圆状
排列的骨板

骨膜动脉

骨膜静脉

伏克曼管

外环骨板

## 骨的结构

　　骨骼系统的组成单位是骨——一种坚硬程度不可貌相的钙化组织。骨包绕在脆弱的内部器官外提供保护，为肌肉提供附着点，内部还有能生成红细胞的骨髓。

　　长骨的外形特点是中间呈长杆状（骨干），两端呈圆头状（骨骺）。骨的外表面有骨膜包围；这层膜分布有神经和血管。除被软骨覆盖的关节面外，骨表面都覆盖着骨膜。

　　骨由基质中的细胞构成。这些细胞各自行使骨生成、骨维持等不同的功能。骨基质的主要成分包括保证骨硬度的矿物盐和保证骨强度的胶原纤维。

## 骨的生成

a. 骨横向生长，新生成的骨骼形成骨嵴。
b. 骨嵴逐渐将血管包在里面。
c. 骨质逐渐积累，血管周围的空隙减小。
d. 最终形成骨单位。

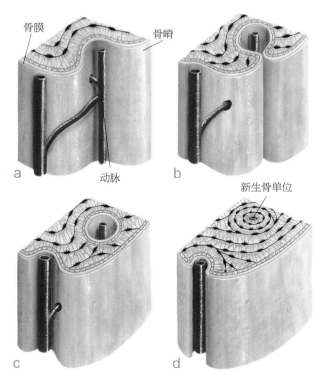

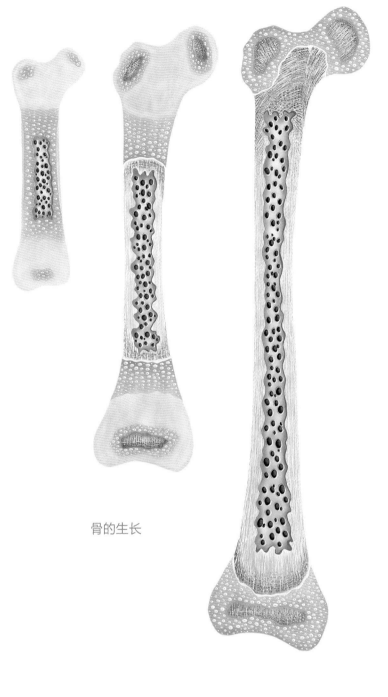

骨的生长

## 骨的生长

　　骨最早是从胚胎发育期的软骨转变而来的，截止到出生时，大多数原始软骨都发生了骨化（骨骼发育）。随后在长骨骨干的两端出现了新的生长中心。在发育中的骨和已经成熟的骨之间隔着一层叫生长板的特殊软骨，这层软骨会逐渐移向骨端直至完全骨化。

## 关 节

当我们移动、回头、弯腰或转身时，关节就会发挥作用。两块骨头相连的位置就叫关节。骨缝是颅骨特有的关节，它们将组成颅骨的骨片拼在一起形成稳定不动的关节，并由纤维结缔组织加固。

全身其他部位分布着多种可动关节：球窝关节、屈戌关节、滑动关节、椭圆关节、车轴关节和鞍状关节。不同类型的关节的活动度不同，其中球窝关节的活动范围最大。而一些关节只能稍做活动，如位于骨盆前方的由一层软骨和外部起固定作用的纤维韧带组成的耻骨联合。

关节表面有平滑的软骨覆盖，并被覆盖有滑膜的关节囊包围。滑膜产生的滑液可以润滑关节，使之能顺滑且几乎没有摩擦地运动。

关节被韧带进一步加固，从而防止过度运动。骨关节面的排列关系常能组成不止一种关节结构——例如肘关节就同时包含一个屈戌关节和一个车轴关节。

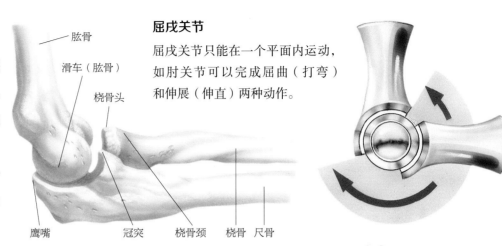

肱骨
滑车（肱骨）
桡骨头
鹰嘴
冠突
桡骨颈
桡骨　尺骨

### 屈戌关节

屈戌关节只能在一个平面内运动，如肘关节可以完成屈曲（打弯）和伸展（伸直）两种动作。

### 球窝关节

球窝关节是所有关节里运动幅度最大的一种，它由杯状的关节窝与其容纳的另一块骨的球状骨端构成。

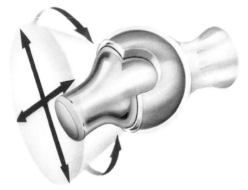

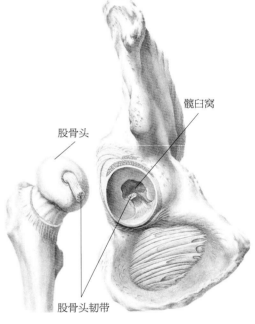

髋臼窝
股骨头
股骨头韧带

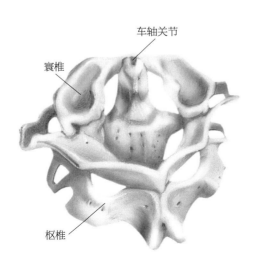

车轴关节
寰椎
枢椎

### 车轴关节

第一和第二颈椎，即寰椎和枢椎间的关节可以做旋转运动——这类关节称为车轴关节。

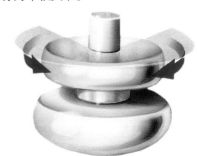

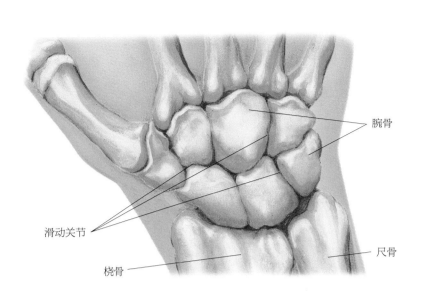

腕骨

滑动关节

桡骨

尺骨

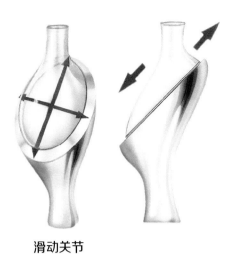

**滑动关节**

滑液使得滑动关节的骨能在有限的
运动范围内相互滑动。

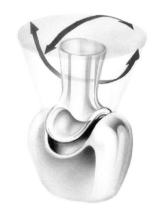

**鞍状关节**

鞍状关节可以在两个方向上发生滑
动，其运动范围接近于球窝关节。

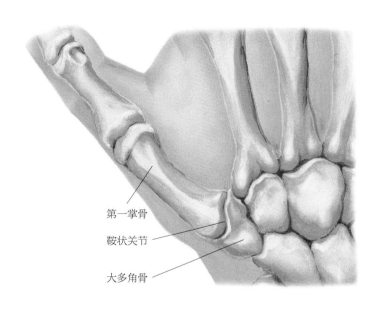

第一掌骨

鞍状关节

大多角骨

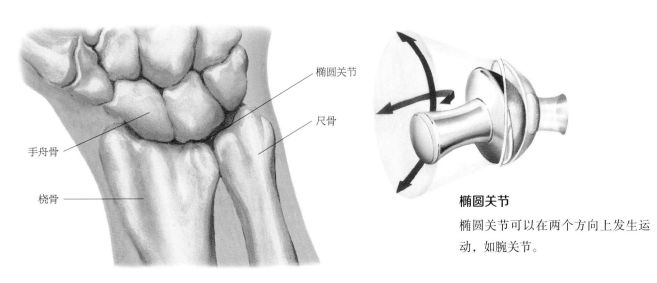

椭圆关节

尺骨

手舟骨

桡骨

**椭圆关节**

椭圆关节可以在两个方向上发生运
动，如腕关节。

# 肌肉系统

　　我们做出的每个动作都需要肌肉来完成。肌肉系统对脑部指令做出反应并带动了身体运动。即使我们保持不动，肌肉系统也仍然在为骨骼提供支撑作用。小到轻微抽动、大到呼吸肌的协调工作都需要肌肉系统来完成。

　　肌肉系统囊括了全身的骨骼肌——这些肌肉受意识控制，称为随意肌。此外还有两种肌肉：只存在于心脏的心肌和分布于多种内脏器官的平滑肌。这两种肌肉是不随意肌，受自主神经系统的控制。

　　皮肤下面层层叠叠的肌肉决定了我们的体态。骨骼肌常常两端都与骨骼相固定，使身体能够完成收展、起坐和屈伸等动作。

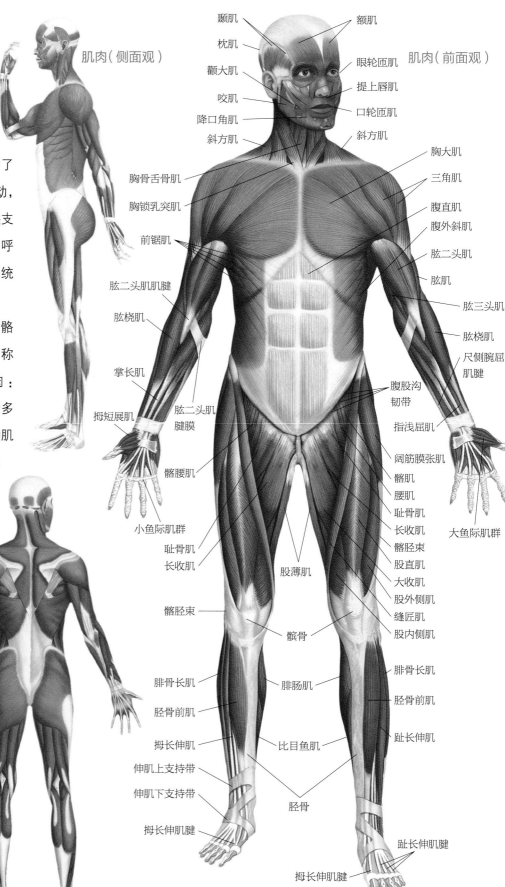

肌肉（侧面观）

肌肉（前面观）

肌肉（后面观）

颞肌　额肌　枕肌　眼轮匝肌　颧大肌　提上唇肌　咬肌　口轮匝肌　降口角肌　斜方肌　斜方肌　胸骨舌骨肌　胸大肌　胸锁乳突肌　三角肌　前锯肌　腹直肌　肱二头肌肌腱　腹外斜肌　肱桡肌　肱二头肌　掌长肌　肱肌　拇短展肌　肱三头肌　肱二头肌腱膜　肱桡肌　髂腰肌　尺侧腕屈肌腱　小鱼际肌群　腹股沟韧带　耻骨肌　指浅屈肌　长收肌　阔筋膜张肌　髂肌　腰肌　耻骨肌　长收肌　髂胫束　股薄肌　股直肌　大收肌　股外侧肌　缝匠肌　股内侧肌　大鱼际肌群　髂胫束　髌骨　腓肠肌　腓骨长肌　腓骨长肌　胫骨前肌　胫骨前肌　拇长伸肌　趾长伸肌　比目鱼肌　伸肌上支持带　伸肌下支持带　胫骨　拇长伸肌腱　趾长伸肌腱　拇长伸肌腱

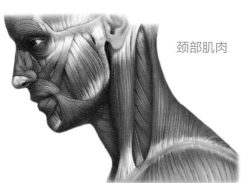

颈部肌肉

颌部肌肉

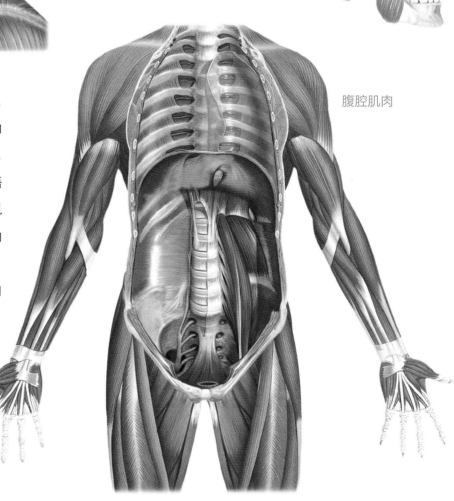

腹腔肌肉

人体里一共有 600 多块肌肉，其大小差异悬殊，约占全身体重的 40%。根据其形状、位置或功能，大多数的肌肉都有相应的拉丁语名。臀部的臀大肌是全身最大的肌肉，中耳的镫骨肌则是全身最小的肌肉。

肌肉是分层排列的，浅层肌肉距离皮肤较近，而深层肌肉更靠下，负责保护深部的内脏器官和身体结构。

肌肉常常成对工作，每块肌肉主动运动的同时也与另一块肌肉相对抗。这种成对工作的肌肉互为拮抗肌。

肌肉在运动时需要消耗氧气和葡萄糖，这些营养物质由丰富的血管网运送而来。肌肉也能以糖原的形式储存一些过量的葡萄糖作为能源储备。

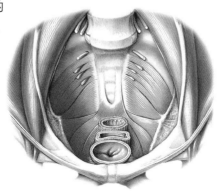

盆底肌肉

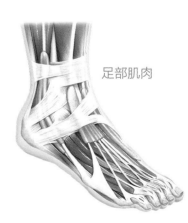

足部肌肉

## 肌肉组织

心肌、骨骼肌、平滑肌三种肌肉有不同的结构，这些结构分别与各自不同的功能相适应。心肌和骨骼肌都是横纹肌，而平滑肌是非横纹肌。

## 肌肉种类

骨骼肌是由成捆的肌纤维构成的。每一捆肌纤维都由一层结缔组织包裹，称为肌束，肌束的排列决定了肌肉的功能。虽然不同功能的骨骼肌形状和外观不同，但大多数骨骼肌的肌束都是平行排列的。对器官和软组织起支持作用的肌肉则有相互交织的肌束网。肌束还可以呈环状排列，完成开闭主要体腔开口的功能。

## 肌纤维的微观结构

肌肉由称作肌束的成捆肌纤维组成。每个肌束内都含有条状的肌原纤维。每根肌原纤维都由粗肌丝和细肌丝组成。收到大脑传来的信号后，神经会刺激粗肌丝内的肌球蛋白与细肌丝内的肌动蛋白发生连锁运动，完成肌肉收缩。连锁关系解除后肌丝回到原位，肌肉就松弛下来。

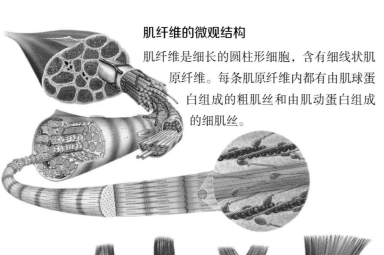

### 肌纤维的微观结构

肌纤维是细长的圆柱形细胞，含有细线状肌原纤维。每条肌原纤维内都有由肌球蛋白组成的粗肌丝和由肌动蛋白组成的细肌丝。

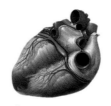 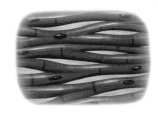

### 心肌

心肌的节律性运动是由心脏的自然起搏点（窦房结）支配的，窦房结则是由自主神经系统控制的。

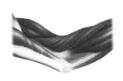 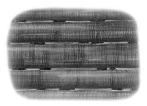

### 骨骼肌

骨骼肌受脑和脊髓控制，驱使躯体运动。在皮肤表面能轻易触及骨骼肌，它们与全身骨架一起勾勒出了人的体态。

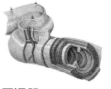 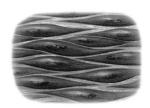

### 平滑肌

平滑肌是不随意肌，受自主神经系统支配，分布在皮肤、血管、生殖系统和消化系统。

### 肌肉种类

肌纤维的排列反映了肌肉的功能，因此可根据肌肉的大致外形将其分类。驱动骨骼运动的肌肉的肌纤维排列方向与骨一致。支撑软组织的肌肉由网格状重叠的肌纤维组成。启闭体腔开口的环行肌可见于肠道和尿道，其肌纤维呈环形排布。

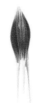  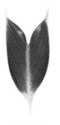 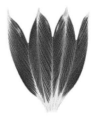

方形    条形I    条形II    十字形    三角形    多尾形    单羽形    双羽形    多羽形

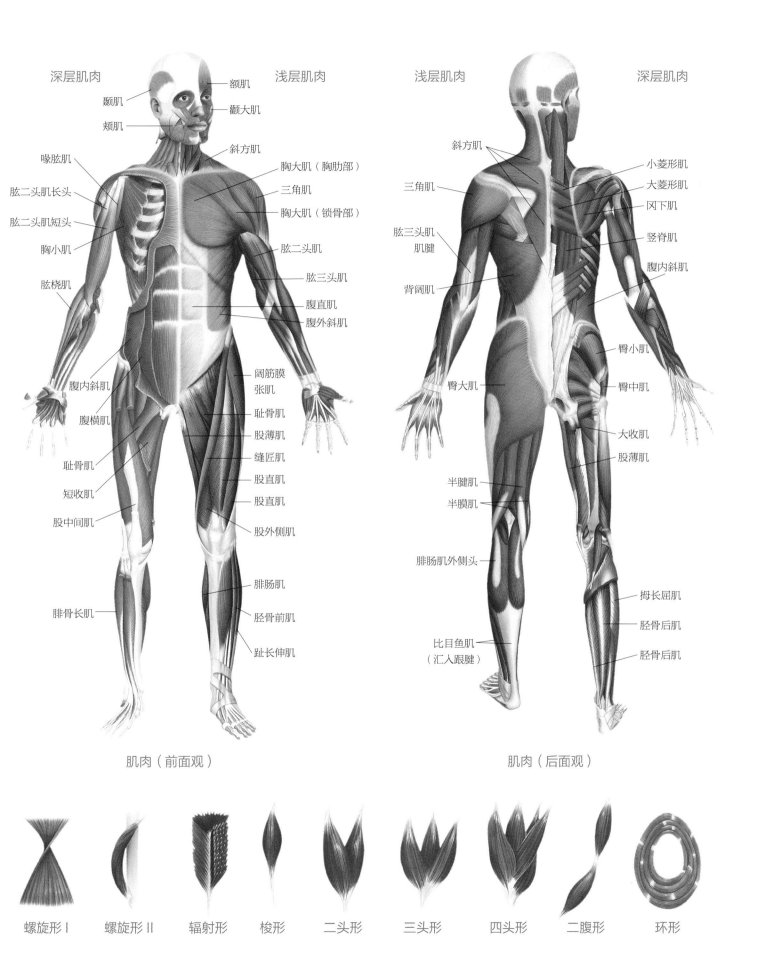

深层肌肉　　　　　　　　浅层肌肉　　　　浅层肌肉　　　　　　　　深层肌肉

颞肌
颊肌
喙肱肌
肱二头肌长头
肱二头肌短头
胸小肌
肱桡肌
腹内斜肌
腹横肌
耻骨肌
短收肌
股中间肌
腓骨长肌

额肌
颧大肌
斜方肌
胸大肌（胸肋部）
三角肌
胸大肌（锁骨部）
肱二头肌
肱三头肌
腹直肌
腹外斜肌
阔筋膜张肌
耻骨肌
股薄肌
缝匠肌
股直肌
股直肌
股外侧肌
腓肠肌
胫骨前肌
趾长伸肌

斜方肌
三角肌
肱三头肌肌腱
背阔肌
臀大肌
半腱肌
半膜肌
腓肠肌外侧头
比目鱼肌（汇入跟腱）

小菱形肌
大菱形肌
冈下肌
竖脊肌
腹内斜肌
臀小肌
臀中肌
大收肌
股薄肌
拇长屈肌
胫骨后肌
胫骨后肌

肌肉（前面观）　　　　　　　　　　　　肌肉（后面观）

螺旋形 I　　螺旋形 II　　辐射形　　梭形　　二头形　　三头形　　四头形　　二腹形　　环形

# 神经系统

中枢神经系统由脑和脊髓组成，控制全身的运动和感觉功能。

脑重约 1.4 千克，被保护在颅骨的硬壳中，其表面凹凸不平，有较深的脑裂、较浅的脑沟和呈嵴状的脑回。大脑是脑部占比最大的一部分，脑裂将其划分为不同的脑叶。脑叶是处理感觉和运动信息的引擎。脑还可由中线分为两个半球——左半球控制身体的右半部分，而右半球控制身体的左半部分。

脑部其余的部分为小脑和脑干，它们与脊髓内的神经元网络相连，从而保证了中枢神经系统的完整性。脊髓是周围神经系统和脑的信息交换枢纽，从外周传来的神经冲动可经脊髓向上传给脑，脊髓再将脑的反馈信息发送出去。周围神经系统囊括了分布在全身各处的所有神经。

## 脑的功能

脑叶内加工运动和感觉信息的区域是不同的。额叶负责运动功能、精神活动及嗅觉；颞叶则是听觉理解和记忆的中枢；枕叶负责视觉信号的处理；顶叶则处理痛觉、触觉、温度觉和空间感。

## 颅神经

颅底有 12 对颅神经，每对都负责身体内不同器官的感觉信息传输和运动控制。其中一些颅神经还能传输 5 类特殊感觉（视觉、嗅觉、听觉、味觉和平衡觉）的神经冲动，并将这些信号传导到相应的脑区进行处理。

## 脑干

脑干包括中脑、脑桥和延髓，是神经系统里的一个重要中继站。脑干可以经上行和下行通路分别向脑传入和传出信息。大多数的颅神经都发自脑干，对面部触觉、味觉和听觉信息的处理也都起始于脑干。脑干的另一个重要功能是调控呼吸、血压和心脏搏动。

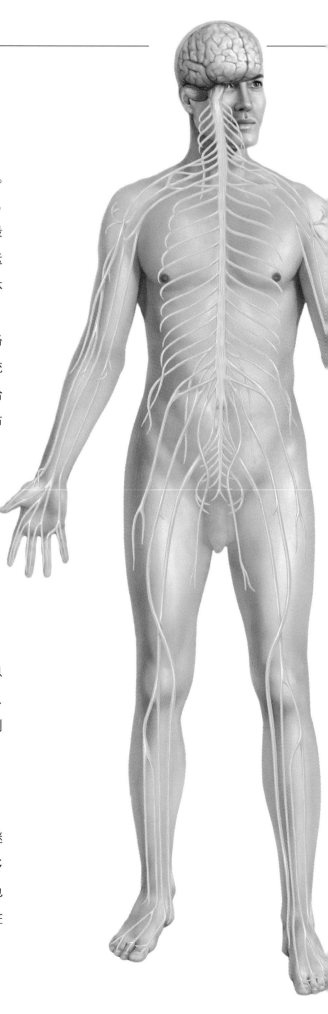

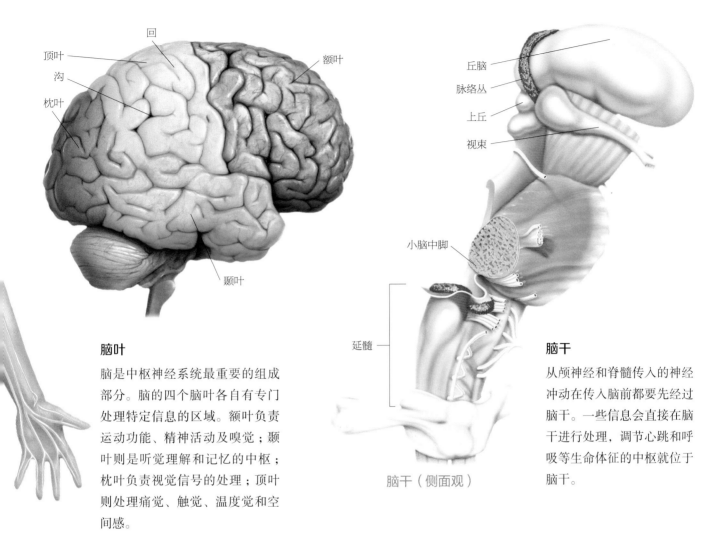

顶叶
回
沟
枕叶
额叶
颞叶

丘脑
脉络丛
上丘
视束
小脑中脚
延髓

脑干（侧面观）

## 脑叶

脑是中枢神经系统最重要的组成部分。脑的四个脑叶各自有专门处理特定信息的区域。额叶负责运动功能、精神活动及嗅觉；颞叶则是听觉理解和记忆的中枢；枕叶负责视觉信号的处理；顶叶则处理痛觉、触觉、温度觉和空间感。

## 脑干

从颅神经和脊髓传入的神经冲动在传入脑前都要先经过脑干。一些信息会直接在脑干进行处理，调节心跳和呼吸等生命体征的中枢就位于脑干。

## 颅神经

多数颅神经都发自于脑干。这12对神经支配头颈部的各个部分、胸腔器官和胃肠道的上部。这些神经控制着面部、舌头、眼睛和咽喉（包括皮肤、肌肉和黏膜）的运动并从特殊感觉器官接收感觉信号。颅神经可将视觉、嗅觉、听觉、平衡觉和味觉信息传回脑部进行处理。

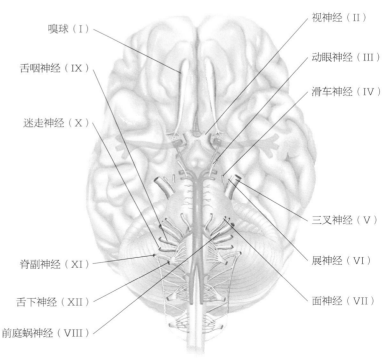

嗅球（Ⅰ）
舌咽神经（Ⅸ）
迷走神经（Ⅹ）
脊副神经（Ⅺ）
舌下神经（Ⅻ）
前庭蜗神经（Ⅷ）

视神经（Ⅱ）
动眼神经（Ⅲ）
滑车神经（Ⅳ）
三叉神经（Ⅴ）
展神经（Ⅵ）
面神经（Ⅶ）

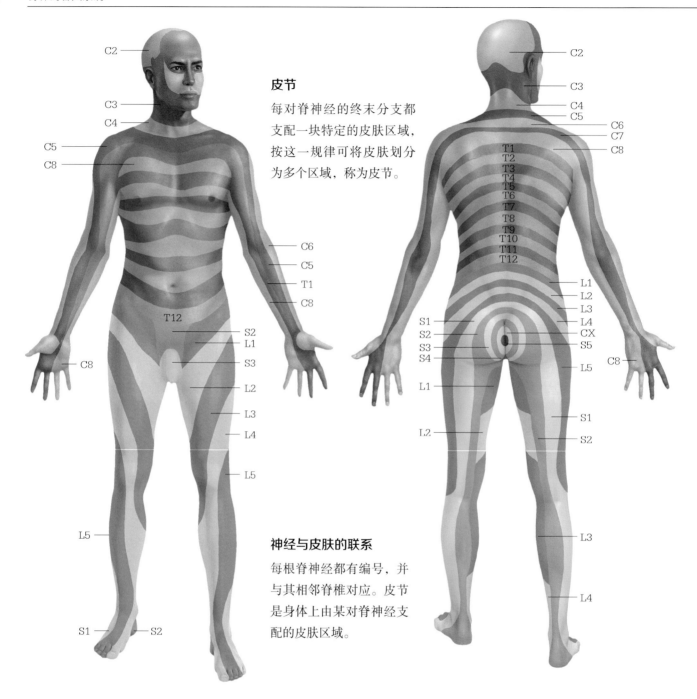

**皮节**

每对脊神经的终末分支都支配一块特定的皮肤区域，按这一规律可将皮肤划分为多个区域，称为皮节。

**神经与皮肤的联系**

每根脊神经都有编号，并与其相邻脊椎对应。皮节是身体上由某对脊神经支配的皮肤区域。

## 脊髓

脊髓是神经系统的关键组成部分，它是周围神经系统和脑的信息交换枢纽。脊髓中央区域为灰质，可分为后角（背侧角）、前角（腹侧角）和中间带。灰质可以从肌肉收集感觉信息，并在加工后返回运动信号。灰质周围的白质含有能在脑和脊髓间传输信号的轴突。脊神经共有 31 对，其分支遍布全身各处，能够传输触觉、痛觉、温度觉、肌肉紧张觉和关节位置觉信息。每对脊神经的终末分支都会支配一片不同的皮肤，这片皮肤称为皮节。

## 反射

反射是人对多种刺激的无意识反应。如果碰到一个炽热的物体表面，手就会因反射活动自动收回。脊髓的神经中枢在收到神经传入的冲动后会返回恰当的信号，使肌肉运动或腺体分泌，来对抗相应的刺激。

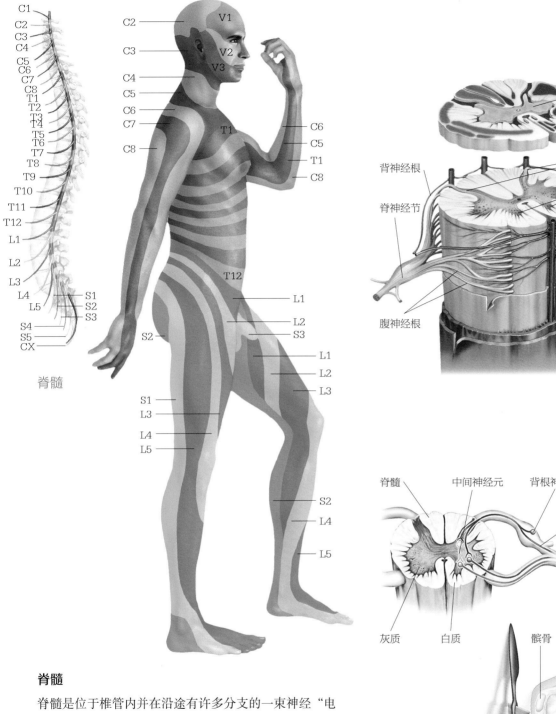

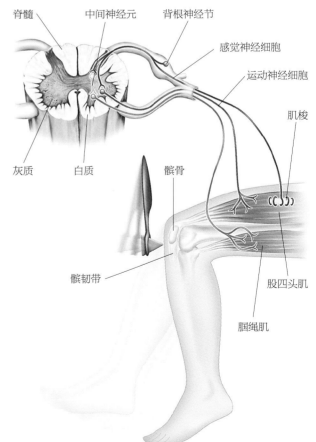

## 脊髓

脊髓是位于椎管内并在沿途有许多分支的一束神经"电缆"，是中枢神经系统的关键组成部分。外周神经和脑之间的信息传输就是通过脊髓内的神经组织完成的。

## 反射

反射是机体应对刺激做出的无意识运动。神经受到刺激后会将信息传输给脊髓，脊髓随后会对刺激做出应答并引起相应动作。

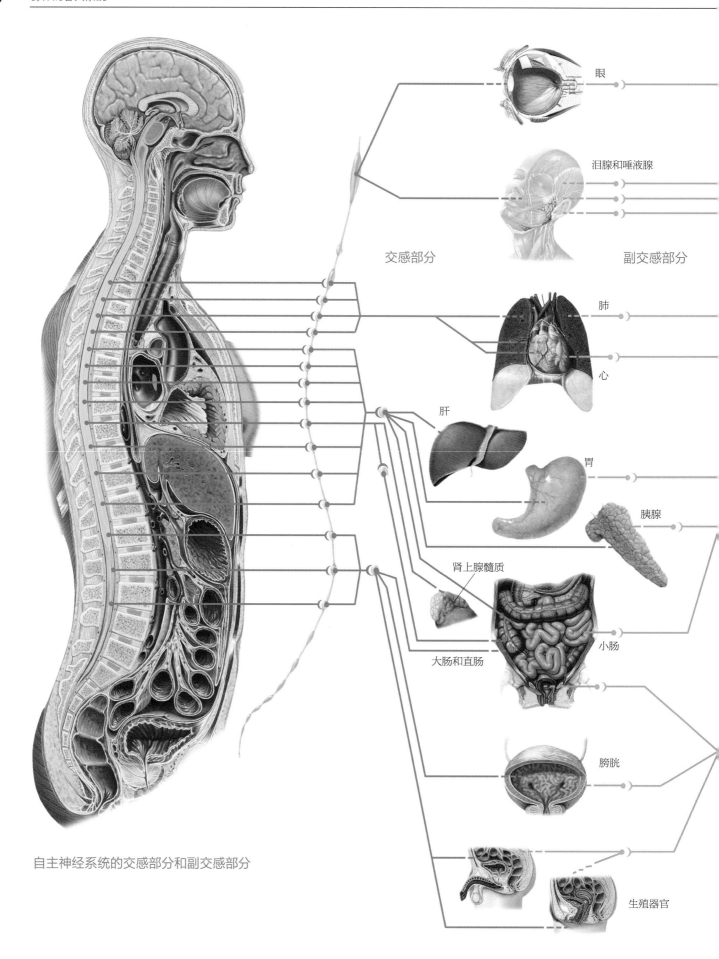

眼

泪腺和唾液腺

交感部分

副交感部分

肺

心

肝

胃

胰腺

肾上腺髓质

小肠

大肠和直肠

膀胱

自主神经系统的交感部分和副交感部分

生殖器官

# 自主神经系统

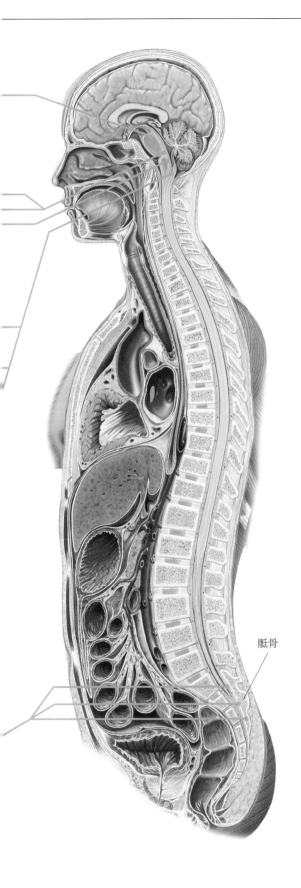

骶骨

自主神经系统与受意识影响相对较少、能自主运作的身体机能控制有关。自主神经系统监测内部环境的同时也在随时向脑和脊髓报告身体内的变化。大多数自主神经系统对内脏及其生理过程的调控都是在无意识的情况下发生的。

自主神经系统可分为交感神经系统和副交感神经系统，两部分之间相对独立并行使不同的功能，但也有一些身体机能需要两个系统共同调控。

交感神经系统由两部分构成，分别是位于胸腰段脊髓内的一类神经细胞和分布于脊髓两侧的神经细胞长链——交感链。交感神经系统常常被称作人体的"战或逃"系统，在紧急情况下会激活产生效应，可以诱发心跳加快、呼吸频率加快、瞳孔扩大等变化。另外，交感神经系统还能引起血压升高、口干、血糖升高、肺部小气道扩张和肌肉血流量增加等变化。这些措施可以增强机体对紧急情况的应对能力。交感神经还有调节体温的作用。

在机体不受威胁、放松休息的时候，副交感神经的作用更明显。它的主要功能是通过促进消化、排尿、排便等达到保存能量、重建机体稳态的目的。

### 自主神经系统

胸、腹、盆部的器官和组织都受到自主神经系统中交感神经和副交感神经的双重影响，两个系统协同工作保证了活动状态的相对稳定。眼肌、唾液腺、汗腺和皮内肌也受自主神经系统的支配。

# 循环系统

　　血管和心脏构成了循环系统，它们推动血液流经整个环路，并将氧气送往全身的器官和组织。心脏将富氧的血液泵往全身，经动脉和毛细血管网进行分配，最终将氧气和营养物质送达内脏器官和组织以维持其功能。在与周围组织完成气体交换后，缺氧并满载二氧化碳的血液会经静脉回到心脏。以上描述的过程就是两个循环路径之一的体循环。另一个循环路径——肺循环——将经体循环回到心脏的血液经肺动脉干及分支送往肺部，以补充氧气并释放出二氧化碳。更新后的血液再返回心脏，随后回到体循环，如此周而复始。

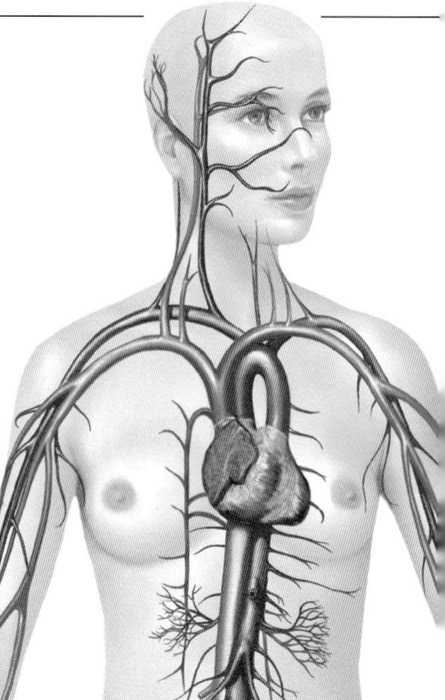

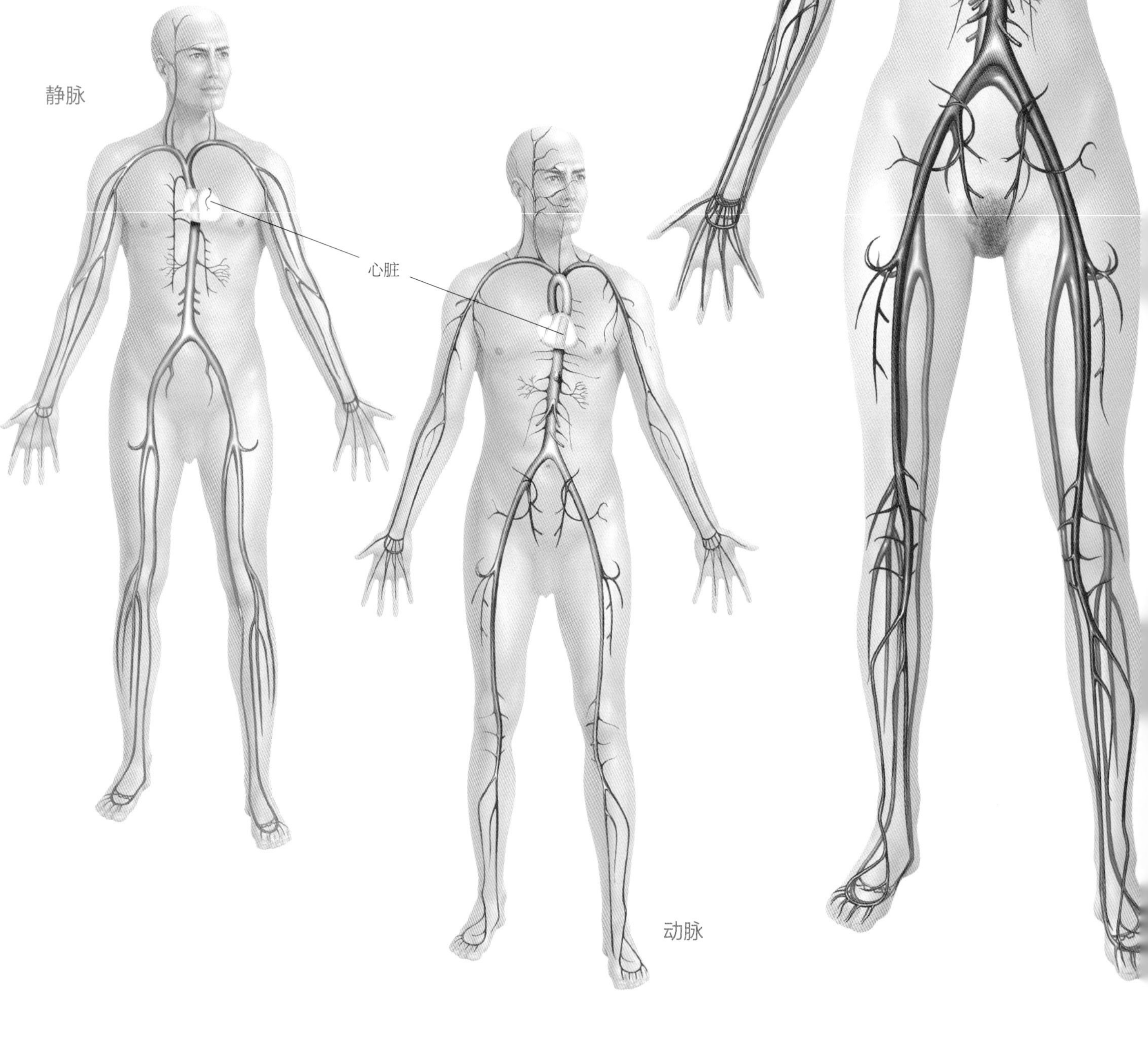

静脉

心脏

动脉

## 心脏

　　心脏是一个拳头大小的肌肉泵，其节律性的搏动保证了全身持续不断的供血。泵血功能主要由心室完成：从左心室泵出的血液经体循环为全身提供了氧气和营养物质；一轮体循环完成后，血液从右心室泵向肺部，通过肺循环完成携氧过程。体循环和肺循环的单向流动受心脏瓣膜的控制。二尖瓣和三尖瓣（房室瓣）与主动脉瓣和肺动脉瓣（半月瓣）一同准确而有节律地开合从而控制血流。关闭状态下严丝合缝的瓣膜可以防止血液反流。当心室缩小时（心室收缩期），主动脉瓣和肺动脉瓣开放，而二尖瓣和三尖瓣则保持关闭，使血液被泵入体循环和肺循环。当心室扩张时（心室舒张期），主动脉瓣和肺动脉瓣关闭，而二尖瓣和三尖瓣开启，使血液从心房流入心室。

大脑后动脉
大脑前动脉
颈内动脉
大脑中动脉

基底动脉

颅底观

颅底动脉环

### 颅底动脉环（Willis 环）

颅底动脉环是脑底部动脉组成的环路。

### 心脏瓣膜

心脏瓣膜的协调运动保证了全身的血流。血液从心房进入心室时二尖瓣和三尖瓣开启，而主动脉瓣和肺动脉瓣保持关闭状态。当二尖瓣和三尖瓣关闭时，主动脉瓣和肺动脉瓣开启，将血液从心室释放进体循环和肺循环。

### 心脏

心脏分为四个腔室：左、右心房和左、右心室。血液从左右心室泵出，并回流到左右心房。

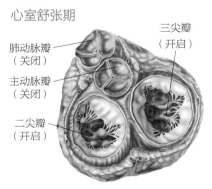

心室舒张期

肺动脉瓣（关闭）
主动脉瓣（关闭）
二尖瓣（开启）
三尖瓣（开启）

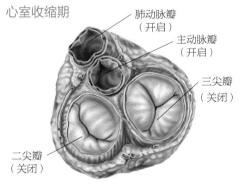

心室收缩期

肺动脉瓣（开启）
主动脉瓣（开启）
三尖瓣（关闭）
二尖瓣（关闭）

心脏（前面观）

右头臂静脉
上腔静脉
右心房
右肺动脉

右肺静脉
右心室

主动脉弓
左肺动脉
左肺静脉
左心房
左心室

胸降主动脉

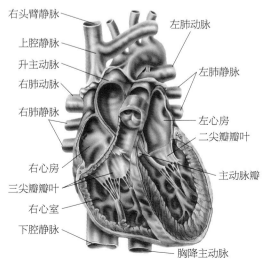

心脏（横切面）

右头臂静脉
上腔静脉
升主动脉
右肺动脉
右肺静脉

右心房
三尖瓣瓣叶
右心室
下腔静脉

左肺动脉
左肺静脉
左心房
二尖瓣瓣叶

主动脉瓣

胸降主动脉

## 血液

血液是一种将红细胞、白细胞、血小板、蛋白质和其他化学物质分散在血浆中形成的悬液。血浆一般占血液体积的一半，而红细胞和白细胞几乎占满了剩下的一半。血液将来自肺和消化道的氧气和必需营养物质运送到身体的其他部位，并将废物送往肾和肺等器官以便排出体外。

红细胞在骨髓中产生，它们将氧气送往机体组织并完成氧气 – 二氧化碳交换，随后将二氧化碳送往肺部呼出。白细胞主要起到免疫作用，一些白细胞能产生抗体对抗损伤和感染，另一些则能吞噬细菌及其他外来入侵者。血小板是巨核细胞（一种大细胞）的碎片，它们参与了凝血过程。

## 血管

血管在全身形成了丰富的供血循环网。血液首先从心脏泵入主动脉，随后再从这根粗大的弹性动脉流向全身动脉，并沿途多次分支直至进入毛细血管。氧气、营养物质与细胞产生的二氧化碳等代谢废物在毛细血管发生交换。离开肢体和器官后，血液汇入逐级增宽的静脉并最终回到心脏，开始新一轮的循环。

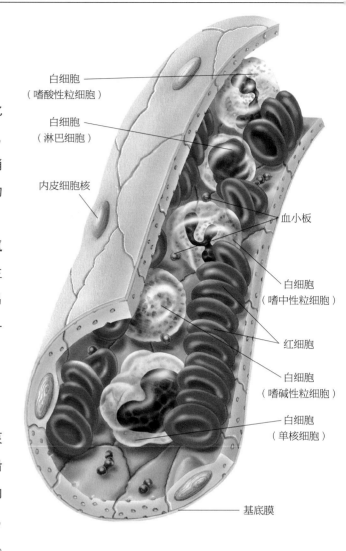

白细胞
（嗜酸性粒细胞）

白细胞
（淋巴细胞）

内皮细胞核

血小板

白细胞
（嗜中性粒细胞）

红细胞

白细胞
（嗜碱性粒细胞）

白细胞
（单核细胞）

基底膜

## 白细胞

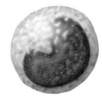

### 单核细胞

单核细胞在血液内循环 1~2 天后变为巨噬细胞。

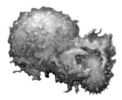

### 巨噬细胞

巨噬细胞能吞噬外来生物和碎片以对抗感染。

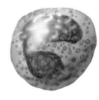

### 嗜酸性粒细胞

嗜酸性粒细胞可释放酶参与过敏反应，并能杀伤一些寄生虫。

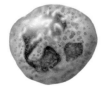

### 嗜中性粒细胞

嗜中性粒细胞可以吞噬破坏微生物，保护机体免受细菌侵犯。

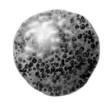

### 嗜碱性粒细胞

嗜碱性粒细胞释放的物质可以增强机体对侵入的变应原的应答。

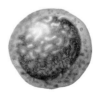

### 淋巴细胞

有三种淋巴细胞：自然杀伤细胞和 T 细胞直接攻击外来入侵者，B 细胞产生抗体。

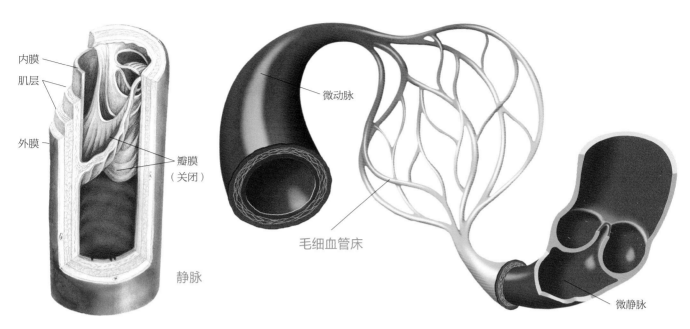

内膜
肌层
外膜
瓣膜
（关闭）
静脉

微动脉

毛细血管床

微静脉

## 血管

全身分布有几种不同的血管。动脉壁厚且有弹性，而静脉壁薄，部分静脉有防止血液返流的瓣膜。动脉反复分支，形成薄壁的毛细血管，氧气、营养物质与细胞产生的二氧化碳等代谢废物在此发生跨壁交换，随后毛细血管再逐级汇集形成静脉。

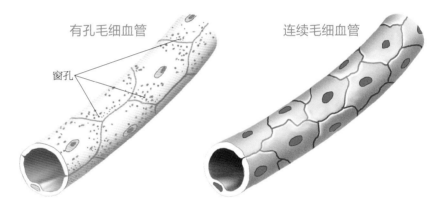

有孔毛细血管
连续毛细血管
窗孔

## 血小板

小小的血小板可以激活凝血系统，防止淤青和出血。

## 红细胞

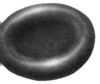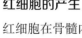

红细胞的形状使其能高效地完成气体交换，通过细小的毛细血管，汇聚在一起促进血液循环。

## 红细胞的产生

红细胞在骨髓内产生，这一过程速度极快，对满足全身海量的红细胞供应需求十分必要。衰老的红细胞会被脾滤出，此外脾还能储存红细胞，并在需要时释放。

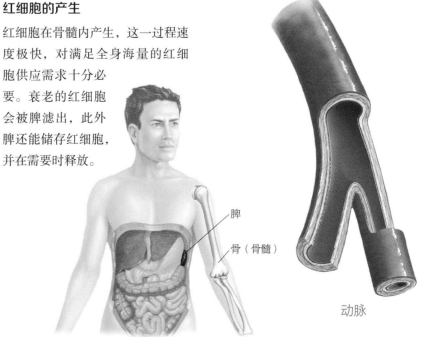

脾
骨（骨髓）
动脉

# 淋巴系统

淋巴系统是由淋巴管、淋巴组织、淋巴器官形成的网络，主要有两个功能。

首先，淋巴系统负责将组织间液引流回循环系统。组织间液从血管渗出进入机体组织间，之后（和组织及细胞产生的废物一起）被不断吸收进淋巴管并在清洁后注入血管，从而形成连续的循环。淋巴管内流淌的液体称作淋巴，它含有水、蛋白、盐类、葡萄糖、尿素和对抗疾病的白细胞。

淋巴系统的另一个重要作用就是抵抗疾病。淋巴系统富含特化的白细胞，它们分别用多种手段来清除异物和入侵者，如细菌、病毒和癌细胞。

## 淋巴管

淋巴系统由单向的淋巴管组成。淋巴管从盲端的毛细淋巴管开始逐渐汇集变粗，沿途流经淋巴组织或淋巴结，汇聚成淋巴干后最终注入右淋巴总管或胸导管，进而注入静脉回归循环系统。

淋巴管内有防止淋巴液回流的瓣膜，但没有循环系统那样的泵系统，而是靠骨骼肌运动将淋巴液挤回心脏。

**你知道吗？**

成年人平均由 100 万亿个细胞组成，其中免疫系统就占了 1 万亿个。

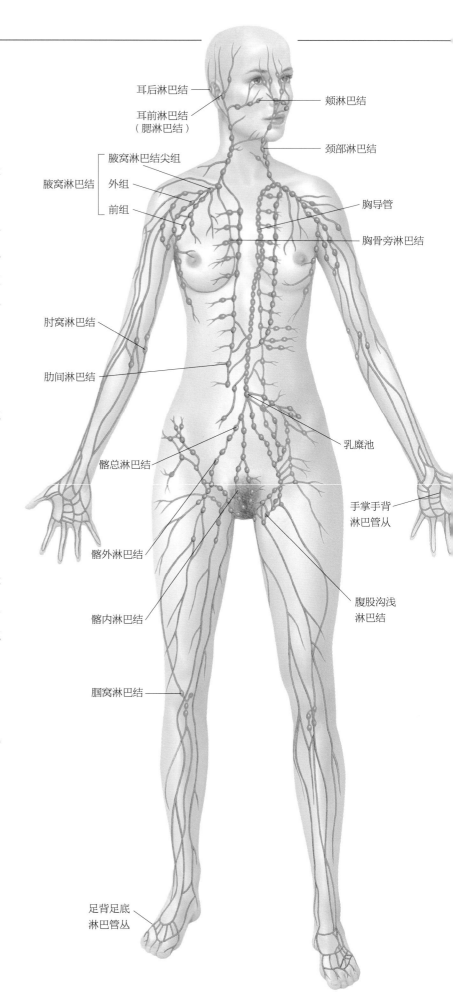

耳后淋巴结
颊淋巴结
耳前淋巴结（腮淋巴结）
颈部淋巴结
腋窝淋巴结尖组
外组
腋窝淋巴结
前组
胸导管
胸骨旁淋巴结
肘窝淋巴结
肋间淋巴结
乳糜池
髂总淋巴结
手掌手背淋巴管丛
髂外淋巴结
腹股沟浅淋巴结
髂内淋巴结
腘窝淋巴结
足背足底淋巴管丛

## 淋巴组织

　　淋巴组织分为边界不清的弥散淋巴组织和边界较清的淋巴结两种类型。淋巴管沿途经过的淋巴结负责加工淋巴细胞，每个淋巴结都被纤维组织膜包围，并连接有输入淋巴管和输出淋巴管。淋巴结常常成群分布，引流头部和四肢的淋巴结群分布在下颌、颈部、腋窝和腹股沟，引流胸腹部内脏的淋巴结常成串分布在主动脉及其大分支附近。在脂肪吸收中起到重要作用的乳糜管实质上就是消化道壁内的淋巴管，它负责收集食物中提取出的大分子和脂质（乳糜）。

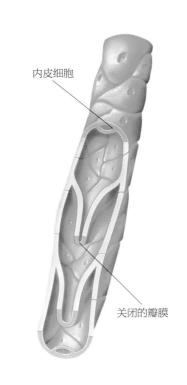

内皮细胞

关闭的瓣膜

### 淋巴循环

淋巴管内有无数用来防止淋巴倒流的瓣膜。淋巴经由两根粗大的淋巴总管汇入颈根部的大静脉，最终回归血液循环。

## 淋巴结

淋巴结是被纤维组织薄膜包围的淋巴组织。每个淋巴结都连有至少一个输入淋巴管和输出淋巴管。

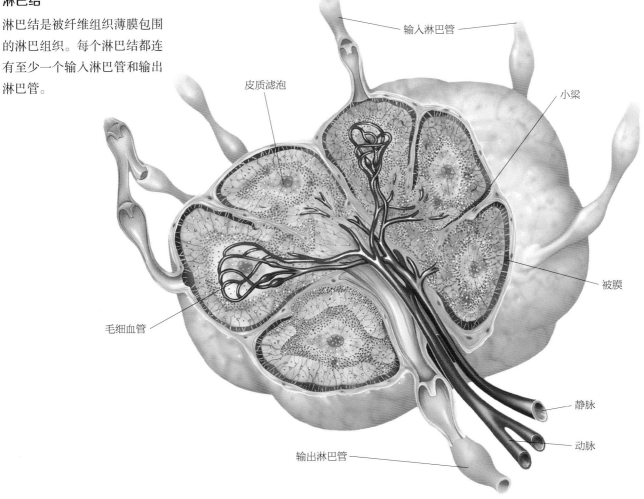

输入淋巴管

皮质滤泡

小梁

被膜

毛细血管

静脉

动脉

输出淋巴管

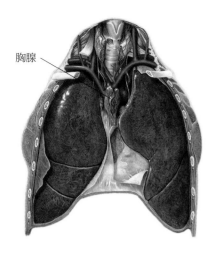

胸腺

### 胸腺

胸腺在早期产生 T 细胞，但在成年后功能退化。T 细胞保护机体免受病毒和癌细胞的侵害，即使在青春期后胸腺缩小被脂肪和纤维组织替代，T 细胞仍会持续增殖保证生命所需。

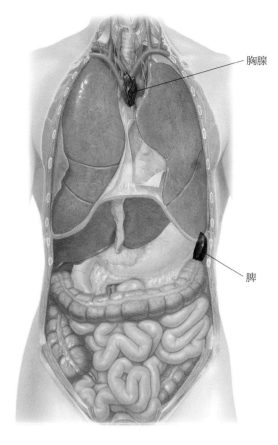

胸腺

脾

### 脾

脾是人体内最大的淋巴器官，它能像滤网一样将衰老的血细胞从循环中清除，同时也是淋巴细胞产生和储存的中心。

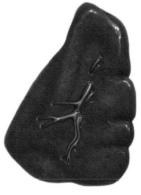

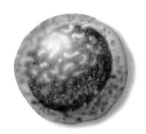

### 淋巴细胞

淋巴细胞有三种。自然杀伤细胞和 T 细胞直接攻击外来入侵者，B 细胞产生抗体间接攻击入侵者。

### 淋巴系统的器官

主要的淋巴系统相关器官包括胸腺、脾和呼吸道、泌尿生殖道及生殖器官黏膜内的淋巴组织。

## 淋巴器官

　　淋巴器官包括胸腺、脾和黏膜相关淋巴组织。

　　胸腺位于上胸腔内心脏和胸骨之间，是胚胎发育出的第一个淋巴器官。出生后它可以持续生长，在青春期可达 30~40 克，随后开始退化，逐渐被脂肪和纤维组织所取代，重量下降到 14 克左右。胸腺可以分泌促进 T 细胞成熟的激素。在免疫应答中，这些特化的成熟 T 细胞可以识别外来抗原。青春期后胸腺的萎缩并不会影响 T 细胞的持续增殖，在正常情况下不断增殖的 T 细胞可以为机体提供持续终生

的保护。

　　脾位于腹腔左侧的膈肌下方，是体内最大的淋巴组织集合体。在脾的红髓部分，密集的毛细血管和血窦构成的网络对血液起滤过作用。脾内淋巴细胞集中的部位称为白髓。脾内可以生成并储存淋巴细胞。

　　黏膜相关淋巴组织在呼吸道、泌尿生殖道和消化道的黏膜都有分布。这些组织内含有 B 细胞和 T 细胞，为暴露在外界环境病原体下的体腔提供保护层。

## 淋巴细胞

　　淋巴细胞对机体免疫系统至关重要。淋巴细胞主要有三种：B 细胞、T 细胞和自然杀伤细胞。B 细胞在骨髓中产生，而 T 细胞在胸腺中产生。淋巴细胞可以对特定抗原做出反应，即受刺激产生抗体或直接吞噬入侵的外来细胞。

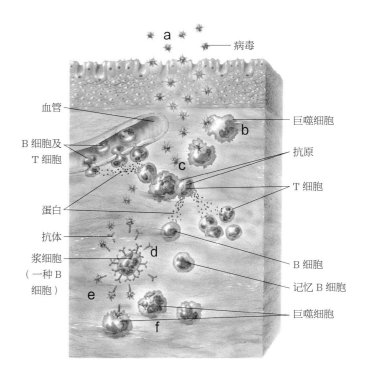

### 体液免疫反应

B 细胞能产生可以辅助识别和消除（由细菌或病毒携带的）入侵抗原的抗体。这一过程需要循环中的 T 细胞和巨噬细胞辅助。

（a）病毒颗粒经体表细胞侵入组织并发生增殖。

（b）病毒颗粒被巨噬细胞吞噬。

（c）巨噬细胞将抗原呈递给循环中的 T 细胞，激活后的 T 细胞招募更多的 T 细胞和 B 细胞来保卫机体。

（d）B 细胞分化为浆细胞和记忆 B 细胞，浆细胞可产生针对入侵病毒的特异抗体。

（e）循环中的抗体与病毒颗粒结合。

（f）巨噬细胞识别并吞噬病毒，保护机体免受感染侵害。

### 过敏反应

过敏反应是机体对变应原（一种外来刺激物）做出的应答。

（a）变应原进入人体，刺激浆细胞开始产生抗体。

（b）这些抗体与在组织内循环的肥大细胞发生黏附。

（c）变应原再次进入人体时会被肥大细胞表面的抗体捕获。

（d）受到变应原 – 抗体复合物刺激后，肥大细胞释放出组胺，导致过敏刺激症状的出现。

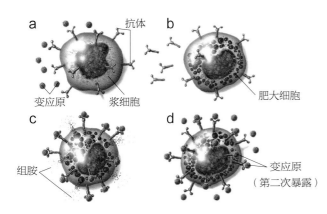

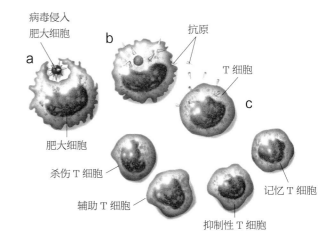

### 细胞免疫反应

迟发的细胞免疫反应是由 T 细胞介导的。

（a）循环中的肥大细胞吞噬入侵的病毒。

（b）肥大细胞加工病毒并将抗原呈递给 T 细胞。

（c）T 细胞产生以下 4 种克隆并分别在免疫反应中起到各自的作用：记忆 T 细胞能记住入侵的抗原以防再次入侵；辅助 T 细胞将 B 细胞和 T 细胞招募到抗原入侵的部位；抑制性 T 细胞抑制 B 细胞和 T 细胞的活性；杀伤 T 细胞附着在入侵的抗原上并将其破坏。

# 消化系统

　　消化系统的主要作用是从食物中提取出营养物质，将其分解成小分子后吸收。蛋白质、脂肪、糖类、维生素和矿物质这些对维持机体重要功能十分必要的营养物质都是经过胃肠道（消化道）逐步消化分解再被吸收进入人体的。

## 消化道

　　口部肌肉能够搅拌食物，配合牙齿将其切断、咬烂并磨碎。唾液腺产生的唾液能将食物润湿，使咀嚼和吞咽更加容易。咀嚼过的成团的食物叫作食团，它会被推往口腔后部，继而肌肉运动使其被推入食管。食管平滑肌随后产生波浪状的运动，将食物推向胃部。

　　胃会对食物进行进一步的搅拌和加工。胃部肌肉收缩可以将部分消化的食物与胃液（主要成分是胃酸和胃蛋白酶）相混合，产生的混合物叫作食糜。胃向第一段小肠（十二指肠）的开口称为幽门，其开关由一圈厚厚的肌纤维束控制。幽门逐渐将食糜释放进十二指肠，营养的吸收过程就此开始。肝脏分泌的胆汁和胰腺分泌的消化酶注入十二指肠。十二指肠和空肠的黏膜都有高度发达的黏膜皱襞，皱襞上满是小的黏膜凸起（绒毛），使吸收营养物质的表面积大大增加。大多数食物消化后释放的营养物质都在十二指肠和空肠被吸收。营养物质中的小分子可以直接进入毛细血管，而较大的分子则进入毛细淋巴管（乳糜管）。

　　小肠的末端空肠能吸收维生素 $B_{12}$，并负责吸收胆酸，将其运回肝脏。

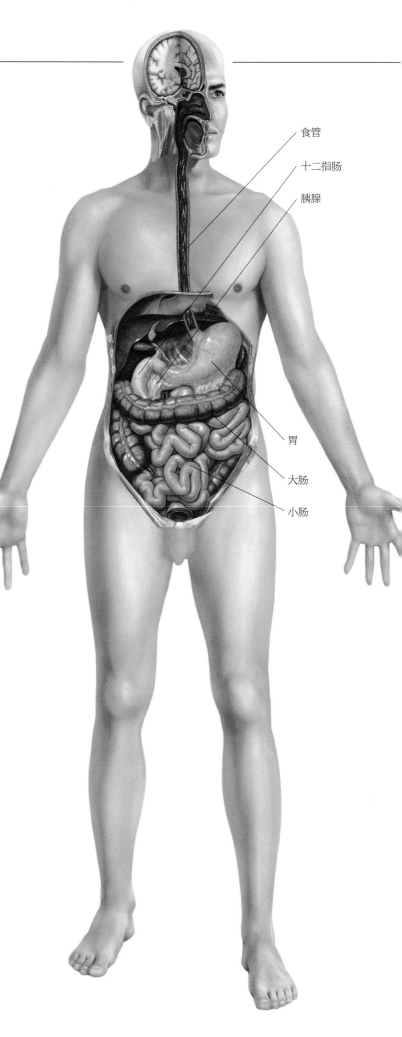

食管

十二指肠

胰腺

胃

大肠

小肠

**蠕动**

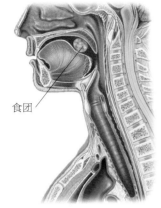

食团

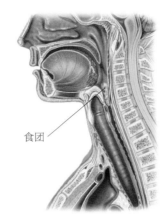

食团

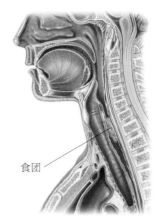

食团

吞咽是受意识控制的过程：起始时由舌头将食团推进咽部；咽部肌肉的随意运动与之协调，将食物推进食管上段；食物进入食管后就会被蠕动波推向胃部。

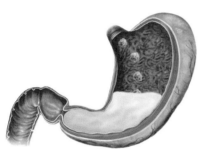

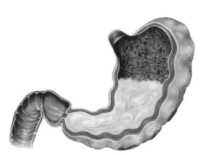

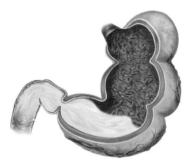

胃将食物与胃液搅拌混合形成食糜（一种糊状物）。在幽门括约肌的作用下，食糜被有规律地释放进小肠。

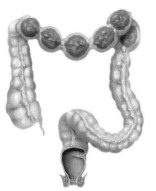

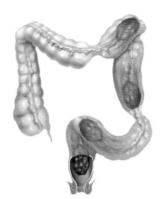

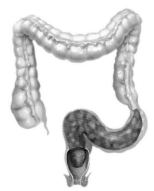

营养物质的吸收主要发生在小肠。结肠则主要吸收水和胆盐，随后肠道的收缩蠕动将废物推向直肠，将其规律地排出体外。

回肠在回盲部与大肠相连，大肠又分为盲肠、结肠和直肠。经过大肠后，消化后的食物残渣中的水和胆盐被进一步吸收，剩下的物质则形成粪便。粪便向直肠和肛门移动，并最终规律地排出体外。

大部分消化过程是由自主神经系统控制的，它通过协调肌肉、器官、消化酶和激素来发挥作用。

## 消化器官

### 食管

　　食管为肌性管道，其平滑肌能产生波浪状收缩将食物从口部运往胃部。它向下穿过膈肌与胃相接，通过食管下括约肌的控制将食物释放入胃。

### 胃

　　胃有多层肌肉，从食管送来的食物在这些肌肉的协同搅拌下会进一步破碎，形成一种叫作食糜的糊状物。胃的黏膜层和黏膜下层分泌胃液，辅助消化。胃的层层肌肉不断收缩和舒张，将胃内容物充分混合后排入肠道，而胃的外表面十分光滑有助运动。

### 肝脏

　　肝脏分泌的胆汁可以辅助部分消化食物的进一步分解。从肝脏注入胆囊的胆汁会发生浓缩，并随时准备排入十二指肠。

### 胰腺

　　胰酶负责十二指肠内绝大多数物质的消化。胰酶和胆汁都从十二指肠上的同一个开口（十二指肠壶腹）注入肠腔。

### 肠道

　　小肠包括十二指肠、空肠和回肠。大肠包括盲肠、结肠、直肠。大多数营养物质的吸收都发生在小肠，而结肠主要吸收水和胆盐。吸收过后的残余物形成粪便，它们会被推向直肠并周期性地经由肛门排空。

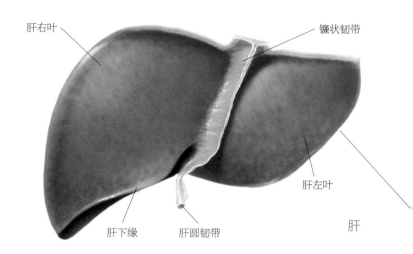

肝右叶　　　　　　　　　　　镰状韧带

肝左叶

肝下缘　　肝圆韧带　　　　肝

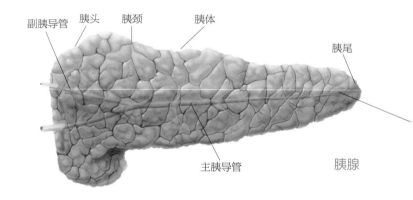

副胰导管　胰头　胰颈　　胰体　　　　胰尾

主胰导管　　　胰腺

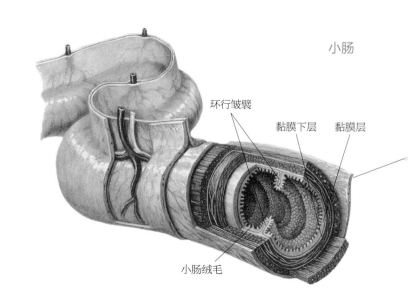

小肠

环行皱襞

黏膜下层　黏膜层

小肠绒毛

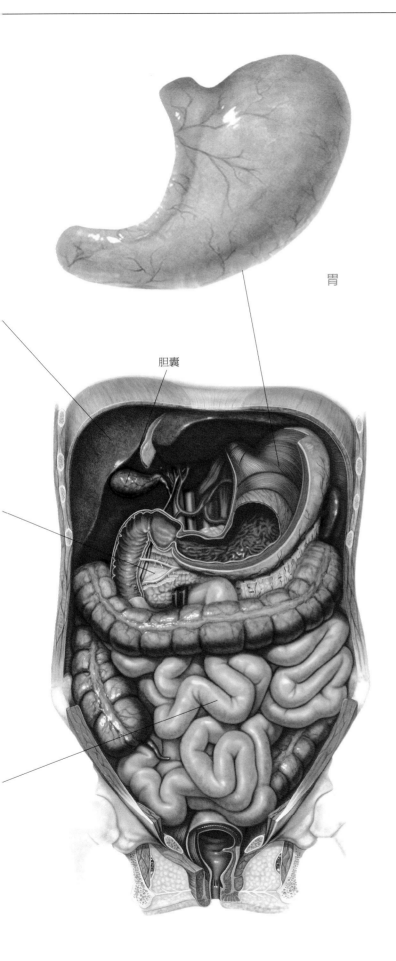

胃

胆囊

### 食管

作为消化系统的一部分，食管这一肌性管道主要负责将食物从咽部运往胃部。食管的大部分肌肉是受自主神经系统控制的不随意肌。

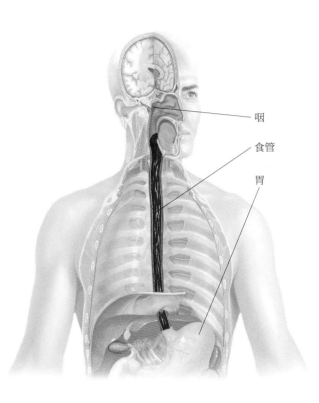

咽

食管

胃

### 消化器官

消化器官包括消化道（从口部到肛门的肌性管道）和附属器官（包括肝脏、胆囊和胰腺）。

**注意**：为显示胆囊，此图中的肝脏处于被提起的状态。

# 呼吸系统

　　我们的身体需要氧气才能完成细胞的生成和再生。机体消耗氧气的同时会产生二氧化碳废气。从外界吸入的空气进入肺后发生氧气和二氧化碳的交换，而后被呼出体外。为了完成这一过程，呼吸系统需要鼻、咽、喉、气管、支气管以及肋间肌和膈肌的协调运作。

　　上呼吸道包括鼻、鼻腔、咽和喉。为了防止颗粒物进入气道，鼻孔的内表面布满了能够捕获吸入颗粒物的毛发。

　　咽部是呼吸和消化系统的共同通道。当吞咽食物时，会厌会紧闭喉口防止食物进入气道。

## 我们是如何呼吸的

　　吸气时空气依次流经鼻、咽、喉、气管和支气管。在这一过程中，肋骨绕着它们与对应脊椎的关节旋转，胸骨会升高，膈肌则下降——这些变化扩大了胸腔的容积，使胸腔内压强降至大气压之下。

　　支气管在肺内不断分支成更小的细支气管，最终到达肺泡。肺泡壁遍布着小血管，这种结构便于空气内的氧气扩散进入血流，血液内积累的二氧化碳则同时扩散进肺泡并最终被呼出体外。

　　呼气通常是一个被动过程，肋骨、肺和膈肌回到原位，将空气挤出去。

**注意：** 在这幅插图中，为了显示心脏和支气管树，肺的前三分之二未绘出。

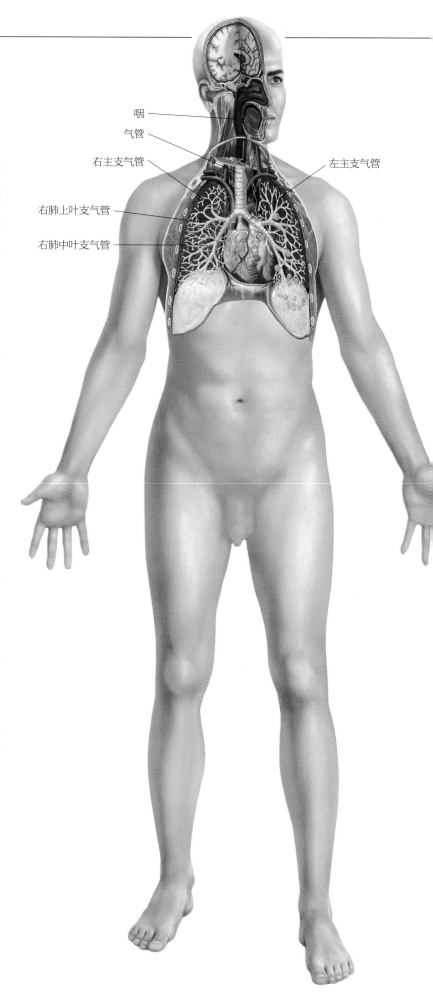

咽
气管
右主支气管
左主支气管
右肺上叶支气管
右肺中叶支气管

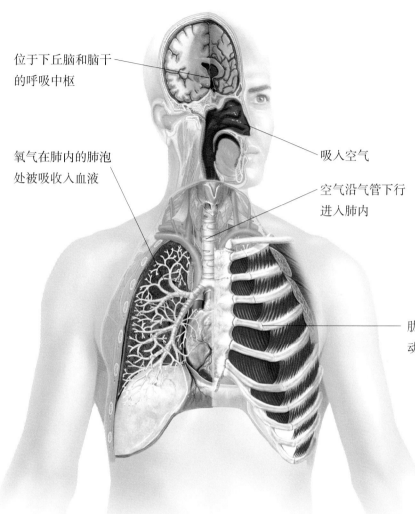

位于下丘脑和脑干的呼吸中枢

氧气在肺内的肺泡处被吸收入血液

吸入空气

空气沿气管下行进入肺内

肋骨和肌肉的机械运动带动肺完成呼吸

## 呼吸

呼吸既指呼吸运动，又指将氧气从肺运往全身组织并将二氧化碳从组织带回肺部的过程。

### 你知道吗？

肺含有 3~4 亿个肺泡。这些肺泡集合起来形成了巨大的二氧化碳 – 氧气交换表面，面积可达 100 平方米。

## 肋间肌

肺通气时三层肋间肌会辅助肋骨移动。膈肌是主要的吸气驱动肌。在被动呼气的过程中，肋骨会回弹到正常位置。

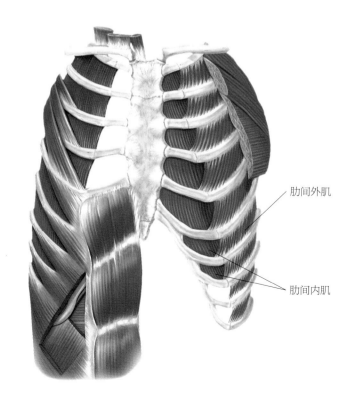

肋间外肌

肋间内肌

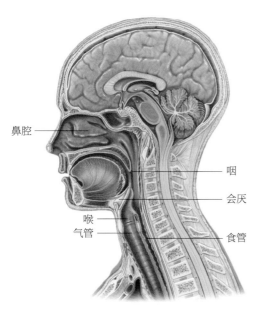

鼻腔
咽
会厌
喉
气管
食管

**上呼吸道**

上呼吸道包括鼻、鼻腔、咽和喉。喉
与气管相连。

## 气管、支气管和肺

气管是一根长 9~12 厘米的管道，由被纤维组织
连接的C形软骨构成。气管肌将软骨的两端连接起来，
组成了一个完整的环。气管分支为左右两根主支气管，
分别与左肺和右肺相连。

肺是分叶的，左肺分为上叶和下叶，右肺分为上、
中、下三叶。支气管进入肺后分支为叶支气管，进而
逐级分支成越来越细的细支气管并终止于肺泡。薄壁
的肺泡环抱在终末细支气管周围，两两间以肺泡间隔
为界。这一支气管和细支气管构成的网络叫作支气管
树。

肺内的气体交换是吸入空气内的氧气与肺动脉血
内的二氧化碳发生交换的过程。气体跨过肺泡膜完成
交换——氧气从肺泡毛细血管网入血，二氧化碳则进
入肺泡随呼气排出。

## 肺泡

肺内有 3~4 亿个小气囊，称作肺
泡，形成巨大的气体交换面。

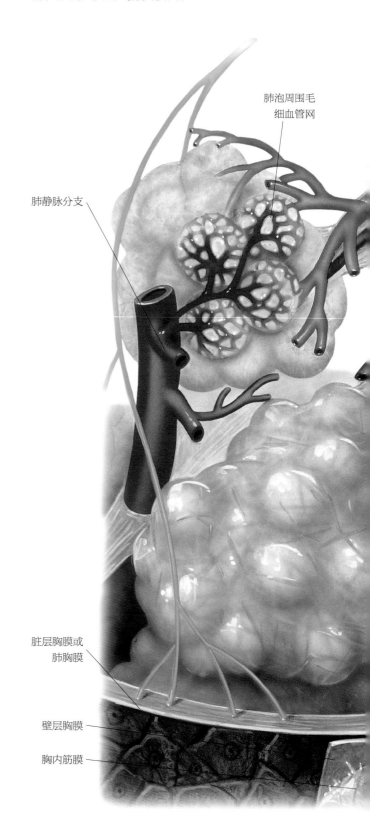

肺泡周围毛
细血管网

肺静脉分支

脏层胸膜或
肺胸膜

壁层胸膜

胸内筋膜

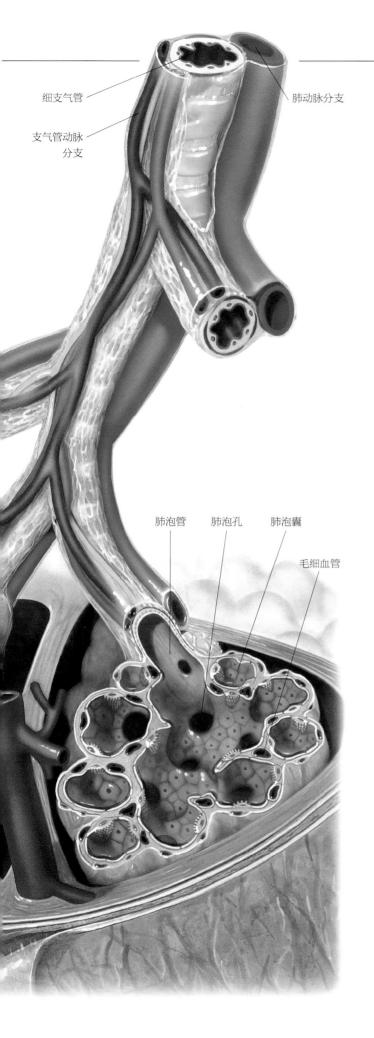

细支气管

支气管动脉
分支

肺动脉分支

肺泡管　肺泡孔　肺泡囊

毛细血管

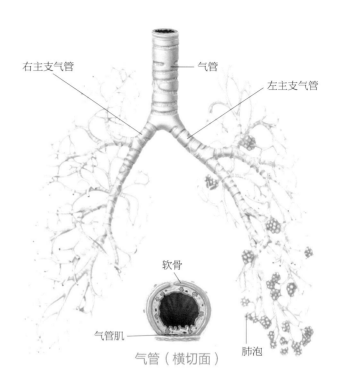

右主支气管

气管

左主支气管

软骨

气管肌

肺泡

气管（横切面）

### 支气管树

吸入的空气通过支气管和细支气管网后最终到达肺泡，这一网络被称为支气管树。

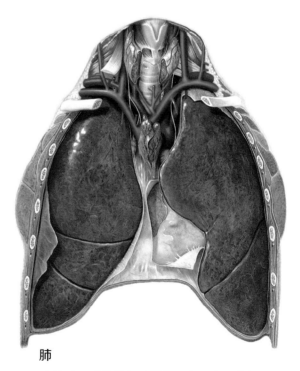

### 肺

肺是呼吸系统的主要器官，它具有巨大的气体交换表面，可以满足维持机体运转的氧气需要。

# 泌尿系统

泌尿系统维持着血液中的水电解质平衡，并排出一部分代谢废物。

## 肾

肾位于脊柱两侧的腹腔后壁上，右肾稍低于左肾。肾上腺位于双肾的顶部。每个肾都由外部的皮质和内部的髓质构成。皮质内含有肾的滤过单元，即肾单位。髓质包含十几个肾锥体，其中含有集合管，负责收集皮质内肾单位产生的尿液。

肾的排泄功能在于清除代谢废物，这包括尿素及其他不需要的物质。血液内的电解质平衡和机体的水平衡也受肾调控。肾单位起到滤过（滤过液成分与去除了红细胞、白细胞和大多数蛋白质的血液相近）和重吸收水、葡萄糖、无机盐的作用。代谢废物被分泌到滤过液中，随尿液排出体外。成人平均日尿量在1~1.5升。

肾还具有内分泌功能，可以分泌参与造血和钙代谢的激素。

两根粗大的肾动脉为肾供血、供氧，同时也有分支供应肾上腺和输尿管。肾动脉可进一步分支为前支和后支供应肾的不同部位。

每个肾动脉分支都可以不断再分，最终形成为肾组织供氧并行使肾滤过功能的毛细血管。

**男性泌尿系统**

男性泌尿系统包括肾、输尿管、膀胱和尿道。尿道是精液和尿液的共用通道。

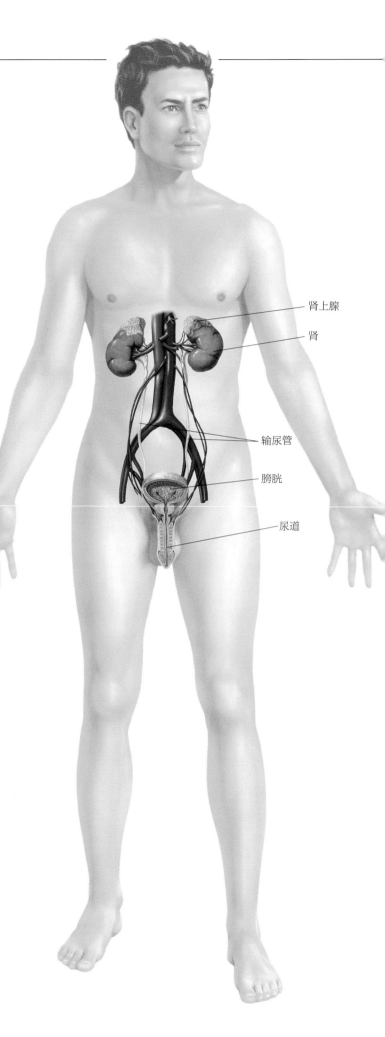

肾上腺

肾

输尿管

膀胱

尿道

## 输尿管

　　输尿管是一根与肾盂相连的肌性管道，负责将尿液输送到膀胱。输尿管在接近中线的位置汇入膀胱，有倾斜约 2 厘米的壁内段，并最终在膀胱内面形成一个裂缝状的开口。膀胱充盈会使膀胱壁内段的输尿管受到压迫，从而防止尿液倒流。

## 男性尿道

　　男性尿道是肌性管道，在泌尿系统和生殖系统中都有作用，是尿液和精液的共同通道。它起自膀胱，穿过前列腺并延伸至阴茎。

## 肾

肾过滤血液，将水和电解质重吸收回血液循环，并经输尿管将废物（尿液）运送到膀胱。右肾稍低于左肾。肾的上端覆盖着肾上腺。

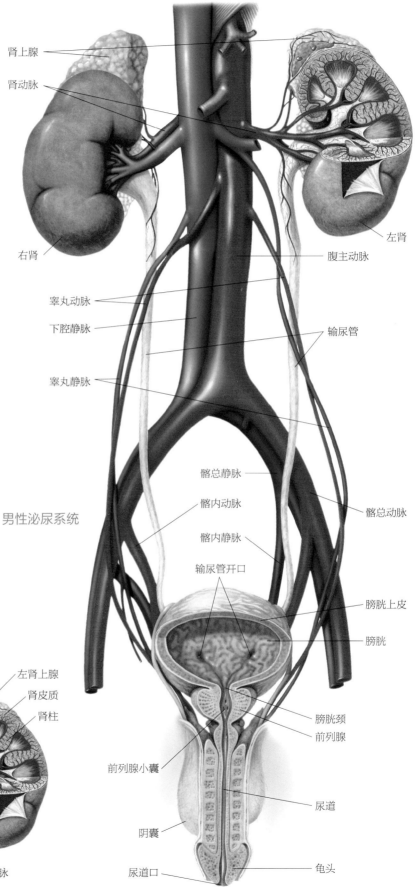

肾上腺
肾动脉
右肾
左肾
腹主动脉
睾丸动脉
下腔静脉
睾丸静脉
输尿管
男性泌尿系统
髂总静脉
髂内动脉
髂内静脉
髂总动脉
输尿管开口
膀胱上皮
膀胱
膀胱颈
前列腺
前列腺小囊
尿道
阴囊
尿道口
龟头

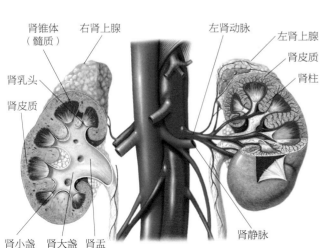

肾锥体（髓质）
右肾上腺
左肾动脉
左肾上腺
肾皮质
肾柱
肾乳头
肾皮质
肾小盏
肾大盏
肾盂
肾静脉

## 膀胱

　　肾产生的尿液经输尿管运送到膀胱。膀胱是一个肌性的囊状结构，容积约 400 毫升。男性和女性的膀胱结构类似，但男性膀胱位于前列腺的正上方。

## 女性泌尿系统

　　女性泌尿系统和男性的基本一致，但仍然有几处不同。女性的膀胱位于盆腔，输尿管从顶部汇入膀胱。将膀胱与外界环境相连的尿道相对更加短小，其开口位于阴道入口的前方。与男性泌尿系统不同的是，女性尿道在生殖系统中不发挥作用。

## 肾的位置

肾位于脊柱两侧的腹后壁。右肾位于十二指肠后方，略低于在胰尾和胃后方的左肾。在肾前方是横结肠的两端，分别与升结肠和降结肠连接。

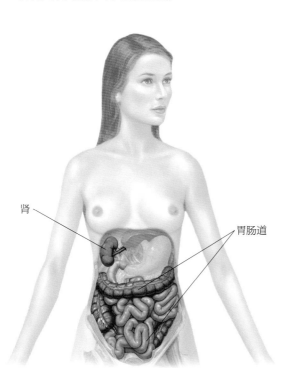

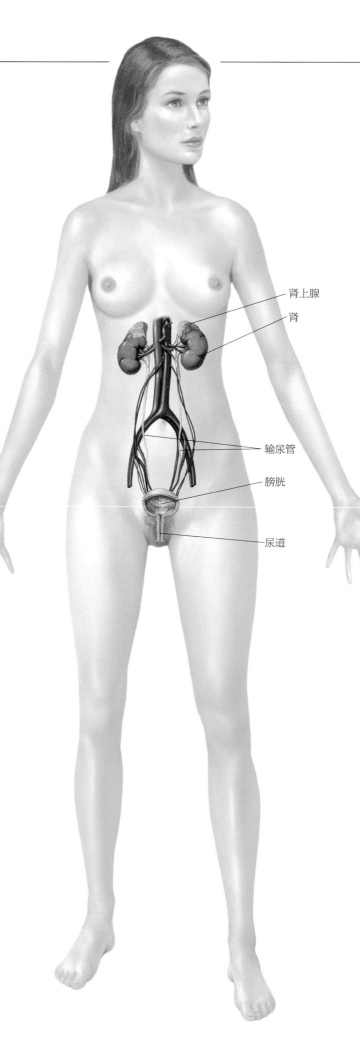

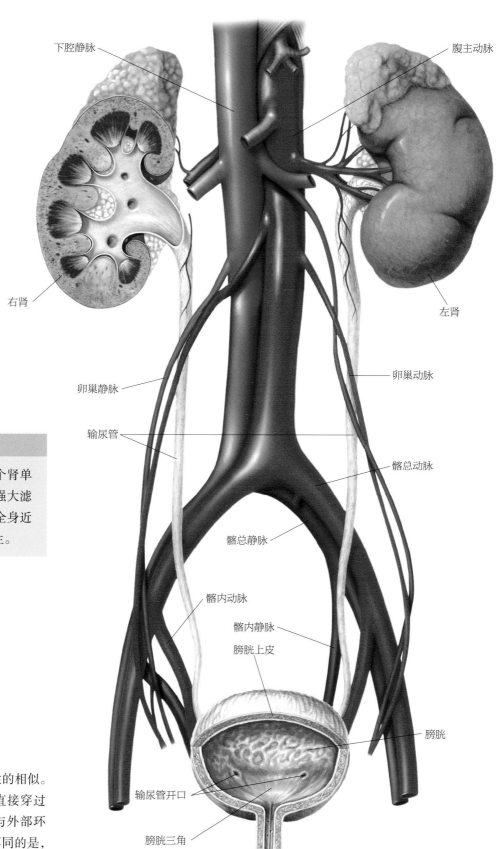

下腔静脉

腹主动脉

右肾

左肾

卵巢静脉

卵巢动脉

输尿管

髂总动脉

髂总静脉

髂内动脉

髂内静脉

膀胱上皮

膀胱

输尿管开口

膀胱三角

尿道

女性泌尿系统

**你知道吗？**

每天肾都要用 200 多万个肾单位加工滤过血液。具有强大滤过功能的肾单位可以使全身近 99% 的血液得以循环再生。

**女性泌尿系统**

女性泌尿系统大体上与男性的相似。但女性的尿道要短得多，直接穿过盆底，在阴道前方开口，与外部环境相通。与男性泌尿系统不同的是，女性尿道并不是生殖系统的一部分。

# 男性生殖系统

男性生殖系统包括睾丸、输精管、精囊、前列腺和阴茎。

睾丸是最主要的生殖器官，它位于阴茎后方袋状的阴囊内，能合成睾酮和雄酮两种雄激素并产生精子。在胚胎发育期间（约30周龄时），原本在肾旁边的睾丸会沿腹股沟管下降进入阴囊。阴囊相比身体其他部位较凉：因精子在正常体温下无法发育良好。附睾是依附在睾丸上方的一个狭长结构。

输精管是一个管状结构，可在睾丸上方的阴囊疏松部位触及。

精囊是位于输精管外侧的一根屈曲管道。精囊管与输精管融合形成射精管。一半以上的精液成分都是由精囊产生的。

前列腺呈倒置的金字塔状，大小与核桃相近，包裹着膀胱颈和尿道。它由肌肉组织和腺体组织共同构成。精囊和前列腺的分泌物构成了性高潮时射出的精液。精液中的果糖和相关酶类可以为精子供能，使其能与卵细胞相遇。

阴茎由两个阴茎海绵体和一根尿道海绵体构成，尿道海绵体内含尿道，并最终止于阴茎顶端球状膨大的龟头处。

**男性生殖系统**
男性生殖系统包括睾丸、输精管、精囊、前列腺和阴茎。

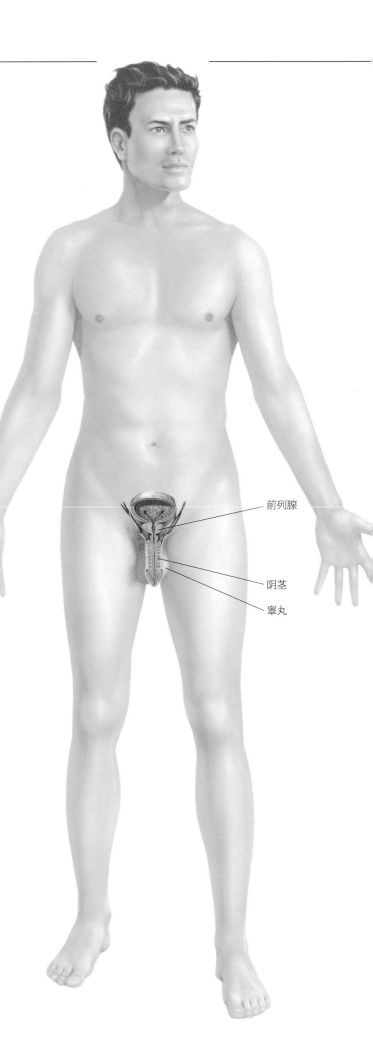

前列腺

阴茎

睾丸

未做环切的阴茎的龟头表面覆盖有保护性的皮肤（包皮）。三根柱状物的结构类似于海绵，其表面都有厚实的结缔组织包围，而内部互相连通的空隙内含有血液。在受到性刺激后，两根海绵体内会充满血液，阴茎因而变硬勃起。这时男性就可以将他勃起的阴茎插入女性的阴道。当性交快感达到顶峰时，交感神经系统就会刺激精液的释放（射精），一次射出的精液内含有几千万到几亿个精子。为保证受精的发生，精液中要有足够多的、健康有活力的精子。

精子是携带男性遗传物质的微小细胞。卵细胞受精后，其中的遗传物质与精子中的遗传物质相融合。在射精时，精子和前列腺及精囊的分泌物一起组成了精液。每个精子的头部都有一个含染色体的细胞核，和带有受精所需酶类的顶体膜。精子的尾部能使其从睾丸向女性生殖器官运动。

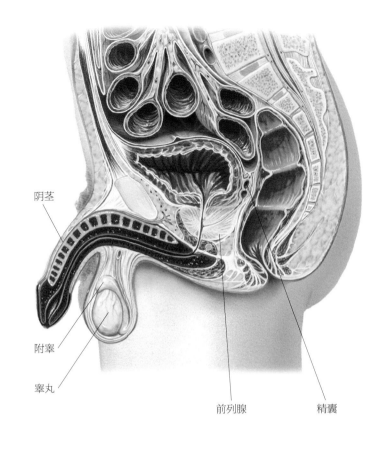

阴茎 / 附睾 / 睾丸 / 前列腺 / 精囊

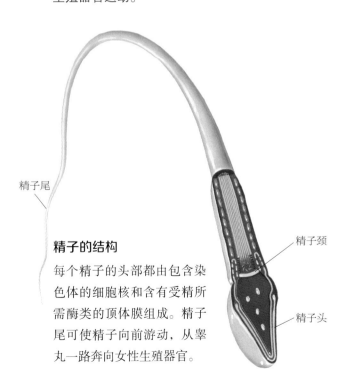

**精子的结构**
每个精子的头部都由包含染色体的细胞核和含有受精所需酶类的顶体膜组成。精子尾可使精子向前游动，从睾丸一路奔向女性生殖器官。

精子尾 / 精子颈 / 精子头

**睾丸**
睾丸位于阴茎后方的阴囊内，是负责产生雄性激素和精子的性腺。精子在睾丸里的小管内生成。精原细胞首先分裂形成精细胞，后者再进一步成熟形成精子。精子从睾丸中游出进入附睾，并在这里进一步成熟准备射精。

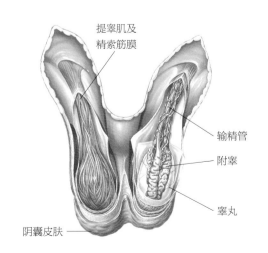

提睾肌及精索筋膜 / 输精管 / 附睾 / 睾丸 / 阴囊皮肤

# 女性生殖系统

女性生殖系统由卵巢、输卵管、子宫和阴道组成。

卵巢形似杏仁，长约3厘米、宽约1厘米，位于子宫两侧，受子宫阔韧带支撑。每个卵巢都含有几十万个未发育的卵泡，每个卵泡里都有一个卵细胞。排卵发生在月经周期的中间：一个成熟卵泡（格拉夫卵泡）发生破裂，将卵细胞释放进输卵管。

两侧输卵管分别与同侧卵巢相接。输卵管呈喇叭状，较窄细的一端与子宫相连，较宽而扩张的一端靠近卵巢。输卵管负责将卵细胞输送到子宫。受精常发生在输卵管的外三分之一，在这一过程中精子成功穿透卵细胞并与之结合。卵细胞受精后植入子宫内膜，最终发育成婴儿。

子宫位于膀胱和直肠之间。正常情况下（在非孕妇中）子宫呈前后稍扁的梨形。上三分之二是宫体；下三分之一是宫颈，是一段与阴道相连的肌性管道。子宫内膜是子宫的内表面，在月经周期末发生脱落。如果卵细胞受精，子宫内膜就不会脱落，从而做好受精卵着床的准备。子宫内膜的一部分会形成滋养和保护胎儿的胎盘。在怀孕期间，子宫可以扩张得很大以容纳发育中的胎儿。

阴道是将子宫与体外相连的纤维肌性管道。阴蒂是位于阴道口上方的一个小突起，对性刺激十分敏感。阴蒂包皮是阴道两侧的小阴唇的延伸。

**女性生殖系统**

女性生殖系统包括两个产生卵子和女性性激素的卵巢、两根输卵管、子宫和从宫颈连到外阴的阴道。

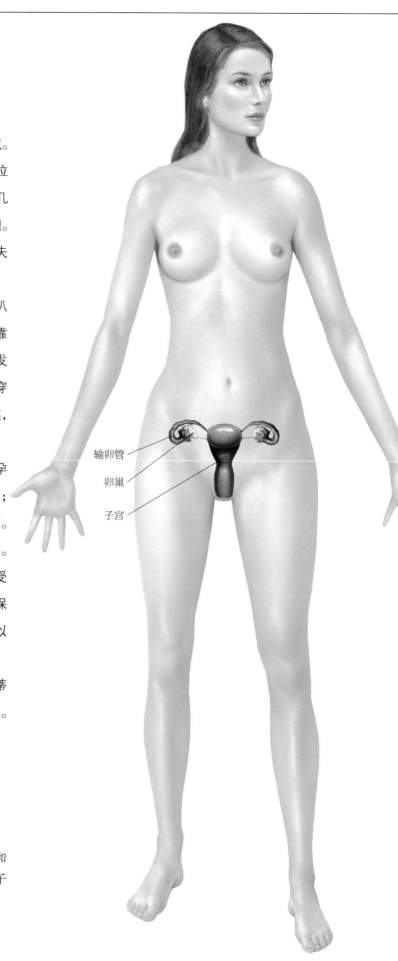

输卵管

卵巢

子宫

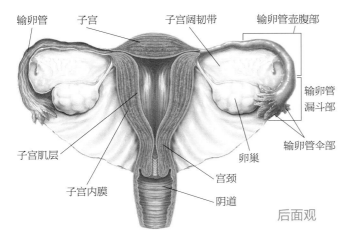

输卵管　子宫　子宫阔韧带　输卵管壶腹部

输卵管漏斗部

子宫肌层

输卵管伞部

子宫内膜　卵巢

宫颈

阴道

后面观

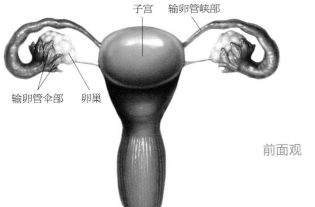

子宫　输卵管峡部

输卵管伞部　卵巢

前面观

卵巢　输卵管　子宫　宫颈　阴道

阴道开口于外阴

女性生殖器官

## 子宫

子宫为稍扁的倒梨形，一道浅浅的缩窄将其分为两部分。子宫位于膀胱和直肠之间，是受精卵发育为胚胎和胎儿的地方。子宫的上三分之二叫宫体，下三分之一叫宫颈。

## 卵巢

卵巢是形成卵细胞的女性性器官，还可以产生雌激素和孕激素。卵巢的形状和大小都接近杏仁，位于子宫两侧。月经周期过半时，卵巢排出的卵细胞进入输卵管并向子宫移动。受精通常发生在输卵管的外三分之一，受精卵随后植入子宫内膜。

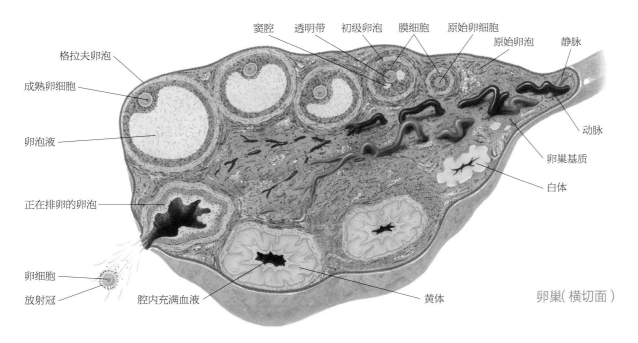

窦腔　透明带　初级卵泡　膜细胞　原始卵细胞

原始卵泡　静脉

格拉夫卵泡

成熟卵细胞

卵泡液

正在排卵的卵泡

动脉

卵巢基质

白体

卵细胞

放射冠　腔内充满血液　黄体

卵巢（横切面）

# 内分泌系统

内分泌系统由松果体、胸腺、甲状腺、甲状旁腺、肾上腺、胰腺、卵巢和睾丸等组成，这些内分泌器官都受垂体的控制。内分泌系统可以释放激素控制机体组织的活动。激素通常由氨基酸或类固醇构成，内分泌细胞能在特定的时间点释放特定剂量的激素作用于靶器官，其带来的效应常常是缓慢而长期的。释放的激素直接进入血流或体腔，每种激素都作用于特定的靶区域，且靶区域与激素源常有一定距离。

垂体为内分泌系统的核心器官，它与下丘脑的关系表明神经系统和内分泌系统在机体功能的控制上是相互协调的。内分泌激素可以影响神经系统，同时许多内分泌器官都可以被神经元激动或抑制。

负责调控内分泌系统活动的垂体可以分为两叶，即前叶和后叶。前叶产生生长激素、催乳素、促卵泡激素、黄体生成素、促甲状腺激素、促肾上腺皮质激素和黑素细胞刺激激素。生长激素可以刺激长骨生长，这一作用在童年和青春期早期尤为重要。催乳素可以刺激乳房的乳腺发育，从而促进和维持泌乳。促卵泡激素可促进女性的卵细胞生成，或促进男性的精子生成；黄体生成素则可刺激女性排卵和合成孕激素，或刺激男性分泌睾酮。垂体分泌的促甲状腺激素可以刺激甲状腺的激素生成，而肾上腺由促肾上腺皮质激素引发作用。

垂体后叶含有催产素和抗利尿激素，它们在下丘脑合成并经神经纤维运输到垂体后叶。催产素可以刺

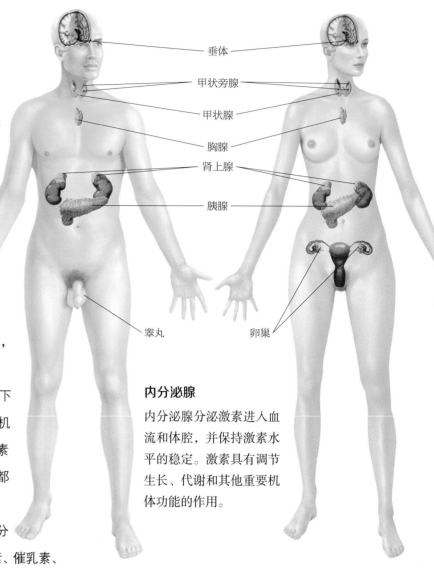

垂体
甲状旁腺
甲状腺
胸腺
肾上腺
胰腺
睾丸
卵巢

**内分泌腺**

内分泌腺分泌激素进入血流和体腔，并保持激素水平的稳定。激素具有调节生长、代谢和其他重要机体功能的作用。

激子宫和乳腺周围的平滑肌细胞收缩。抗利尿激素（血管升压素）可以促进肾对原尿中水的重吸收，从而控制血液中的无机盐浓度。

甲状腺素可以促进能量代谢，也会影响脑的发育。甲状腺内的滤泡旁细胞或 C 细胞产生的降钙素可以降低血钙浓度。甲状旁腺产生的激素可以升高血钙浓度，同时降低血磷浓度。

肾上腺有两层——皮质层和髓质层。髓质内产生的激素可以在受到威胁或产生强烈情绪的情况下释放出来，产生升高血糖、提高血压、加快心跳等效应。肾上腺皮质主要产生三类激素：糖皮质激素促进蛋白

分解和脂肪、糖类释放入血；盐皮质激素促进肾中钠的吸收；以及类固醇性激素。

胰腺内的胰岛又称朗格汉斯岛，可生成控制血糖浓度的激素。胰岛素可以降低血糖浓度，而胰高血糖素的效应是升高血糖。

颅腔内被脑包绕的小小的松果体可以产生褪黑素。褪黑素的浓度在一天24小时内呈周期性变化（昼夜节律）。

雌激素和孕激素由卵巢产生，以约28天为周期规律变化。雌激素促进乳房和生殖器官的生长，而孕激素能保持子宫内膜状态良好以供受精卵着床。雌激素和孕激素的分泌受到垂体分泌的促卵泡激素和黄体生成素的刺激。在妊娠期间，胎盘也起到内分泌器官的作用，产生维持妊娠、促进胎儿生长的多种激素。

人体有多重调节监控激素生成的机制，从而保证了激素水平的稳定。

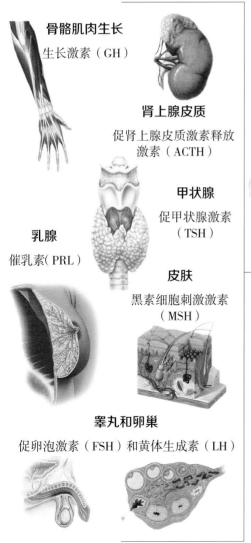

**骨骼肌肉生长**
生长激素（GH）

**肾上腺皮质**
促肾上腺皮质激素释放激素（ACTH）

**甲状腺**
促甲状腺激素（TSH）

**乳腺**
催乳素（PRL）

**皮肤**
黑素细胞刺激激素（MSH）

**睾丸和卵巢**
促卵泡激素（FSH）和黄体生成素（LH）

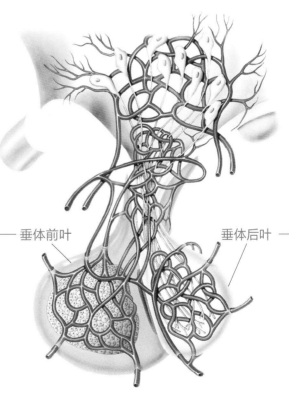

—— 垂体前叶　　垂体后叶 ——

**垂体**
垂体是内分泌系统的控制中心，负责调控其他内分泌器官的功能。该图展示了受垂体控制的器官和组织。

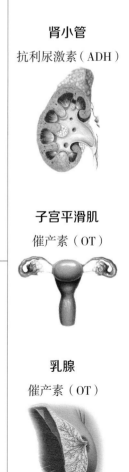

**肾小管**
抗利尿激素（ADH）

**子宫平滑肌**
催产素（OT）

**乳腺**
催产素（OT）

# 皮肤（表皮系统）

皮肤是覆盖身体的保护器官，也是全身最大的器官。作为重要的保护层，皮肤能防御创伤、冲击、极端温度的伤害和病毒、细菌等微生物的入侵。皮肤还在温度调节、维生素 D 生成和紫外线防护中起作用。

皮肤有表皮、真皮、皮下组织三层结构，其中埋藏有许多特化的结构，包括神经感受器、毛囊、汗腺

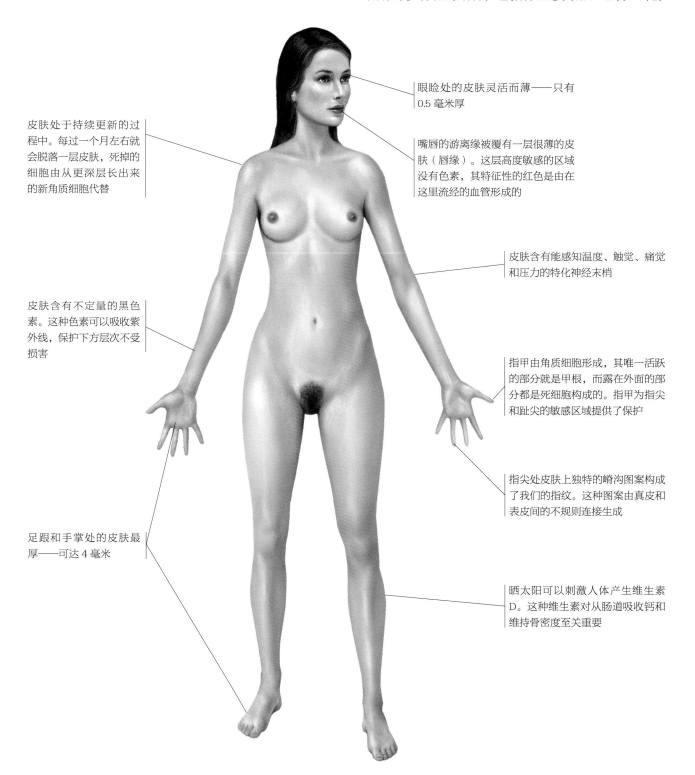

皮肤处于持续更新的过程中。每过一个月左右就会脱落一层皮肤，死掉的细胞由从更深层长出来的新角质细胞代替

皮肤含有不定量的黑色素。这种色素可以吸收紫外线，保护下方层次不受损害

足跟和手掌处的皮肤最厚——可达 4 毫米

眼睑处的皮肤灵活而薄——只有 0.5 毫米厚

嘴唇的游离缘被覆有一层很薄的皮肤（唇缘）。这层高度敏感的区域没有色素，其特征性的红色是由在这里流经的血管形成的

皮肤含有能感知温度、触觉、痛觉和压力的特化神经末梢

指甲由角质细胞形成，其唯一活跃的部分就是甲根，而露在外面的部分都是死细胞构成的。指甲为指尖和趾尖的敏感区域提供了保护

指尖处皮肤上独特的嵴沟图案构成了我们的指纹。这种图案由真皮和表皮间的不规则连接生成

晒太阳可以刺激人体产生维生素 D。这种维生素对从肠道吸收钙和维持骨密度至关重要

和皮脂腺。

　　皮肤的最外层为表皮，本身又可以再分为五层，每一层都起着特定的作用。最底层（基底层）负责产生黑色素，它在日晒后产生，使皮肤呈黝黑状，能吸收有害的紫外线。最外层（角质层）是皮肤感染防御最重要的一环，主要由死细胞构成，死细胞会不断脱落并由下层的细胞进行补充。这一过程的存在意味着皮肤是定期更新的。

　　皮肤的各个层次内存在的结构都为皮肤提供着某种支持。毛囊内长出的毛发可以为皮肤提供保护，同时也能在寒冷时在皮肤表面形成保暖层。皮脂腺常常伴随毛囊生长，这些腺体可以分泌皮脂，起到润滑和软化皮肤的作用。汗腺可以向皮肤表面分泌一种水样的液体。在皮肤表面开口的小汗腺广泛分布于全身各处。当体温过高时，汗腺会激活并释放汗液以冷却皮肤。

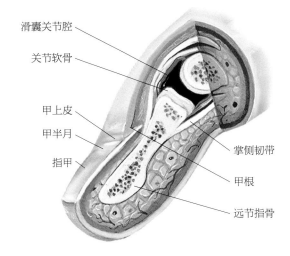

滑囊关节腔
关节软骨
甲上皮
甲半月
指甲
掌侧韧带
甲根
远节指骨

### 指甲

指甲的功能是保护敏感的指尖和趾尖，其绝大部分由死细胞构成，唯一活跃的部分为甲根，它藏在那道叫作甲上皮的皮褶下方。甲床位于指甲下方，其特征性的粉红色来自流经指尖的血管。

### 皮肤

位于皮肤表面（角质层）的细胞是扁平的。细胞多层的排列为皮肤提供了保护并防止了脱水的发生。

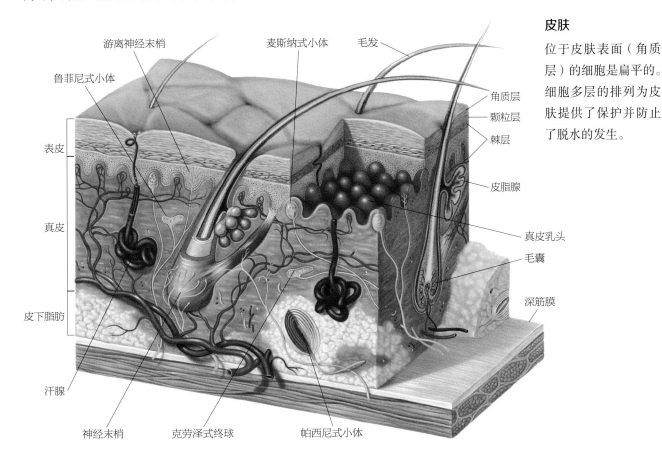

游离神经末梢
鲁菲尼式小体
麦斯纳式小体
毛发
角质层
颗粒层
棘层
皮脂腺
表皮
真皮
真皮乳头
毛囊
皮下脂肪
深筋膜
汗腺
神经末梢
克劳泽式终球
帕西尼式小体

# THE
# BODY
# REGIONS

身体的各个部位

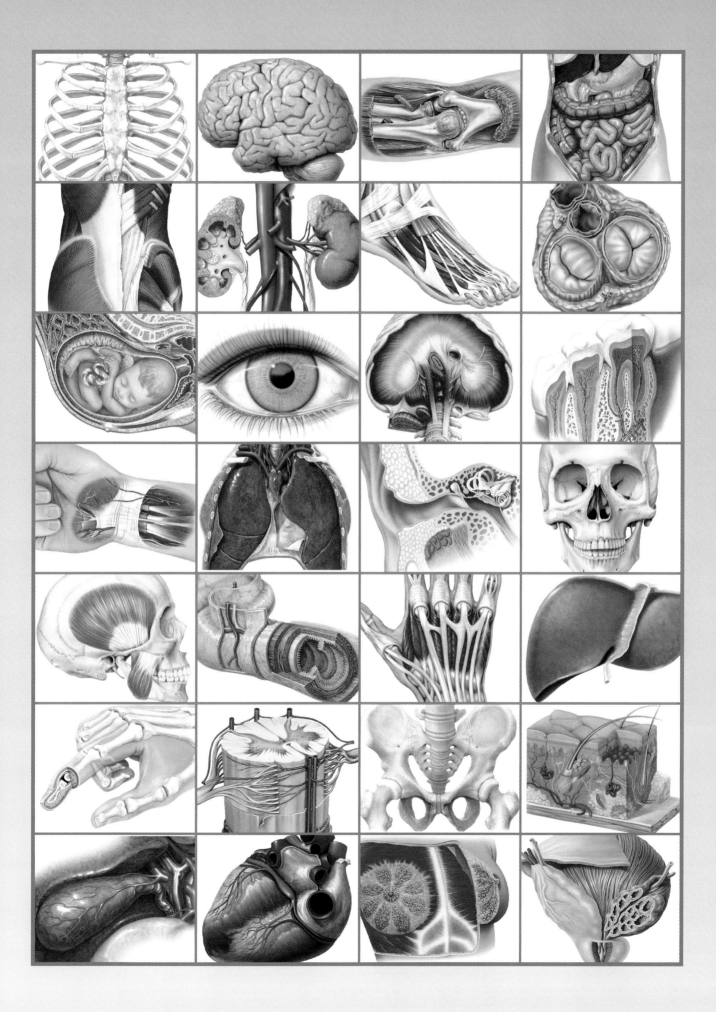

# 头部

　　人的颅骨保护着其内的脑组织。严格来讲，颅骨包括脑颅骨和面颅骨两部分，但狭义的颅骨概念通常指覆盖大脑的脑颅骨。

　　脑部颅神经支配鼻、眼、口、耳等特殊感觉器官，支配嗅觉、视觉、味觉、听觉和平衡觉。

　　另外，口是消化系统和呼吸系统中共同的重要器官，可以吸入空气，吞咽食物和液体。

　　颈椎与颈部肌肉共同支撑头部，使头部能在大范围内自由活动。

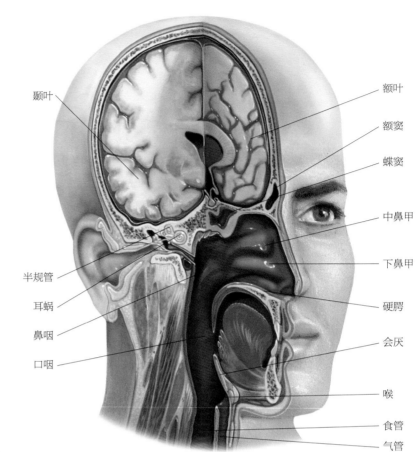

颞叶
半规管
耳蜗
鼻咽
口咽

额叶
额窦
蝶窦
中鼻甲
下鼻甲
硬腭
会厌
喉
食管
气管

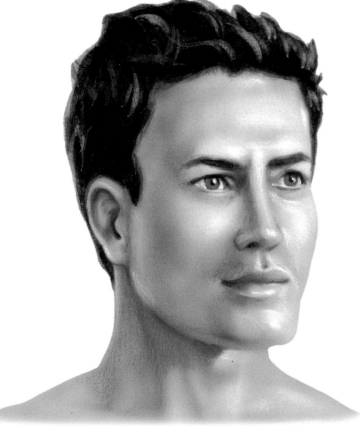

**头部**

头部包含脑和视觉、嗅觉、听觉、平衡觉、味觉的特殊感受器。颈部肌肉使头部能做屈伸和部分旋转运动。

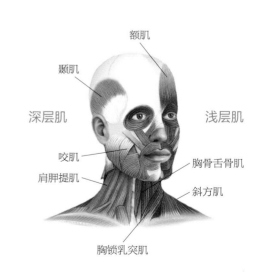

额肌
颞肌

深层肌                浅层肌

咬肌
肩胛提肌

胸骨舌骨肌
斜方肌

胸锁乳突肌

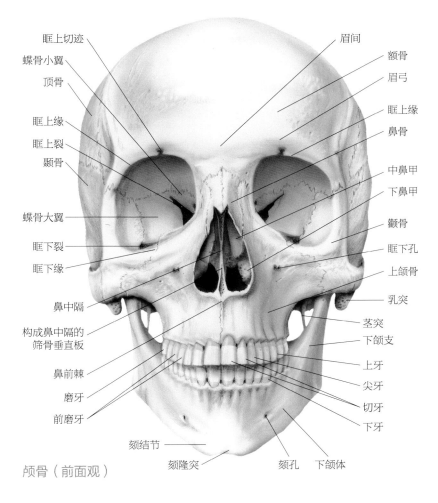

眶上切迹
蝶骨小翼
顶骨
眶上缘
眶上裂
颧骨
蝶骨大翼
眶下裂
眶下缘
鼻中隔
构成鼻中隔的
筛骨垂直板
鼻前棘
磨牙
前磨牙
颏结节
颏隆突

眉间
额骨
眉弓
眶上缘
鼻骨
中鼻甲
下鼻甲
颧骨
眶下孔
上颌骨
乳突
茎突
下颌支
上牙
尖牙
切牙
下牙
颏孔　下颌体

颅骨（前面观）

## 颅骨

　　颅骨构成头部的框架，是中轴骨的一部分。颅骨是全身最复杂的骨性结构，保护着脑、眼和内耳，形成上颌和下颌，并为面部、眼部、舌、咽部和颈部的肌肉提供附着点。

　　除下颌外，颅骨间通过骨缝相互连接。在这种特殊的关节处，骨头像拼图一样紧密拼在一起，并借纤维结缔组织固定。

　　容纳脑部的颅骨为脑颅骨，包括额骨、枕骨、一对顶骨和一对颞骨。这些骨骼（除顶骨外）共同构成了颅底。颞骨中的空腔系统组成了中耳和内耳的部分。脑膜的三层膜结构将颅骨和脑部隔离开来。

　　形成面部的前部颅骨包括额骨、颧骨、上颌骨和下颌骨。

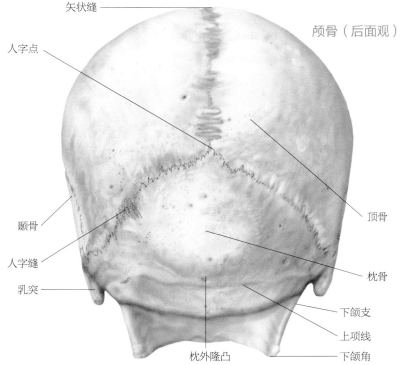

矢状缝
颅骨（后面观）
人字点
顶骨
颞骨
枕骨
人字缝
乳突
下颌支
上项线
枕外隆凸　　下颌角

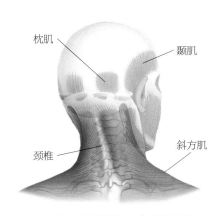

枕肌
颞肌
颈椎
斜方肌

头部和颈部肌肉（后面观）

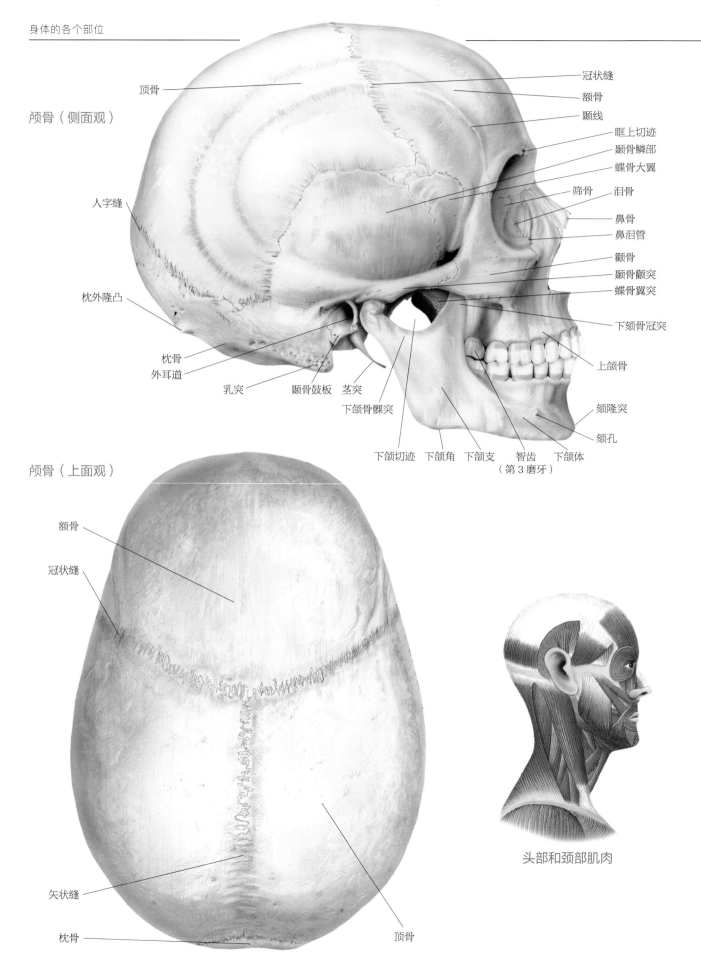

颅骨（侧面观）

顶骨

冠状缝
额骨
颞线
眶上切迹
颞骨鳞部
蝶骨大翼
筛骨　泪骨
鼻骨
鼻泪管
颧骨
颞骨颧突
蝶骨翼突
下颌骨冠突
上颌骨

人字缝

枕外隆凸

枕骨
外耳道
乳突
颞骨鼓板
茎突
下颌骨髁突
下颌切迹　下颌角　下颌支　智齿　下颌体
　　　　　　　　　　　　（第3磨牙）
颏隆突
颏孔

颅骨（上面观）

额骨

冠状缝

矢状缝

枕骨

顶骨

头部和颈部肌肉

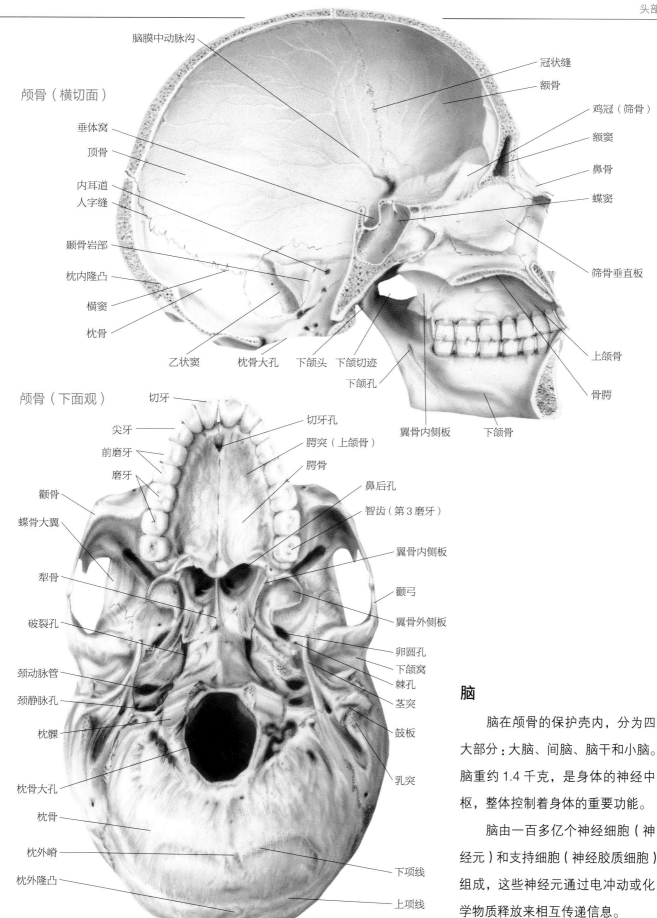

**颅骨（横切面）**

脑膜中动脉沟
冠状缝
额骨
鸡冠（筛骨）
额窦
鼻骨
蝶窦
垂体窝
顶骨
内耳道
人字缝
颞骨岩部
枕内隆凸
横窦
枕骨
乙状窦
枕骨大孔
下颌头
下颌切迹
下颌孔
筛骨垂直板
上颌骨
骨腭
翼骨内侧板
下颌骨

**颅骨（下面观）**

切牙
切牙孔
腭突（上颌骨）
腭骨
鼻后孔
智齿（第 3 磨牙）
翼骨内侧板
颧弓
翼骨外侧板
卵圆孔
下颌窝
棘孔
茎突
鼓板
乳突
尖牙
前磨牙
磨牙
颧骨
蝶骨大翼
犁骨
破裂孔
颈动脉管
颈静脉孔
枕髁
枕骨大孔
枕骨
枕外嵴
枕外隆凸
下项线
上项线

## 脑

　　脑在颅骨的保护壳内，分为四大部分：大脑、间脑、脑干和小脑。脑重约 1.4 千克，是身体的神经中枢，整体控制着身体的重要功能。

　　脑由一百多亿个神经细胞（神经元）和支持细胞（神经胶质细胞）组成，这些神经元通过电冲动或化学物质释放来相互传递信息。

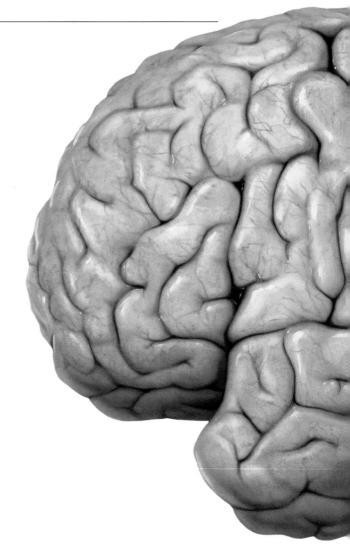

## 大脑

　　大脑的两个半球通过胼胝体相连，表面为大脑皮层灰质。大脑表面为折叠状，上面的隆起和凹陷分别称为脑回和脑沟，这种折叠结构使脑的表面积大大增加。大脑皮质占脑质量的40%，是神经信号处理的最高级中心。脑裂和脑沟可将皮质分为相对独立的功能区，称为脑叶。通过上面覆盖的不同部位骨骼名称，四个脑叶被分别命名为额叶、顶叶、枕叶和颞叶。每个脑叶含有许多行使特定功能的区域。

　　大脑皮层灰质之下为一团厚厚的白质，负责在皮质的不同部分之间或皮质与其他脑组织之间传递信息。白质内有独立的灰质区，称为基底神经节，在运动控制中起作用。

### 脑内侧动脉网

该图描绘了大脑半球的内侧面，
展示了大脑前动脉和大脑后动脉
的分支和分布。

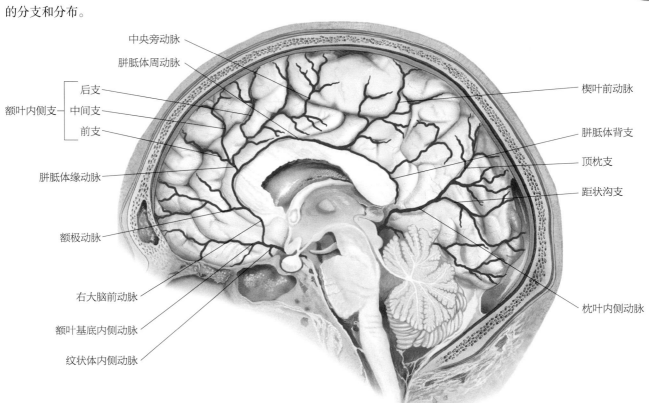

中央旁动脉
胼胝体周动脉
后支
中间支 ── 额叶内侧支
前支
胼胝体缘动脉
额极动脉
右大脑前动脉
额叶基底内侧动脉
纹状体内侧动脉

楔叶前动脉
胼胝体背支
顶枕支
距状沟支
枕叶内侧动脉

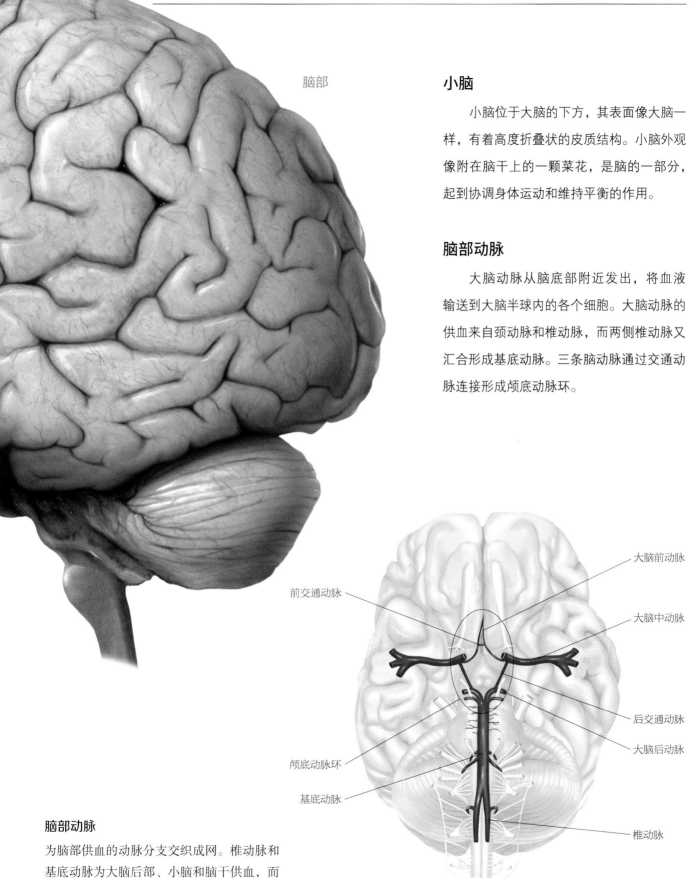

脑部

## 小脑

小脑位于大脑的下方，其表面像大脑一样，有着高度折叠状的皮质结构。小脑外观像附在脑干上的一颗菜花，是脑的一部分，起到协调身体运动和维持平衡的作用。

## 脑部动脉

大脑动脉从脑底部附近发出，将血液输送到大脑半球内的各个细胞。大脑动脉的供血来自颈动脉和椎动脉，而两侧椎动脉又汇合形成基底动脉。三条脑动脉通过交通动脉连接形成颅底动脉环。

前交通动脉

颅底动脉环

基底动脉

大脑前动脉

大脑中动脉

后交通动脉

大脑后动脉

椎动脉

脑底部动脉

## 脑部动脉

为脑部供血的动脉分支交织成网。椎动脉和基底动脉为大脑后部、小脑和脑干供血，而颈动脉为大脑的前部和中部供血。

## 间脑

间脑位于大脑半球下方，有丘脑和下丘脑两个主要结构。丘脑将感觉信息中继传递给大脑皮层并控制运动，下丘脑是大脑和自主神经系统信息交流的界面。间脑控制着包括饮食、性功能和体温在内的许多机体功能，在情绪表达方面也发挥作用。

## 脑干

脑干由中脑、脑桥和延髓组成。脑干是脊髓的延续，沿上行传导通路将来自脊髓的感觉信息传递到脑部，沿下行传导通路将来自皮质的运动信息传递给脊髓。脑干含有许多重要反射中枢控制身体机能，比如心跳和呼吸。中脑在控制眼功能方面十分重要，而延髓则参与调节睡眠－觉醒和感知疼痛。

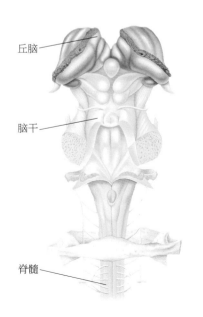

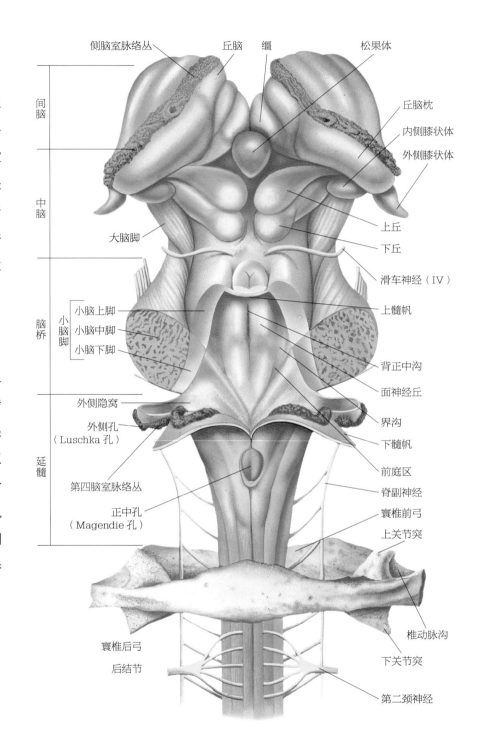

### 丘脑

丘脑是间脑的一部分，是运动和感觉信息的中转站。从脊髓发出的信息需通过丘脑再传递到大脑皮层和小脑。

### 脑干

脑干连接着脊髓和大脑皮层。脑干包括中脑、脑桥和延髓，其下方与脊髓相连。脑干在脊髓和大脑之间传递信息，其中的神经中枢调节包括呼吸、心跳和血压在内的重要生命体征。

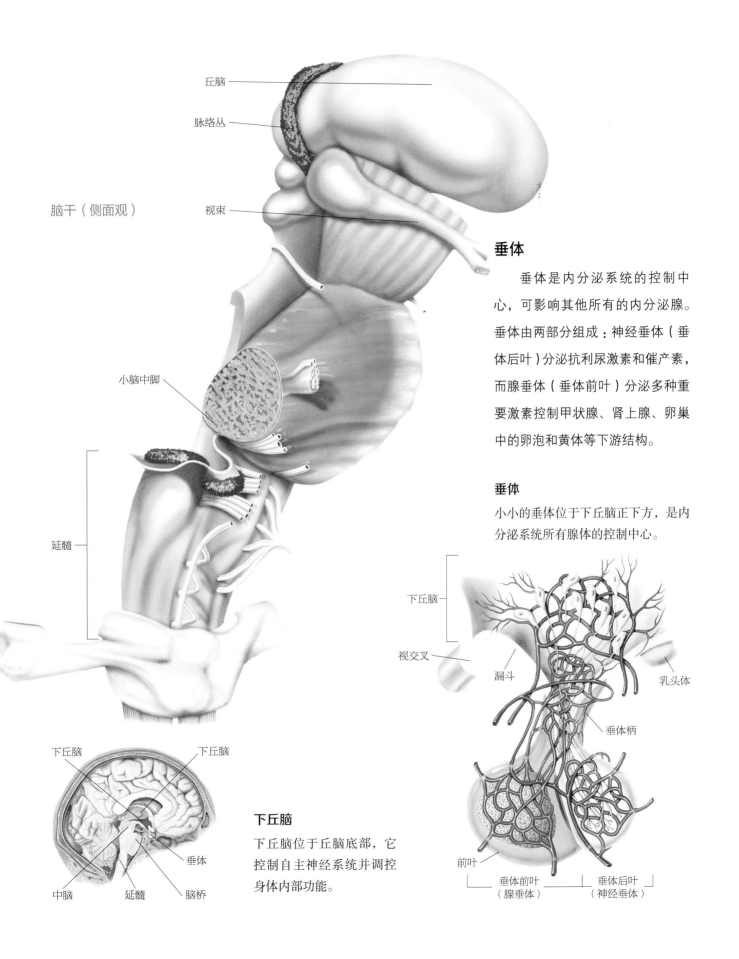

丘脑

脉络丛

脑干（侧面观）

视束

小脑中脚

延髓

## 垂体

　　垂体是内分泌系统的控制中心，可影响其他所有的内分泌腺。垂体由两部分组成：神经垂体（垂体后叶）分泌抗利尿激素和催产素，而腺垂体（垂体前叶）分泌多种重要激素控制甲状腺、肾上腺、卵巢中的卵泡和黄体等下游结构。

## 垂体

小小的垂体位于下丘脑正下方，是内分泌系统所有腺体的控制中心。

下丘脑

视交叉

漏斗

乳头体

垂体柄

前叶

垂体前叶
（腺垂体）

垂体后叶
（神经垂体）

下丘脑

下丘脑

垂体

中脑

延髓

脑桥

## 下丘脑

下丘脑位于丘脑底部，它控制自主神经系统并调控身体内部功能。

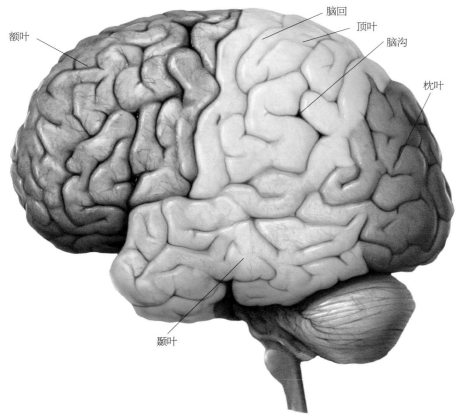

额叶 脑回 顶叶 脑沟 枕叶 颞叶

**脑叶**

大脑皮层的表面高度折叠形成隆起和凹陷。隆起的部分称为脑回，浅凹陷称为脑沟，深凹陷称为脑裂。皮层分为四个独立的功能区，称为脑叶。

**功能区**

大脑皮层的特定区域与特定的功能相关。例如，中央后回（感觉皮质）与皮肤、肌肉和关节的感觉有关。中央前回（运动皮质）与骨骼肌的随意运动有关。

**脑叶**

　　脑裂和脑沟将大脑皮层分为四个脑叶，分别为额叶、顶叶、枕叶和颞叶。每个脑叶中有处理运动和感觉信息的各种区域。

**脑的功能区**

　　大脑皮层的不同区域有其特定的功能。颞叶与听觉和记忆相关，而枕叶与视觉相关。

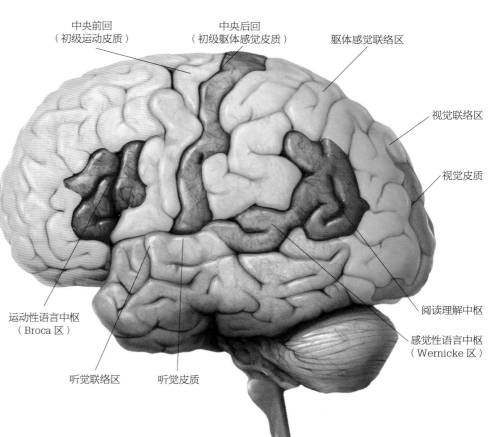

中央前回（初级运动皮质） 中央后回（初级躯体感觉皮质） 躯体感觉联络区 视觉联络区 视觉皮质 阅读理解中枢 感觉性语言中枢（Wernicke 区） 运动性语言中枢（Broca 区） 听觉联络区 听觉皮质

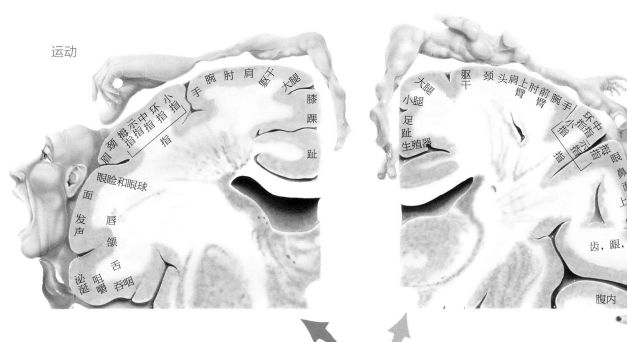

运动　　　　　　　　　　　　　　　　　　　　　　　　　　　体表感觉

## 大脑皮层的运动区和感觉区的定位

中央前回（左上图）的不同部位支配身体不同部位的运动，图中身体各部位的相对大小表示运动精细程度。类似地，中央后回（右上图）的不同部位接收身体不同部位的感觉，图中身体各部分的比例表示感觉敏锐程度。

## 大脑皮层的运动和感觉区

中央前回（运动皮质）与骨骼肌的随意运动有关。中央后回（感觉皮质）与皮肤、肌肉和关节的感觉有关。

## 大脑皮层

大脑皮层高度折叠，由神经细胞（神经元）组成。脑部的大多数信息都从大脑皮层发出，思考、决策、语言和听力等更复杂的脑功能也在此进行。

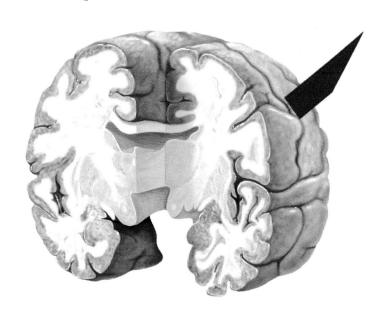

## 脑室

　　四个脑室是产生脑脊液的地方。脑室与脊髓中央管和脑周的蛛网膜下腔相通，溢出脑室的脑脊液会在流经这些结构后汇入静脉系统。脑脊液的生成是连续不断的，脑脊液每天可以更新数次。

## 边缘系统

　　边缘系统的重要结构为海马体、杏仁核、隔区和下丘脑等。这些相互联系的结构参与控制与人类生存、情绪表达和记忆形成有关的行为。每个组成部分在边缘系统的运作中各司其职。海马体和杏仁核均位于颞叶，海马体参与形成新记忆，而杏仁核则关乎情绪的表达。隔区位于脑的内侧，并被认为与情绪调节有关。下丘脑控制激素的生成，其对全身的影响形成了与情绪相关的身体反应，如焦虑时的血压升高、心跳加速和呼吸加快。

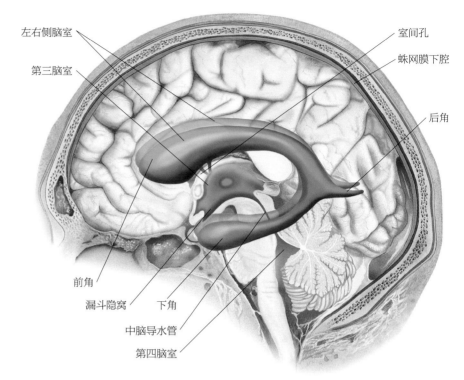

左右侧脑室　　室间孔
第三脑室　　蛛网膜下腔
后角
前角
漏斗隐窝　　下角
中脑导水管
第四脑室

### 脑室

脑室是产生脑脊液的腔室。脑部的四个脑室相互连接，并与脊髓和蛛网膜下腔相连。脑室生成的脑脊液流经脊髓中央管和蛛网膜下腔（蛛网膜和软脑膜之间的腔隙）。

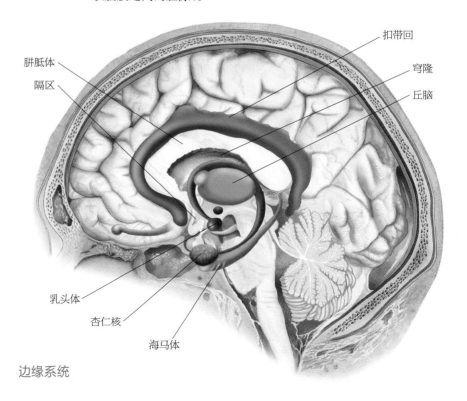

胼胝体　　扣带回
隔区　　穹隆
丘脑
乳头体
杏仁核
海马体

边缘系统

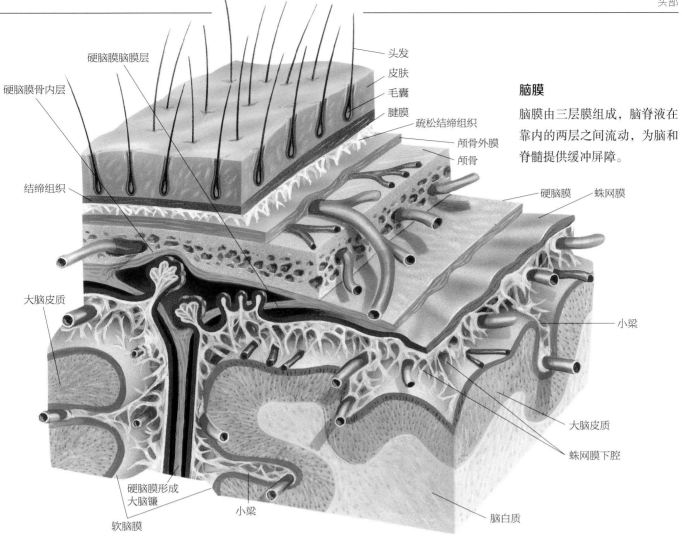

硬脑膜脑膜层
硬脑膜骨内层
结缔组织
大脑皮质
硬脑膜形成大脑镰
软脑膜
小梁

头发
皮肤
毛囊
腱膜
疏松结缔组织
颅骨外膜
颅骨

硬脑膜   蛛网膜
小梁
大脑皮质
蛛网膜下腔
脑白质

## 脑膜

脑膜由三层膜组成，脑脊液在靠内的两层之间流动，为脑和脊髓提供缓冲屏障。

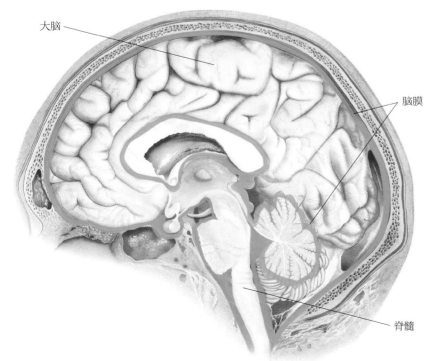

大脑
脑膜
脊髓

## 脑膜

脑膜包裹着大脑和脊髓，它是由硬脑膜、蛛网膜和软脑膜组成的三层保护膜，在内侧的蛛网膜和软脑膜两层之间循环流动着脑脊液。

## 脑膜的位置

图中浅蓝色的线条指示了脑膜在脑和脊髓周围的位置。

## 一般感觉

我们的身体会觉察到各种感觉，如触摸、疼痛、振动、温度和压力。称作感受器的神经末梢可发出冲动并沿感觉神经向脊髓传导。这些神经冲动通过特定通路沿脊髓上行，经过丘脑传递到大脑皮层。

一般感觉的感受器多存在于皮肤中，一些部位的机械力感受器更为集中，如指尖、嘴唇、手掌、脚趾、乳头、阴茎龟头和阴蒂。

温度感受器可感受温度，分为温感受器和冷感受器两种。它们分布于全身，主要集中于唇、口腔和肛门等区域。

本体感受器感知关节、肌腱和肌肉的状态，有助于协调肌肉运动。

疼痛受体即伤害感受器，广泛分布于全身组织中，皮肤和关节处尤为丰富。这些疼痛受体也可感知体内器官的疼痛。

## 特殊感觉

我们的特殊感觉为视觉、嗅觉、味觉、听觉和平衡觉。眼、鼻、口腔和耳为特殊感觉器官，其神经末梢是有相应特定功能的感受器。光感受器捕获视觉信息，机械力感受器感知触觉、听觉和平衡觉，化学感受器感受嗅觉和味觉。这些感受器会将自己感受到的信息经颅神经传到大脑进行分析。

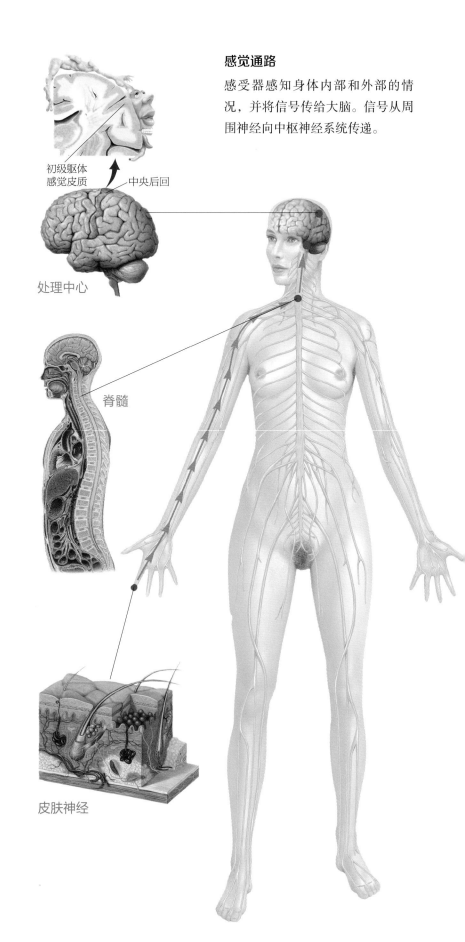

初级躯体
感觉皮质　　　中央后回

处理中心

脊髓

皮肤神经

**感觉通路**

感受器感知身体内部和外部的情况，并将信号传给大脑。信号从周围神经向中枢神经系统传递。

## 视觉

视杆和视锥细胞是视网膜中的光敏感受器，它们能检测到光照并将其转换为电信号。这种电信号经视网膜神经节细胞沿视神经传播，并最终将信息传递给大脑枕叶皮质进行分析。

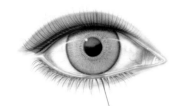

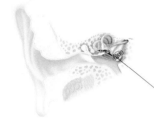

## 平衡觉

平衡觉信息沿前庭蜗神经传播，前庭系统包括半规管、椭圆囊和球囊。

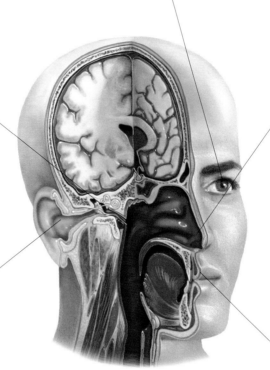

## 嗅觉

鼻腔中有着可感知几千种气味的化学感受器。这种化学感受器通过嗅神经将信号传入脑部嗅区，形成嗅觉。

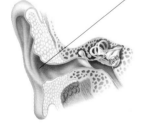

## 听觉

耳蜗压力感受器将声波转换为神经冲动。这些神经冲动通过前庭蜗神经传入脑部，提供声音信息。

## 特殊感觉

特殊感觉有视觉、嗅觉、味觉、听觉和平衡觉。从特殊感觉器官发出的神经冲动经颅神经传到大脑。

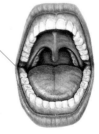

## 味觉

味蕾（化学感受器）分布在舌、腭和咽喉部。咸、甜、酸、苦、鲜味等信息通过颅神经传入脑部，形成味觉。味觉可被嗅觉增强。

## 面部

面颅骨是外貌形成的基础，其外表覆盖的皮肤和肌肉则进一步丰富了细节，使我们能分辨彼此的不同容貌。面部表情由面部肌肉和神经产生，可以让我们表达思想和感受。特殊感官（眼、耳、鼻和舌）均为面部结构的一部分。

面部由 15 块面颅骨、肌肉、皮肤、眼睛、鼻子、颌部、脸颊和下巴组成，还包括与以上结构有关的神经和血管。眼周和口周的环形肌就是面部肌肉的一部分。口腔和脸颊的肌肉对讲话十分重要，而颌部肌肉控制下颌移动、辅助进食和说话功能。

## 颅神经

12 对颅神经主要发自脑干，支配头颈部的肌肉和感觉器官（包括皮肤、黏膜、眼和耳），颅神经也会发出神经分支支配胸腔器官（气管、支气管、肺和心脏）。

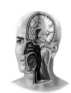

### 嗅神经（Ⅰ）

第一对颅神经与嗅觉相关。神经纤维发自鼻黏膜，将信息传给大脑。

### 视神经（Ⅱ）

视网膜的视觉冲动沿视神经（第二对颅神经）发送给大脑。

### 动眼神经（Ⅲ）、滑车神经（Ⅳ）、外展神经（Ⅵ）

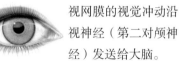

这些颅神经控制眼球和眼睑的肌肉，可使眼部聚焦。

### 三叉神经（Ⅴ）

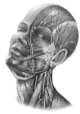

三叉神经（第五对颅神经）分为三部分：眼支、上颌支和下颌支。它们向前额和颊部皮肤发出感觉纤维，会合支配咀嚼肌的运动纤维。

颅神经

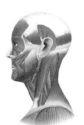

### 面神经（Ⅶ）

面神经是第七对颅神经。其运动纤维支配面部表情。它也负责舌前部的味觉感知。

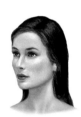

### 前庭蜗神经（Ⅷ）

位于面神经后方的第八对颅神经传导平衡觉的神经冲动。

### 舌咽神经（Ⅸ）和舌下神经（Ⅻ）

支配颈动脉窦的第九对颅神经与心脏的反射调节有关，同时也支配舌后部和软腭。第十二对颅神经控制舌的运动。

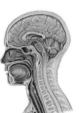

### 迷走神经（Ⅹ）

第十对颅神经与咳嗽、打喷嚏、吞咽、说话、胃腺体分泌和饥饿感有关。

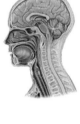

### 脊副神经（Ⅺ）

第十一对颅神经主要与肩上部、头部、颈部、咽部和喉部的肌肉运动有关。

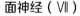
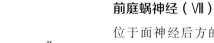
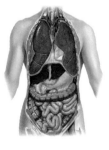

## 面部

面部可表达许多复杂的思想
和情感，因此需要错综复杂
的肌肉和神经系统。特殊感
觉器官（眼、鼻、耳和舌）
均为面部结构的一部分，与
面部紧密合作。

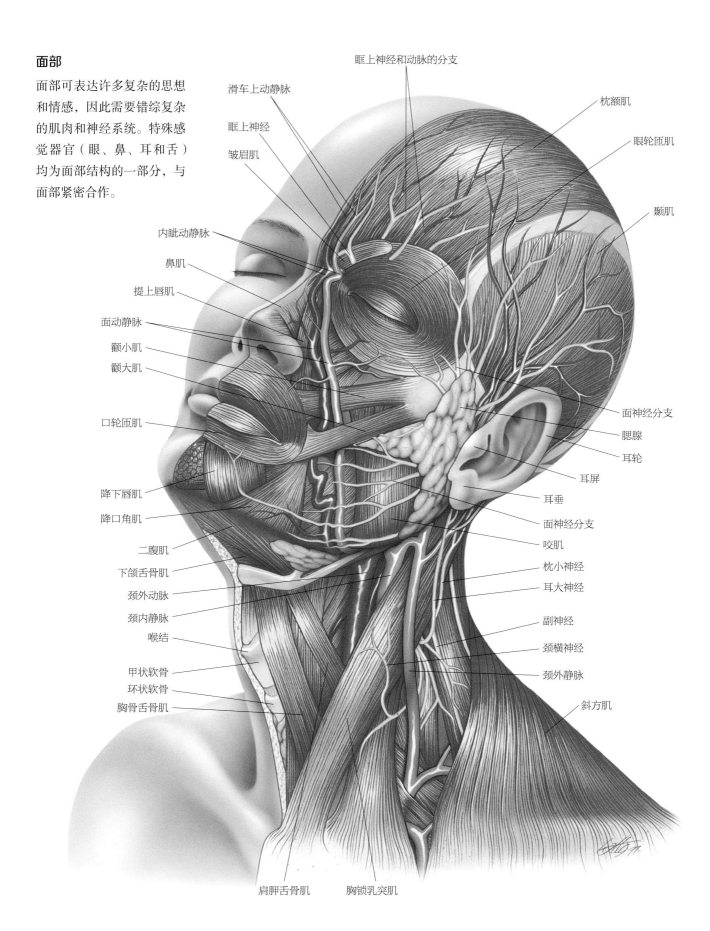

眶上神经和动脉的分支

滑车上动静脉

眶上神经

皱眉肌

内眦动静脉

鼻肌

提上唇肌

面动静脉

颧小肌

颧大肌

口轮匝肌

降下唇肌

降口角肌

二腹肌

下颌舌骨肌

颈外动脉

颈内静脉

喉结

甲状软骨

环状软骨

胸骨舌骨肌

枕额肌

眼轮匝肌

颞肌

面神经分支

腮腺

耳轮

耳屏

耳垂

面神经分支

咬肌

枕小神经

耳大神经

副神经

颈横神经

颈外静脉

斜方肌

肩胛舌骨肌

胸锁乳突肌

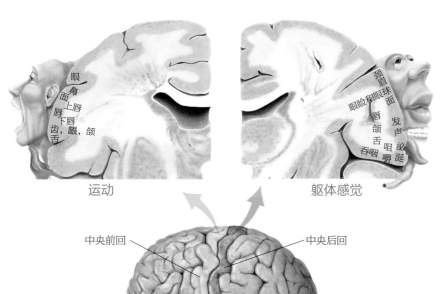

眼
眉
鼻
面
上唇
唇　下唇
齿，龈，颌
舌

运动

颈眉
眼睑和眼球
面
唇
颌
舌
吞咽
发声
泌涎
咀嚼

躯体感觉

中央前回　　　　　　　　中央后回

## 面神经

　　面部两侧的面神经控制面部肌肉，支配口腔唾液腺和眼部泪腺，并传导舌前三分之二的味觉。面神经发自脑干，分布于两侧耳前，在面部两侧分别发出分支。

皮质感觉运动区

## 面部运动

微笑等面部运动由中央前回处理，而面部皮肤感觉则由中央后回处理。上图中脸各部分的大小对应着按脑回计的控制该面部区域运动或感觉的大脑皮层面积。

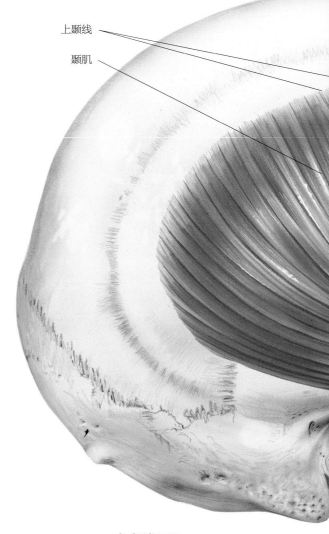

上颞线

颞肌

## 面神经

面神经在耳前分成多束，分别控制面部肌肉、支配唾液腺或传递舌前部的味觉。

## 颌部浅层肌

咬肌用于撕咬和咀嚼（合称咀嚼运动）。

## 颌部

颞下颌关节将下颌骨和上颌骨连接形成颌部，下颌骨可活动，而上颌骨则形成上方固定的部分。上颌骨构成上颌，分为含上齿窝的牙槽部、腭部（口腔顶部的硬腭）和中空的体部三个部分。下颌骨有较厚的体部、牙槽部（含下齿窝）和下颌支。下颌支顶部有一个小而圆的下颌头，可与颅底的关节窝（下颌窝）相吻合。

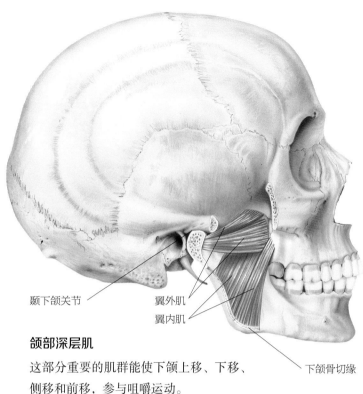

颞下颌关节　　翼外肌

翼内肌

下颌骨切缘

### 颌部深层肌

这部分重要的肌群能使下颌上移、下移、侧移和前移，参与咀嚼运动。

以上形成了连接上颌骨与下颌骨的颞下颌关节，强有力的韧带支撑该关节囊，能完成滑动和铰接动作。

咀嚼肌包括翼内肌、翼外肌、咬肌和颞肌，可完成下颌上移及颌部闭合等关节活动。下颌骨和上颌骨均有牙槽，成人的上下颌齿窝均可容纳 16 颗牙齿。

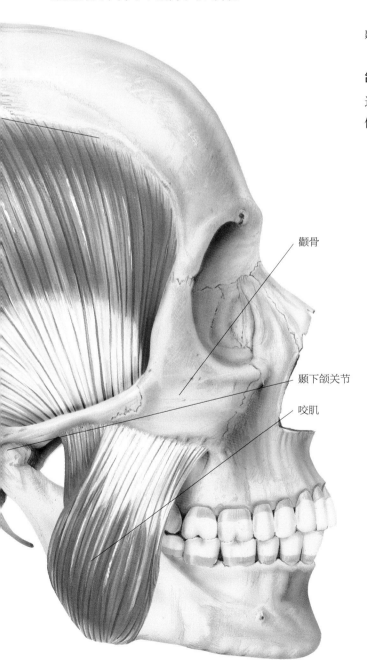

颧骨

颞下颌关节

咬肌

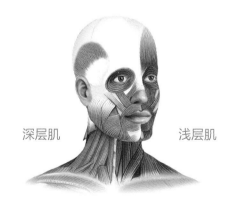

深层肌　　　　　　浅层肌

### 面部肌肉

受神经控制的面肌可做出表情来传达思想和感受。此外，口周和颊部的肌群在说话和进食时很重要，眼部周围肌群可完成睁眼、闭眼和眨眼动作。

# 眼

眼睛是一个引人注目的器官，是我们的"世界之窗"。作为视觉器官，眼睛利用它复杂的结构将接收到的图像信号处理后传给大脑以进一步分析。眼有三层结构：外层的巩膜和角膜，中间层的葡萄膜和晶状体，以及内层的视网膜。

巩膜即为"眼白"，由坚韧的纤维组织组成，它构成了眼睛的球形轮廓。巩膜为眼睛的最外层，为眼球运动提供肌肉附着点。巩膜前部为透明的角膜，后部为视神经的出口。角膜和晶状体一起折射物体的反射光，使其在视网膜上成像。

中层的葡萄膜包括三部分：脉络膜、睫状体和虹膜。葡萄膜后部为脉络膜，它富含血管和神经，供给角膜、睫状体和虹膜。睫状体前接虹膜，后连脉络膜。睫状体发出的细线状纤维称为睫状小带，它们形成了固定晶状体的支持性网状结构。虹膜的中心是瞳孔，虹膜周围的肌肉可调节瞳孔的大小，即根据光的强弱

## 你知道吗？

眼睑的皮肤柔软而富有弹性，使得它可进行眨眼运动来润滑眼球。一次眨眼的平均时间为50~100毫秒。

眼

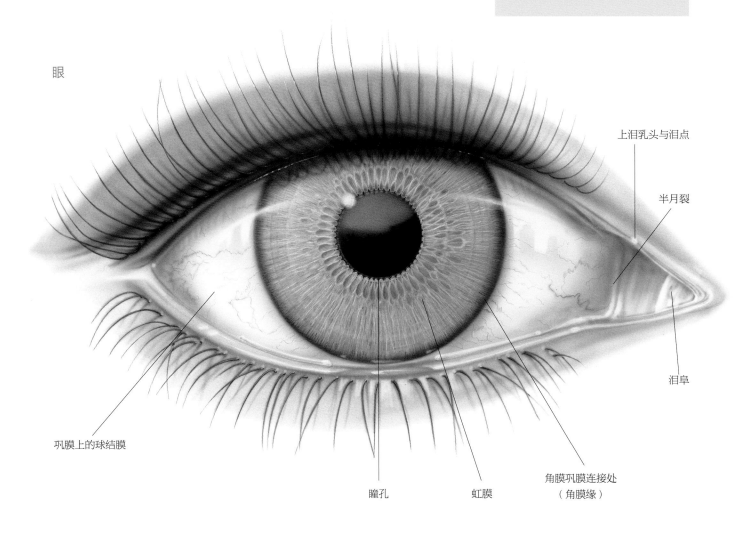

上泪乳头与泪点

半月裂

泪阜

巩膜上的球结膜

瞳孔　　虹膜　　角膜巩膜连接处
（角膜缘）

头部　77

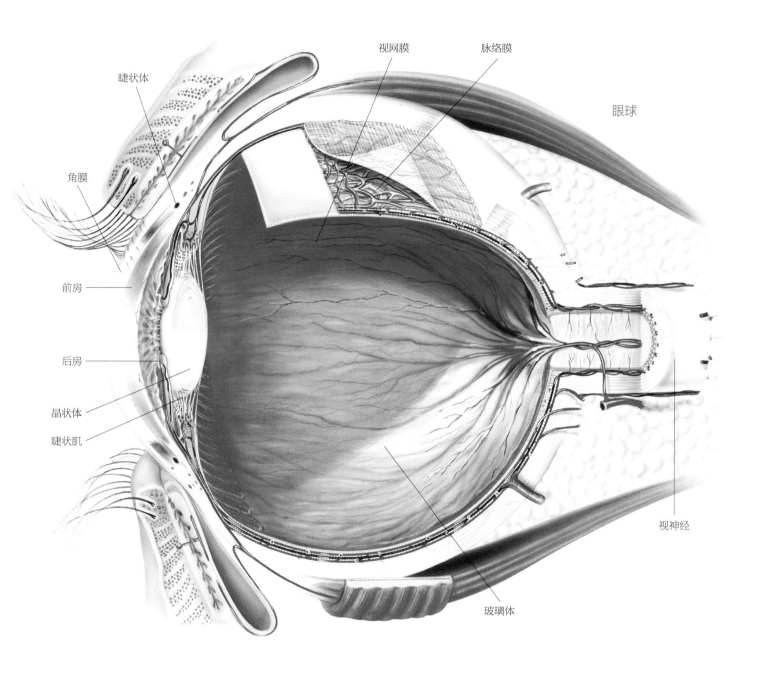

睫状体

角膜

前房

后房

晶状体

睫状肌

视网膜

脉络膜

眼球

视神经

玻璃体

来放大或缩小瞳孔。这一调节功能与睫状肌的运动均受到自主神经系统的控制。晶状体和睫状小带前面的空间可被瞳孔进一步分为前房和后房。睫状体可分泌房水滋养晶状体和角膜，房水先进入后房，然后再通过瞳孔进入前房。晶状体后方为玻璃体，是充满凝胶的空腔，有助于保持眼球的形状。

眼的内层为视网膜，由感光细胞（光感受器）组成，称为视杆细胞和视锥细胞。视网膜上共有1亿多个视杆细胞和数百万个视锥细胞。光线通过角膜、瞳孔、晶状体和玻璃体后到达视网膜成像，转换出的图像信号再通过视神经传递出去。两只眼睛的视神经在视交叉处会聚后再与脑部相连。

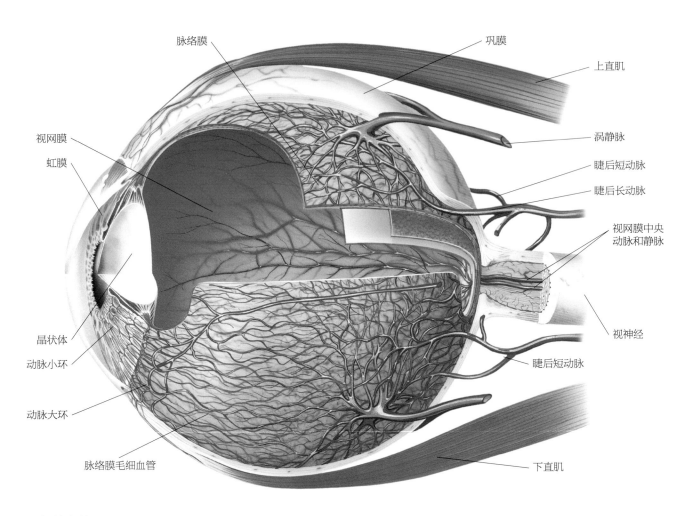

脉络膜
巩膜
上直肌
涡静脉
视网膜
虹膜
睫后短动脉
睫后长动脉
视网膜中央动脉和静脉
视神经
晶状体
动脉小环
睫后短动脉
动脉大环
脉络膜毛细血管
下直肌

## 眼部的血管

眼部有复杂的动脉、静脉和毛细血管供血系统。视网膜中央动脉和静脉穿过视神经，其分支遍布视网膜表面。睫动脉也为眼部供血。

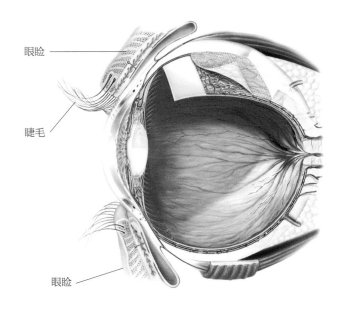

眼睑
睫毛
眼睑

## 眼部的血管

视网膜中央动脉和静脉穿过视神经，有四个主要分支，并进一步分支为毛细血管网。

## 睫毛和眼睑

睫毛和眼睑可保护眼部免受强光和灰尘的伤害。眼睑是闭合后可覆盖眼睛表面的皮褶，其下表面由与其延续的结膜（覆盖眼球表面的黏膜）覆盖，其边缘有可润滑眼睑的泌脂腺（睑板腺）。睫毛从眼睑向外延伸，进一步保护了这一脆弱的视觉器官。

## 眼球的运动

眼球的运动由三对眼肌完成。精细的运动可让眼睛向上、向下、向左和向右看，形成广阔的视野。

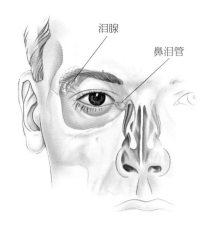

泪腺

鼻泪管

## 泪腺

泪腺分泌泪液使眼睛保持湿润，同时也有润滑和抗感染的作用。眨眼时，泪液从眼睛表面流向眼部内下角的出口，即鼻泪管。

## 眼球的运动

眼球位于颅骨内一个量身定制的空腔中，即眼眶。眼眶内支撑眼球的六块肌肉分为三对，负责控制眼球的定向运动。眼球运动的精细协调和校准需要六块眼肌共同完成，运动可在向上、向下、向左和向右各个方向上发生。这种大范围的运动使我们能拥有广阔的视野。

## 泪器

眼眶为颅骨前部容纳眼球的空腔，泪腺则位于眼眶的外上角。泪腺分泌泪液，润滑眼睛并形成保护膜。眨眼动作能将泪液经鼻泪管引向鼻腔。

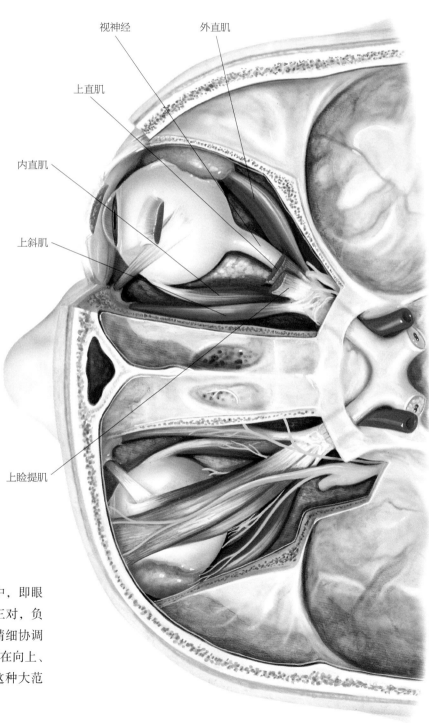

视神经

外直肌

上直肌

内直肌

上斜肌

上睑提肌

### 我们如何看

受到光刺激后，视杆细胞和视锥细胞将其转换为电信号，再由
视网膜神经节细胞沿视神经传递入脑。

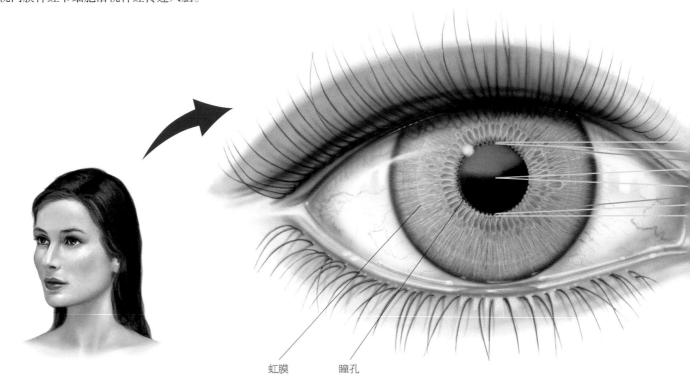

虹膜        瞳孔

## 视觉

　　左眼和右眼的视野略有不同，它们重叠并融合后
可聚焦在某物体上，这种细微的不同使我们能够辨别
距离和三维结构。这就是双眼视觉。

　　当我们观察一个物体时，被物体反射的光线就会
进入眼中。虹膜是角膜后方的有色部分，可控制入眼
的光量。光线在透过角膜时会初步汇聚，随后通过瞳
孔进入晶状体。眼肌的运动可改变晶状体的形状，使
其聚焦于远处或近处的物体上。穿出晶状体的光线通
过玻璃体后到达视网膜成像。从进入眼睛直到到达视
网膜的过程中，光线发生折射而汇聚，因此视网膜后
部接收到的图像相对于实物是倒立的。视网膜中的光

敏感受器为视杆细胞和视锥细胞，它接收光并将其转
换为电信号，这些电信号由视网膜神经节细胞沿视神
经传递。视神经（第二对颅神经）将神经冲动传到丘
脑，丘脑外侧膝状体对视觉信息进行部分处理后，再
将其传送到大脑枕叶的视觉皮层进行分析。

　　经由视神经和丘脑，从眼部传来的神经冲动最终
由视觉皮质进行分析和解释，在此左眼和右眼的图像
合二为一，从而识别出看到的物体。视觉联络皮质可
处理颜色和运动等更复杂的视觉信息。视网膜上接收
到的图像是颠倒的，但大脑会将其自动纠正。

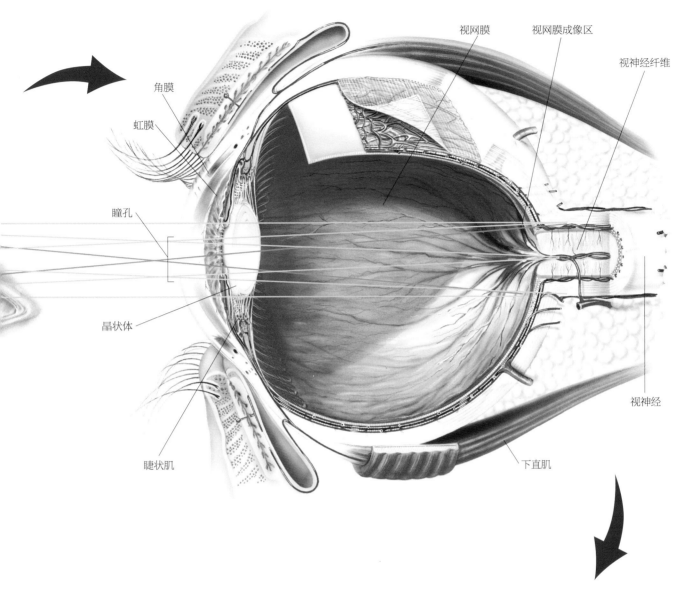

角膜

虹膜

瞳孔

晶状体

睫状肌

视网膜

视网膜成像区

视神经纤维

视神经

下直肌

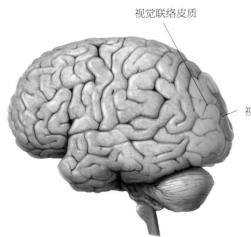

视觉联络皮质

视觉皮质

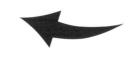

眼部接收的信息由视神经（Ⅱ）传递，然后由视觉皮质和视觉联络皮质进行处理。

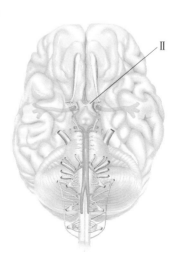

Ⅱ

# 耳

耳中的特殊感受器负责听觉和平衡觉。耳位于颞骨的空腔中，由外耳、中耳和内耳组成。

入耳的声波先后转化为机械振动和神经冲动，神经冲动继而传到大脑进行分析。耳朵也能感知身体相对于重力线的位置，向脑部发送信息使身体姿势保持平衡。

## 耳的结构和功能

耳朵位于颞骨的空腔中。外耳由耳郭和外耳道组成，内有分泌蜡样物质（耵聍）的腺体，这些物质可以捕捉灰尘和污垢。外耳道将外耳与鼓膜相连。

中耳的三块听小骨为锤骨、砧骨、镫骨。听小骨相连形成的听小骨链横穿鼓室将骨膜和耳蜗卵圆窗连接起来。咽鼓管连接着中耳和咽喉。

内耳（迷路）包括耳蜗这一主要听觉器官和椭圆囊、球囊、半规管这些平衡和加速度感受器。听小骨的振动传到耳蜗可引起耳蜗液体的波动，这些振动可触发螺旋器上的受体，其发出的神经冲动会沿前庭蜗神经（第八对颅神经）传至大脑颞叶的听觉皮质。

听小骨和半规管

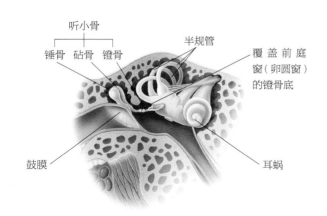

听小骨
锤骨  砧骨  镫骨
半规管
覆盖前庭窗（卵圆窗）的镫骨底
鼓膜
耳蜗

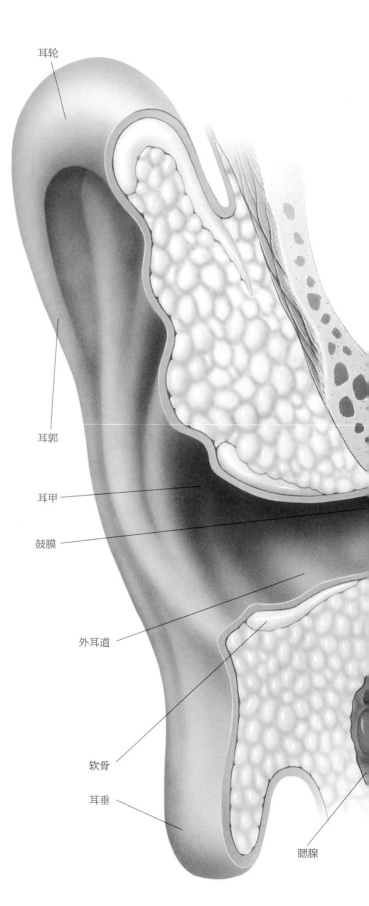

耳轮

耳郭

耳甲

鼓膜

外耳道

软骨

耳垂

腮腺

## 鼓膜

鼓膜是位于外耳和中耳交界处的一层薄膜。声波在鼓膜上反射时会引起它的振动，振动的鼓膜随后会在中耳内激发声波。

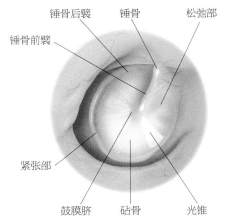

锤骨后襞　锤骨　松弛部
锤骨前襞
紧张部
鼓膜脐　砧骨　光锥

**耳部老化过程**

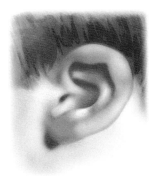

童年

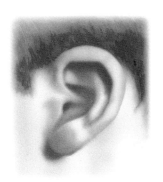

青少年

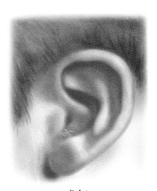

成年

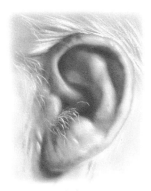

老年

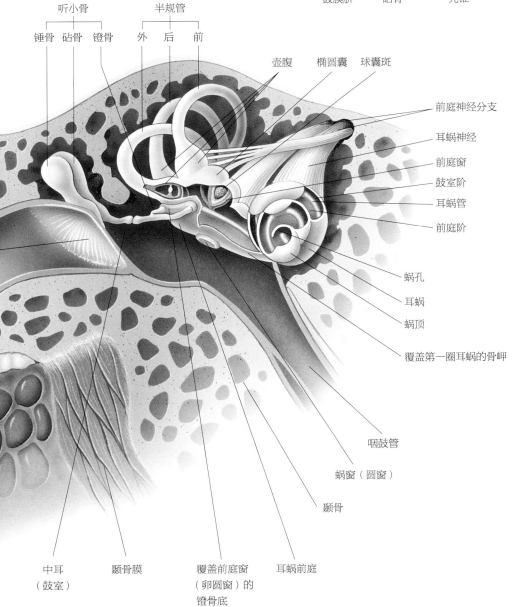

听小骨　半规管
锤骨　砧骨　镫骨　外　后　前
壶腹　椭圆囊　球囊斑
前庭神经分支
耳蜗神经
前庭窗
鼓室阶
耳蜗管
前庭阶
蜗孔
耳蜗
蜗顶
覆盖第一圈耳蜗的骨岬
咽鼓管
蜗窗（圆窗）
颞骨
中耳（鼓室）　颞骨膜　覆盖前庭窗（卵圆窗）的镫骨底　耳蜗前庭

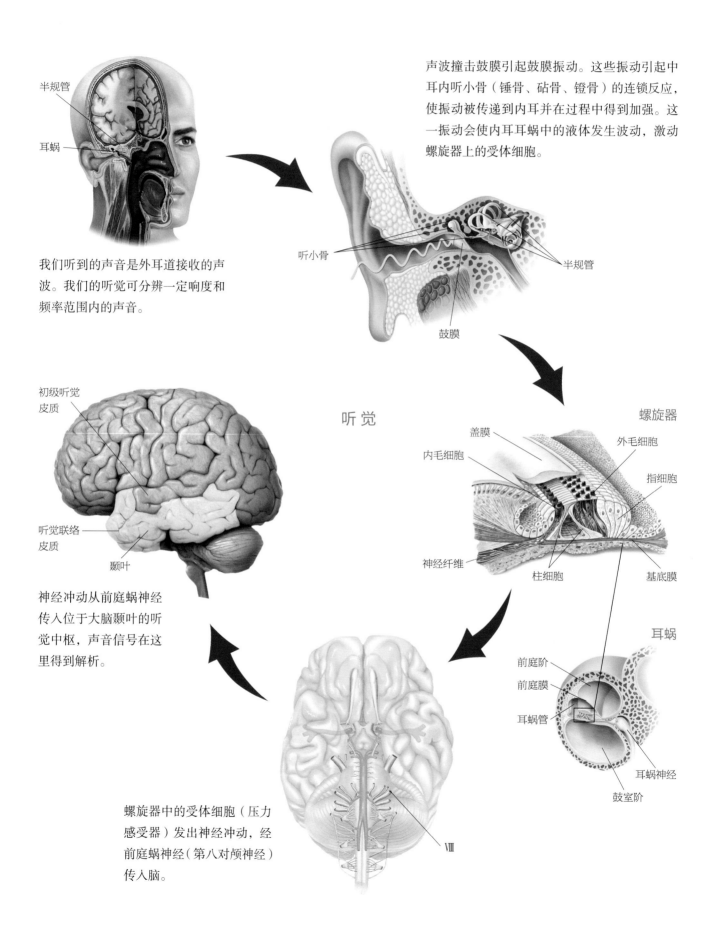

半规管

耳蜗

我们听到的声音是外耳道接收的声波。我们的听觉可分辨一定响度和频率范围内的声音。

声波撞击鼓膜引起鼓膜振动。这些振动引起中耳内听小骨（锤骨、砧骨、镫骨）的连锁反应，使振动被传递到内耳并在过程中得到加强。这一振动会使内耳耳蜗中的液体发生波动，激动螺旋器上的受体细胞。

听小骨

半规管

鼓膜

听 觉

初级听觉皮质

听觉联络皮质

颞叶

神经冲动从前庭蜗神经传入位于大脑颞叶的听觉中枢，声音信号在这里得到解析。

螺旋器

盖膜

内毛细胞

神经纤维

柱细胞

外毛细胞

指细胞

基底膜

耳蜗

前庭阶

前庭膜

耳蜗管

耳蜗神经

鼓室阶

螺旋器中的受体细胞（压力感受器）发出神经冲动，经前庭蜗神经（第八对颅神经）传入脑。

Ⅷ

耳内平衡结构

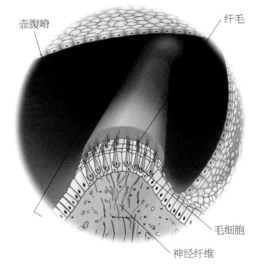

半规管

壶腹

球囊斑

壶腹

壶腹嵴

纤毛

毛细胞

神经纤维

## 平衡觉

内耳的特殊感受器为半规管和耳石器官（椭圆囊和球囊），内有对身体的空间位置敏感的小纤毛。体位的变化可兴奋这些纤毛，使其通过前庭神经向脑部发出神经信号。脑部利用这些信息来使身体保持平衡。

## 听觉

### 我们是怎样听到声音的

声波进入外耳道并撞击鼓膜。鼓膜的振动会传递给听小骨。听小骨将振动传到卵圆窗（覆盖耳蜗入口的膜）。

振动传入耳蜗后，耳蜗中液体的流动可激活螺旋器中纤毛样的受体细胞（压力感受器）。这些细胞发出神经冲动，沿前庭蜗神经传到大脑颞叶的听觉中枢进行分析。

### 平衡觉

耳中的半规管和耳石器官记录着躯体运动。耳石器官是含有胶状液体的中空囊袋，其内表面是覆盖碳酸钙晶体的细小毛细胞，这些晶体就是耳石。头部移动时，耳石位置改变，被激活的毛细胞将冲动传到大脑，从而触发机体反射机制来保持身体平衡。

半规管中的毛状神经细胞也可被流动的液体激动，并向大脑发出冲动。半规管和耳石器官通过前庭蜗神经将冲动传到大脑。在眼睛传送身体位置的视觉信号的同时，半规管和耳石器官以及控制运动和协调的神经和肌肉保持着身体平衡。

球囊斑

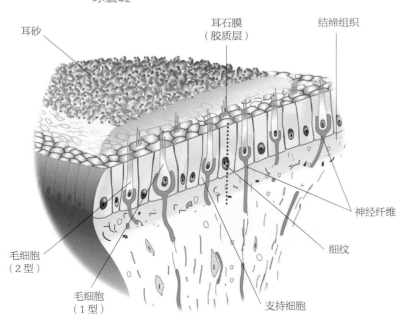

耳砂

耳石膜（胶质层）

结缔组织

毛细胞（2型）

毛细胞（1型）

支持细胞

细纹

神经纤维

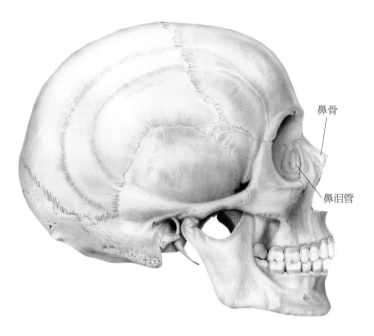

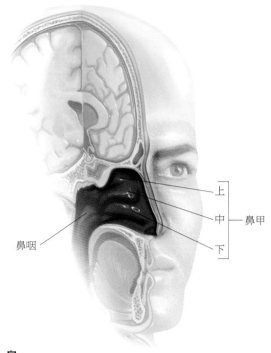

## 鼻

　　鼻由骨和软骨共同组成。鼻骨和上颌骨构成外部的骨性结构，而鼻孔则由软骨形成。由骨和软骨构成的鼻中隔将两个鼻孔分开。鼻腔周围的骨是犁骨的全部和额骨、筛骨、上颌骨和蝶骨各自的一部分。鼻腔的底部为腭的顶部。鼻腔经咽部通向气管。

　　吸入的空气在鼻内加热和加湿，同时外来的异物可以被鼻毛捕获。鼻腔中有三个叫作鼻甲的弯曲板状结构，这种结构的存在增加了用于加热和加湿空气的黏膜面积。鼻腔衬有黏膜（呼吸黏膜），在鼻腔的上部则变为嗅黏膜。呼吸黏膜上有微绒毛，可捕捉外来颗粒并将其送入鼻咽。嗅黏膜含有辨别气味的特殊神经细胞，即化学感受器。

　　泪腺分泌的泪液可保持眼部湿润，这些泪液通过鼻泪管引流到鼻腔后会被咽下或流出体外。

## 副鼻窦

　　副鼻窦是四对与鼻子相连的空腔，即额窦、筛窦、上颌窦和蝶窦。副鼻窦有减震的作用，可减轻骨骼的重量，并增加声音的共鸣。

## 鼻

鼻是呼吸系统的一部分，是空气进入机体的主要途径。经过鼻腔时，空气被过滤、加热和加湿，为进入肺内做准备。

## 副鼻窦

鼻部周围的骨性空腔是与鼻腔相连的含气空腔。四对副鼻窦内衬有黏膜。

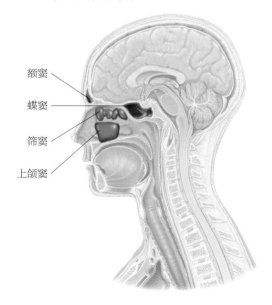

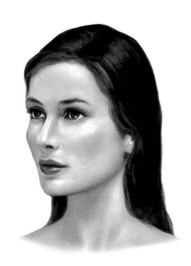

鼻是呼吸系统的一部分，也是嗅觉的特殊感受器。

气味分子由鼻孔进入鼻腔。鼻腔内的嗅黏膜含有数百万个神经细胞（化学感受器）。气味分子可被神经细胞吸收并激发神经冲动，这种神经冲动被传导到额叶下的嗅球。

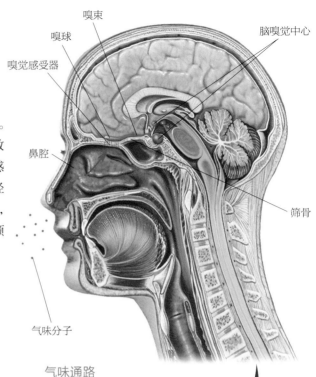

嗅束
嗅球
脑嗅觉中心
嗅觉感受器
鼻腔
筛骨
气味分子

气味通路

## 嗅觉

嗅觉与味觉密切相关，是人体的一种特殊感觉，可识别各种各样的气味。嗅神经传递的部分信息可散布到大脑的边缘系统，而边缘系统管理记忆和情感功能，因此嗅觉可以唤起对故地的情感和记忆。

嗅神经（Ⅰ）

嗅球的神经冲动经嗅神经（第一对颅神经）处理后，传至嗅觉皮质、边缘系统和下丘脑进行识别。

嗅神经

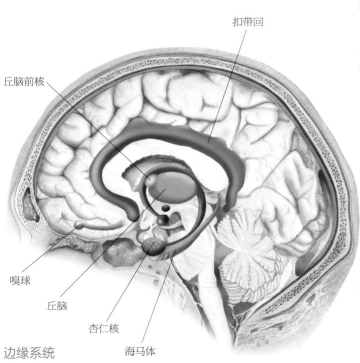

扣带回
丘脑前核
嗅球
丘脑
杏仁核
海马体

边缘系统

边缘系统在大脑的记忆和情感功能中起重要作用。嗅球与边缘系统联系紧密，尤其是海马体和杏仁核，这就是气味常让我们想起故地和旧情的原因。有些气味刺激边缘系统后可以进一步激活下丘脑和垂体，从而触发与食欲和情绪反应相关的激素释放。

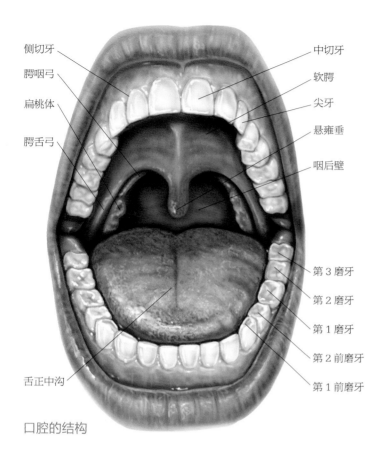

侧切牙
腭咽弓
扁桃体
腭舌弓

中切牙
软腭
尖牙
悬雍垂
咽后壁

第3磨牙
第2磨牙
第1磨牙
第2前磨牙
第1前磨牙

舌正中沟

**口腔的结构**

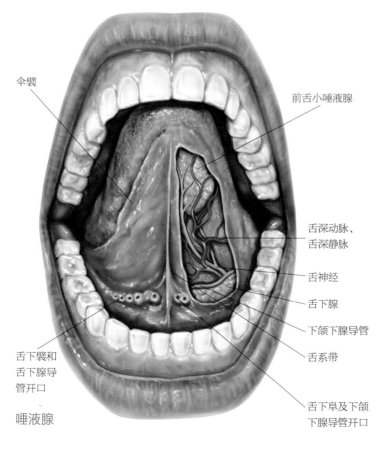

伞襞

前舌小唾液腺

舌深动脉、
舌深静脉
舌神经
舌下腺
下颌下腺导管
舌系带

舌下襞和
舌下腺导
管开口

舌下阜及下颌
下腺导管开口

**唾液腺**

## 口腔

　　口腔是上颌和下颌之间的开口，是消化道的入口。它还与呼吸道相连，负责发声，在说话中的作用尤为重要。它由外部的口腔前庭和内部的固有口腔组成。口腔与口咽（咽喉的一部分）相连。

　　嘴唇形成了口腔的肌性开口，有助于吐词和容纳食物，也与微笑等面部表情相关。口腔侧壁由颊部的肌肉组织形成，其外表面为皮肤，内表面覆盖有黏膜。脸颊在说话时也起着重要作用，在咀嚼和吞咽食物时，有助于容纳食物。

　　口腔顶前部为硬腭，后部为软腭。悬在软腭后部的是水滴状的悬雍垂。

　　口腔底由舌、舌与齿之间的组织组成。

### 口腔——身体的入口

口腔有多种功能，是消化道和呼吸系统的一部分，与进食和说话有关。

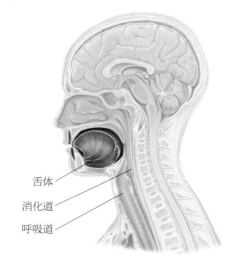

舌体
消化道
呼吸道

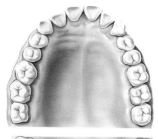

**牙齿**

恒牙共有 32 颗，
上下颌各 16 颗。

**牙齿的结构**

牙齿敏感的核心含有神经和血管，外面覆盖牙本质。
这些成分在牙龈上方由坚硬的牙釉质保护，在牙龈
下方则由牙骨质（坚硬的骨样基质）保护。

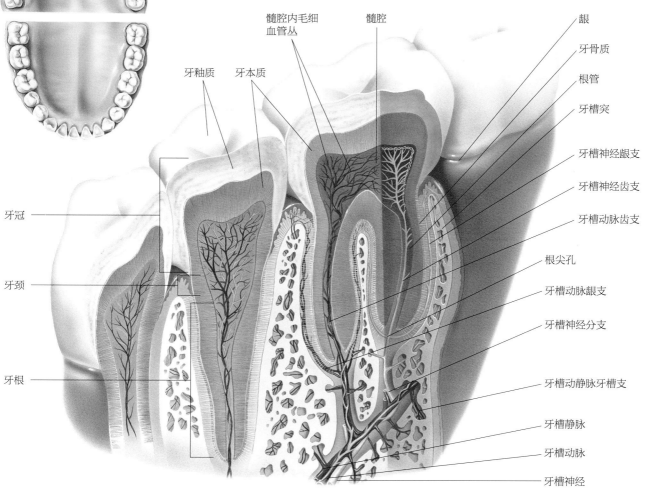

髓腔内毛细血管丛

髓腔

牙釉质　牙本质

龈

牙骨质

根管

牙槽突

牙槽神经龈支

牙槽神经齿支

牙槽动脉齿支

根尖孔

牙槽动脉龈支

牙槽神经分支

牙冠

牙颈

牙根

牙槽动静脉牙槽支

牙槽静脉

牙槽动脉

牙槽神经

## 牙齿

　　牙齿虽然看起来是骨质的，但实际上由几层结构
组成。外层可见的牙冠为牙釉质，是身体最坚硬的物
质。牙釉质下为更柔软的牙本质，是牙齿的主体。牙
本质和中央牙髓充满神经和血管，牙龈线下的牙本质
周围是一层坚硬的牙骨质。牙骨质周围是牙周韧带，
其纤维结构可固定牙齿。

　　我们一生会有两组牙齿。第一组为 20 颗乳牙，

大约 7 岁时开始被第二组牙齿（恒牙）取代。

　　32 颗恒牙可分为切牙、尖牙、磨牙和前磨牙几
类。食物被牙齿撕咬、研磨和咀嚼，加工成大小合适
和硬度适中的食团后进入消化道。

　　牙龈附着在牙颈周围，覆盖唇内侧、牙齿周围、
牙齿之间、口腔底部和上腭。唾液腺的活动可使牙龈
软组织保持湿润。

## 口腔的结构

口腔中含有多种结构。除了牙齿，口腔还包含舌、唾液腺、扁桃体和腭。这些结构有助于完成口腔在进食、说话和呼吸过程中的功能。

### 腭

腭将鼻腔和口腔分隔开来，由软腭和硬腭两部分组成。硬腭由部分上颌骨和两块L形腭骨组成。硬腭后面的软腭由肌肉组织组成，止于口腔后部。软腭后缘特征性的下垂结构叫作悬雍垂，是一个泪珠状的突起。每当我们吞咽或吮吸时，软腭和悬雍垂会上抬来防止食物进入鼻腔。软腭和硬腭表面均有一层黏膜。

### 舌

舌头是口腔底部的肌性感觉器官。舌背为上表面，舌根与口底相连，还有柔软的舌底和舌尖。

舌可进行一系列的运动来完成咀嚼、吞咽和说话等多种功能。沿三个方向排列的固有舌肌肌纤维可使舌变短、变窄、变薄。舌外肌附着于颌骨、颅骨、腭和舌骨，能改变舌的位置，使其向前、向后、向上和向下移动。舌背有三种类型的乳头（小突起）：丝状乳头、菌状乳头和轮廓乳头。

味蕾分布在菌状乳头和轮廓乳头上，也存在于腭部、会厌部和咽部。唾液腺分泌物可使柔软的舌底保持湿润。

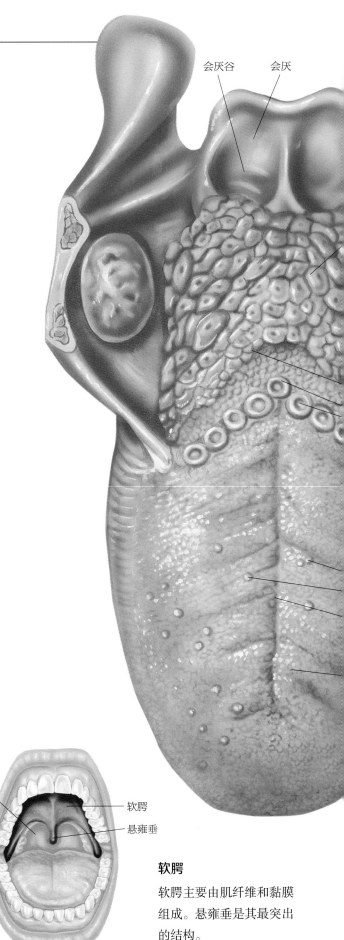

会厌谷    会厌

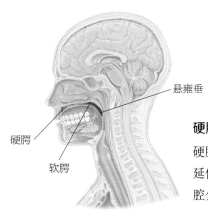

**硬腭**
硬腭由上牙床向后延伸，将口腔和鼻腔分开。

咽后壁
软腭
悬雍垂

**软腭**
软腭主要由肌纤维和黏膜组成。悬雍垂是其最突出的结构。

悬雍垂

硬腭

软腭

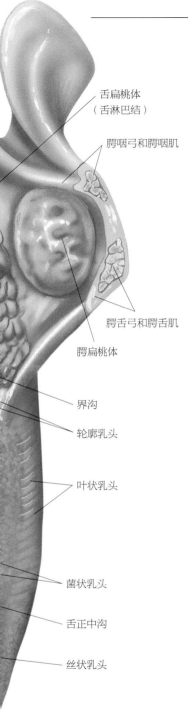

舌扁桃体（舌淋巴结）

腭咽弓和腭咽肌

腭舌弓和腭舌肌

腭扁桃体

界沟

轮廓乳头

叶状乳头

菌状乳头

舌正中沟

丝状乳头

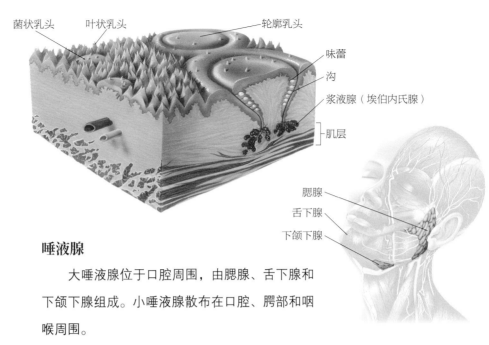

菌状乳头　叶状乳头　轮廓乳头

味蕾

沟

浆液腺（埃伯内氏腺）

肌层

腮腺

舌下腺

下颌下腺

## 唾液腺

　　大唾液腺位于口腔周围，由腮腺、舌下腺和下颌下腺组成。小唾液腺散布在口腔、腭部和咽喉周围。

　　下颌下腺是口腔唾液的主要来源。它位于下颌下方，导管开口于口底。

　　腮腺位于耳前，导管开口靠近第二上磨牙。舌下腺位于舌下，导管同样开口于口底。

　　神经系统能刺激唾液分泌。看到、闻到甚至仅仅想到食物或是口腔中含有食物均可刺激唾液腺分泌大量唾液。唾液可润湿食物，有助于其形成食团后进入消化道。唾液酶，主要是淀粉酶，可以将食物分解为更小的成分。

## 扁桃体

　　扁桃体淋巴组织位于口腔和咽喉的黏膜下。三组扁桃体负责抵御细菌和病毒入侵，保护着呼吸道和消化道的入口。

　　腭扁桃体位于舌后两侧，舌扁桃体位于舌后三分之一处，腺样体（咽/鼻咽扁桃体）则位于鼻后。

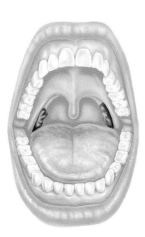

**扁桃体**
扁桃体淋巴组织保护着呼吸系统和消化系统的入口。

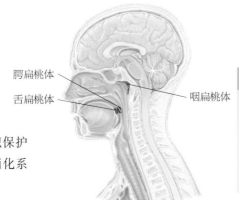

腭扁桃体

舌扁桃体

咽扁桃体

### 你知道吗？

考虑到它的体积，舌肌其实是人体最强壮的肌肉，也是唯一一块仅有一端固定的肌肉。

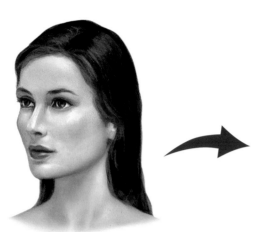

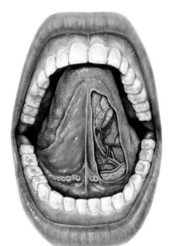

唾液腺释放的唾液与食物形成的混合物与味蕾接触时激活味蕾，将神经冲动传到脑部。

嗅觉对味觉有辅助作用，事实上人们感知到味道的 80% 都是从嗅觉得来的。

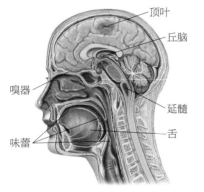

神经冲动通过颅神经传至顶叶味觉感受区。

## 味觉

　　味觉是五种特殊感觉之一，它与嗅觉的关系紧密，可被嗅觉加强。食物与唾液反应时可激活味蕾。味蕾可识别四种基本的味道：甜，酸，咸，苦。

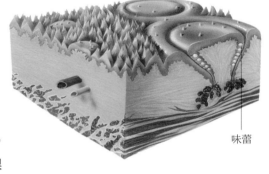

味蕾

大部分味蕾存在于舌的菌状乳头和轮廓乳头中，小部分味蕾散布在口腔后部和咽喉处。

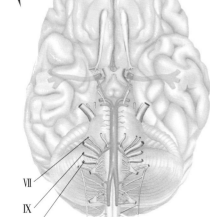

面神经（第七对颅神经）、舌咽神经（第九对颅神经）和迷走神经（第十对颅神经）与味觉有关。舌前部味蕾可激活面神经，舌后部味蕾可激活舌咽神经，而咽喉部味蕾可激活迷走神经。激活的味蕾将神经冲动沿这些神经传到脑部。

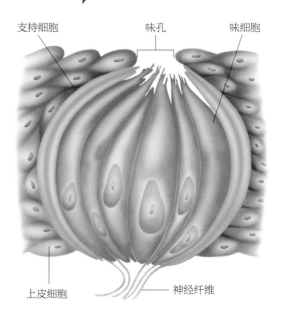

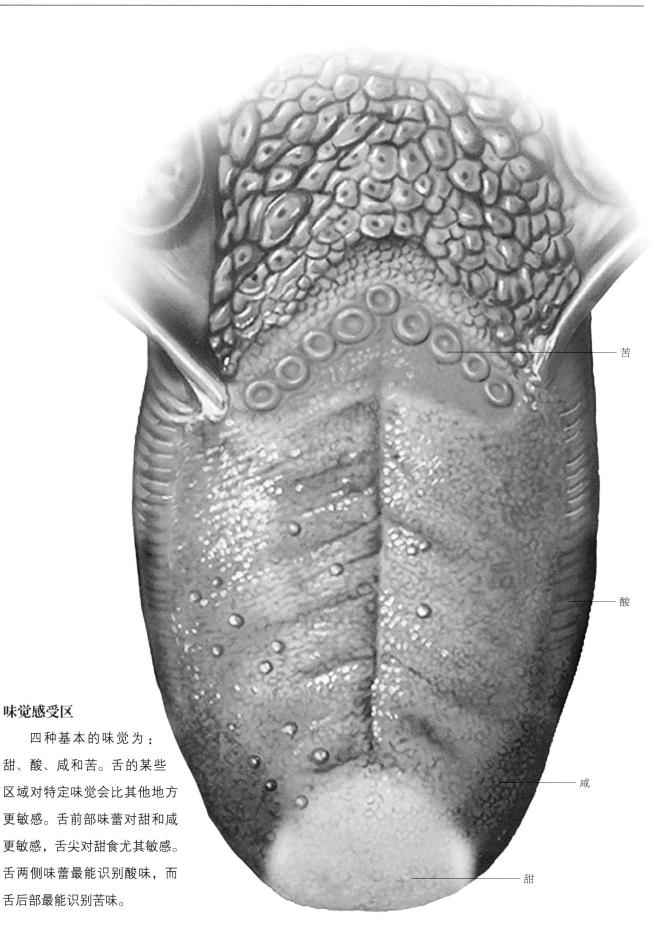

苦

酸

咸

甜

**味觉感受区**

　　四种基本的味觉为：
甜、酸、咸和苦。舌的某些
区域对特定味觉会比其他地方
更敏感。舌前部味蕾对甜和咸
更敏感，舌尖对甜食尤其敏感。
舌两侧味蕾最能识别酸味，而
舌后部最能识别苦味。

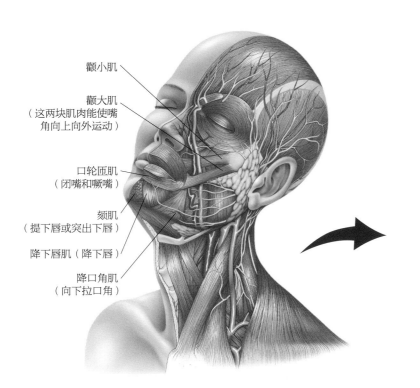

颧小肌

颧大肌
（这两块肌肉能使嘴
角向上向外运动）

口轮匝肌
（闭嘴和噘嘴）

颏肌
（提下唇或突出下唇）

降下唇肌（降下唇）

降口角肌
（向下拉口角）

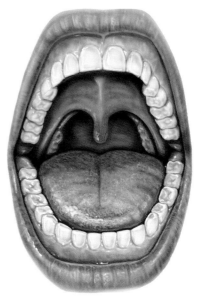

一些声音的产生需要舌与口腔内
其他结构的接触。舌齿相接可发
出"t"音，舌抵住软腭可发"g"
音，而抵住硬腭可发"n"音。

## 语言

语言的产生需要身体许多器官和结构的协调。肺
呼出的空气通过声带，使声带受气流扰动发生振动，
产生声音。在软腭、舌、唇的辅助下，口部肌肉和舌
肌的同步运动可调节声带发出声音，产生语言。

**你知道吗?**

语言的产生与72块肌肉的
协调运动有关。

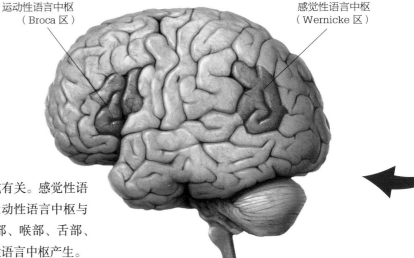

运动性语言中枢
（Broca区）

感觉性语言中枢
（Wernicke区）

说话和理解语言与脑部的两块区域有关。感觉性语
言中枢与理解和分析语言有关。运动性语言中枢与
语言的表达有关。呼吸肌以及咽部、喉部、舌部、
唇部的肌肉接收到的指令由运动性语言中枢产生。

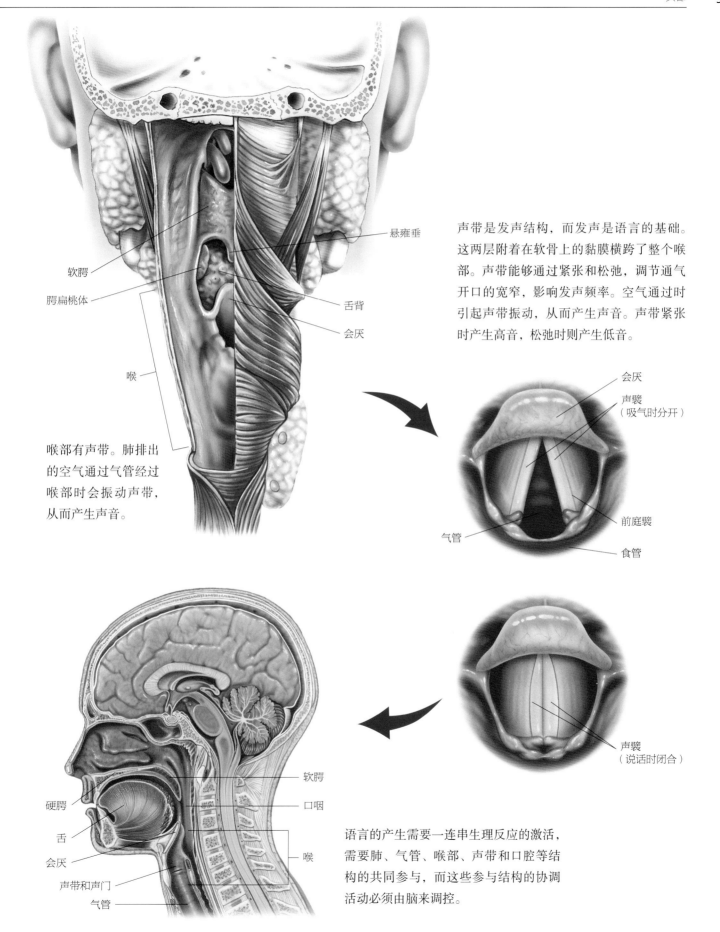

悬雍垂

软腭

腭扁桃体

舌背

会厌

喉

声带是发声结构，而发声是语言的基础。这两层附着在软骨上的黏膜横跨了整个喉部。声带能够通过紧张和松弛，调节通气开口的宽窄，影响发声频率。空气通过时引起声带振动，从而产生声音。声带紧张时产生高音，松弛时则产生低音。

会厌

声襞
（吸气时分开）

前庭襞

气管

食管

喉部有声带。肺排出的空气通过气管经过喉部时会振动声带，从而产生声音。

硬腭

舌

会厌

声带和声门

气管

软腭

口咽

喉

声襞
（说话时闭合）

语言的产生需要一连串生理反应的激活，需要肺、气管、喉部、声带和口腔等结构的共同参与，而这些参与结构的协调活动必须由脑来调控。

# 颈部

## 颈部的结构和功能

颈部既可支撑头部，也可使头部灵活地运动。颈部有受脊椎保护的脊髓、大血管、脑和面部的神经以及进食和呼吸的通道。

颈部可分为两部分。后部为颈部的七块椎骨（颈椎）及支持肌。前部为咽、喉、气管和食管，即通向肺和胃的通道。

甲状腺附着在气管和喉的前部和两侧，在前面覆盖这些结构的是薄薄的带状肌肉和皮肤。小小的甲状旁腺则位于甲状腺的后面，有时会嵌在甲状腺里。

颈部

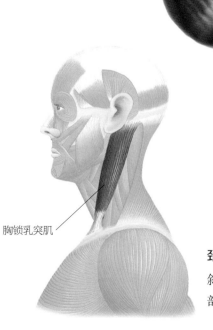

斜方肌

胸锁乳突肌

**颈部肌肉**
斜方肌和胸锁乳突肌是颈部最大的两块肌肉。

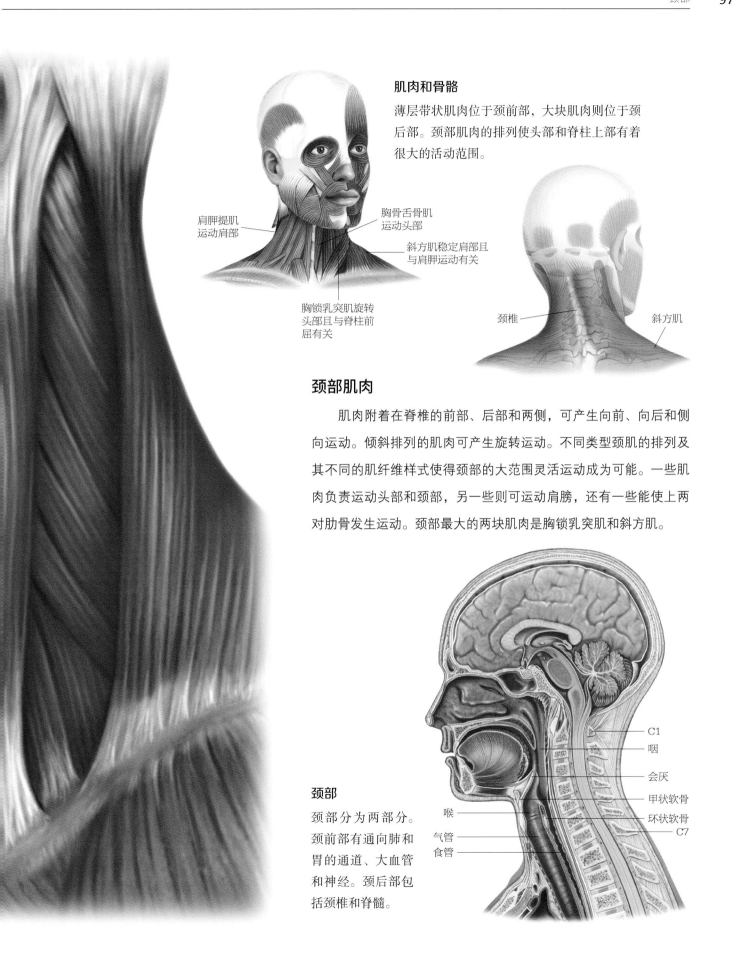

## 肌肉和骨骼

薄层带状肌肉位于颈前部，大块肌肉则位于颈后部。颈部肌肉的排列使头部和脊柱上部有着很大的活动范围。

肩胛提肌
运动肩部

胸骨舌骨肌
运动头部

斜方肌稳定肩部且
与肩胛运动有关

胸锁乳突肌旋转
头部且与脊柱前
屈有关

颈椎

斜方肌

## 颈部肌肉

　　肌肉附着在脊椎的前部、后部和两侧，可产生向前、向后和侧向运动。倾斜排列的肌肉可产生旋转运动。不同类型颈肌的排列及其不同的肌纤维样式使得颈部的大范围灵活运动成为可能。一些肌肉负责运动头部和颈部，另一些则可运动肩膀，还有一些能使上两对肋骨发生运动。颈部最大的两块肌肉是胸锁乳突肌和斜方肌。

## 颈部

颈部分为两部分。颈前部有通向肺和胃的通道、大血管和神经。颈后部包括颈椎和脊髓。

喉

气管

食管

C1
咽
会厌
甲状软骨
环状软骨
C7

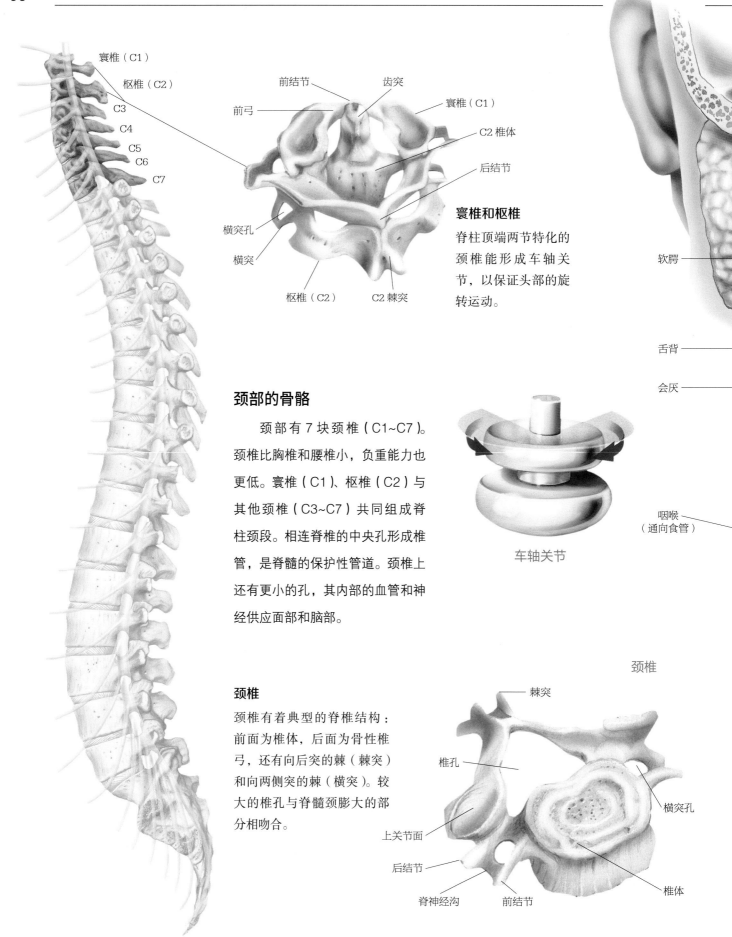

寰椎（C1）
枢椎（C2）
C3
C4
C5
C6
C7

前结节
齿突
前弓
寰椎（C1）
C2 椎体
后结节
横突孔
横突
枢椎（C2）
C2 棘突

## 寰椎和枢椎

脊柱顶端两节特化的颈椎能形成车轴关节，以保证头部的旋转运动。

软腭
舌背
会厌
咽喉（通向食管）

## 颈部的骨骼

　　颈部有 7 块颈椎（C1~C7）。颈椎比胸椎和腰椎小，负重能力也更低。寰椎（C1）、枢椎（C2）与其他颈椎（C3~C7）共同组成脊柱颈段。相连脊椎的中央孔形成椎管，是脊髓的保护性管道。颈椎上还有更小的孔，其内部的血管和神经供应面部和脑部。

车轴关节

颈椎

## 颈椎

颈椎有着典型的脊椎结构：前面为椎体，后面为骨性椎弓，还有向后突的棘（棘突）和向两侧突的棘（横突）。较大的椎孔与脊髓颈膨大的部分相吻合。

棘突
椎孔
横突孔
上关节面
后结节
脊神经沟
前结节
椎体

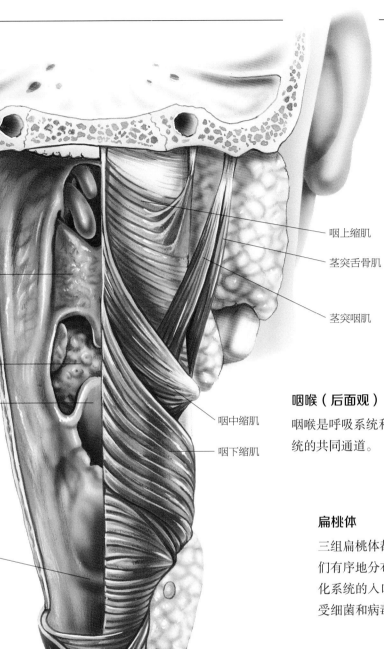

咽上缩肌

茎突舌骨肌

茎突咽肌

咽中缩肌

咽下缩肌

食管

## 咽喉

咽喉位于颈前部，分为咽门、咽部和喉部。咽门即口腔后部通向咽部的开口，咽部连接口腔、鼻腔和喉部，而喉部位于口腔后部的腭弓之后。咽部含有用于呼吸、说话和吞咽的结构，是咽喉部最重要的区域之一。咽部由鼻咽、口咽和喉咽三部分组成，是呼吸道和消化道的共同通道。

### 咽喉（后面观）

咽喉是呼吸系统和消化系统的共同通道。

### 扁桃体

三组扁桃体都是淋巴器官，它们有序地分布在呼吸系统和消化系统的入口处，保护机体免受细菌和病毒的侵犯。

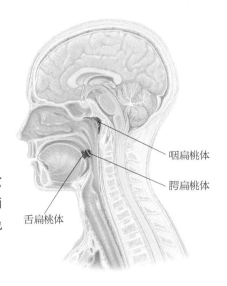

咽扁桃体

腭扁桃体

舌扁桃体

### 咽部

咽部包括三部分：鼻咽、口咽、喉咽。

鼻咽

口咽

喉咽

鼻咽位于颅底下方和鼻腔的后面，内有腺样体（咽扁桃体）和连接中耳的咽鼓管开口。

口咽位于口腔后，内有扁桃体和舌后部，是空气、水和食物进入的通道。

### 喉咽

喉咽通向肺部，分为会厌和喉两部分。食物进入食管和胃的过程中会经过喉咽。

## 喉部

　　喉部连接咽部和气管、肺，是咽喉的一部分。喉部有两个主要功能，分别是避免食物和液体被肺吸入气道和产生空气振动来发声。喉部由九块软骨组成，可支撑气道并为肌肉、韧带和筋膜提供附着点。

　　会厌位于舌头的后下方，是受肌肉控制的一块弹性软骨，在吞咽时能闭合喉口从而防止食物和液体进入气道。

　　声带为喉部受肌肉控制的两对黏膜。呼吸时声带的开口适中以便空气通过，而说话时声带紧张使开口变窄。气体吹过声带时使声带振动产生声波。

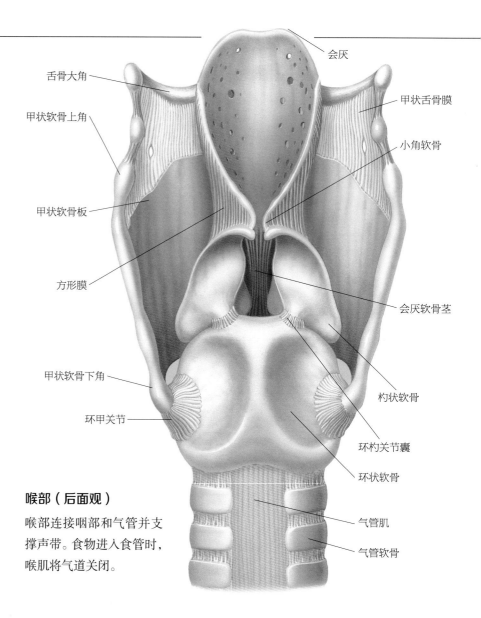

**喉部（后面观）**
喉部连接咽部和气管并支撑声带。食物进入食管时，喉肌将气道关闭。

**会厌关闭相**

吞咽时，咽肌上提喉部并关闭会厌，有效地封闭气管，防止食物和液体进入气道。

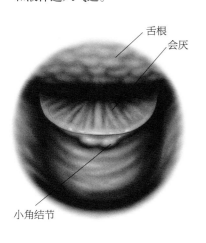

**声带关闭相**

声带紧张时，空气通过其细小的间隙，使声带振动产生声波。

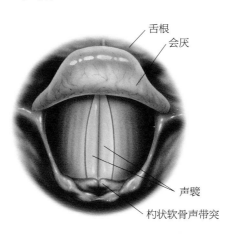

**声带开放相**

声带松弛时，其开放程度适中，吸入和呼出的空气不会引起声带振动，因此没有声音产生。

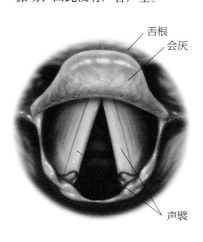

## 食管

　　食管穿过颈部和胸部直达胃部，是将食物从咽输送到胃的肌性管道。重力和食管平滑肌的收缩使食物沿途经过主动脉、左主支气管和左心房向下运输。正常情况下，食管穿过横膈膜，这里的环行肌纤维形成括约肌结构，有助于将食物保留在胃内。

## 气管

　　气管可输送气体，是一个由纤维组织、弹性组织和肌肉共同构成的管道，它起于喉下端，止于左右主支气管。

　　气管壁由 C 形软骨环和弹性纤维加固，软骨环能防止气道塌陷，而弹性纤维使气管随着喉部（用于吞咽和讲话）和膈肌（用于呼吸）的运动而伸展和回缩。气管后壁平坦，软骨环的末端由气管肌连接，气管肌的收缩能使气管直径缩小。食管紧靠气管后壁，吞咽食物时扩大的食管可陷入气管软骨环之中。

　　气管黏膜能捕获灰尘颗粒，黏膜上的绒毛样突起（纤毛）可将含灰尘的黏液移至喉部再被咽下或吐出。

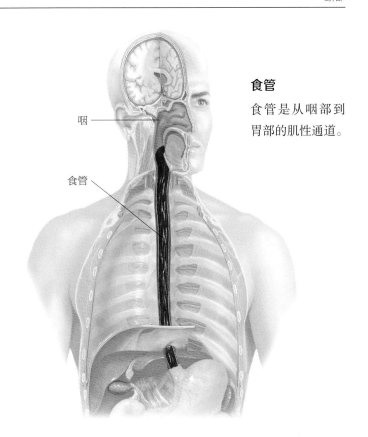

### 食管

食管是从咽部到胃部的肌性通道。

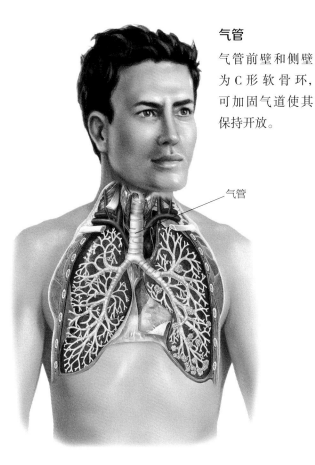

### 气管

气管前壁和侧壁为 C 形软骨环，可加固气道使其保持开放。

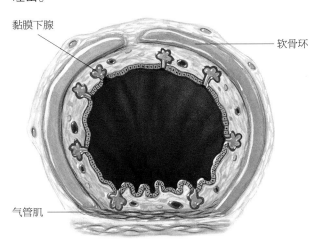

气管（横切面）

黏膜下腺

软骨环

气管肌

## 颈部主要腺体和血管

### 甲状腺和甲状旁腺

　　甲状腺和甲状旁腺是内分泌系统的组成部分。甲状腺是人体内最大的内分泌腺，位于喉的正前下方，甲状腺两叶由峡部桥接，直接向血液和体腔分泌甲状腺激素，主要功能是控制机体组织的代谢率。

　　四个（偶尔为三个）甲状旁腺位于甲状腺的后面。这些小腺体产生甲状旁腺激素，参与控制血钙和血磷的浓度。血钙水平下降时甲状旁腺激素能刺激骨骼释放钙。如果血钙水平过高，甲状腺会释放一种叫作降钙素的激素来降低血钙水平。甲状腺激素和甲状旁腺激素的分泌均受垂体的调控。垂体是内分泌系统的控制中心，始终监测着体内的各类激素水平，可对人体激素需求的变化做出反应，并在必要时激活包括甲状腺和甲状旁腺在内的内分泌器官。

### 你知道吗？

男性喉部在青春期迅速生长，形成突起的甲状软骨脊（喉结）。同时声韧带也会变长，使振动频率变低、声音变低沉。

### 甲状腺

蝴蝶形的甲状腺是人体内最大的内分泌腺，位于颈部气管的前方。甲状腺分泌的激素能调节机体的代谢率。

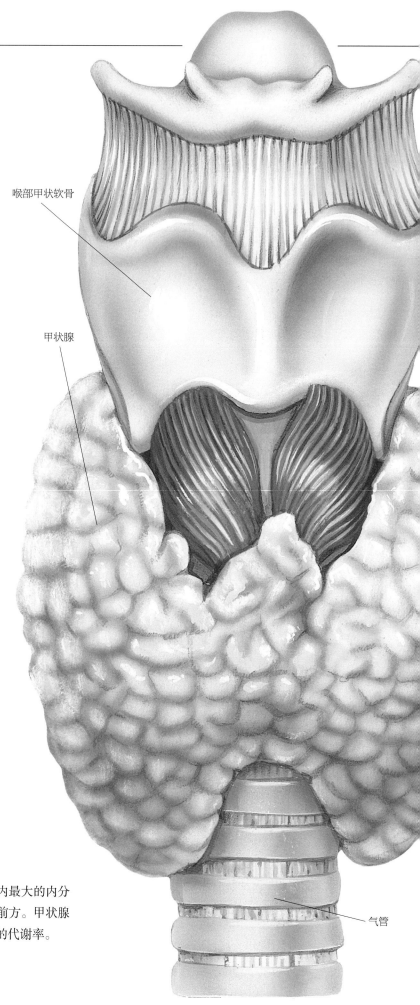

喉部甲状软骨

甲状腺

气管

## 颈静脉

颈静脉负责向心脏回输头部和颈部的血液。静脉瓣能防止血液回流入脑。

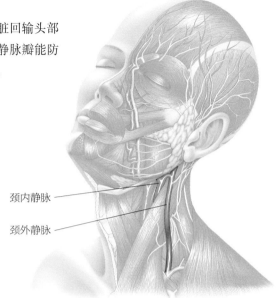

颈内静脉

颈外静脉

颈总动脉

## 颈总动脉

颈总动脉是颈部的主要动脉，向颈部、头部和脑部供血。

## 颈部血管

　　颈部两侧是供应颈部、头部和脑部的大血管。颈总动脉位于颈下部的结缔组织鞘内，在喉结水平分为颈内动脉和颈外动脉。颈内动脉从主动脉向脑部供血，而颈外动脉向面部和颈部供血。

　　颈部两侧的两条颈静脉（颈内静脉和颈外静脉）回流脑部、面部和颈部的血液。这些静脉的下端有防止血液回流到大脑的静脉瓣。

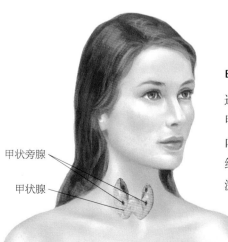

甲状旁腺

甲状腺

## 甲状旁腺

这些小的、豌豆样的腺体位于甲状腺的后面。腺体的纤维囊内有两种细胞：主细胞和嗜酸细胞。主细胞能产生甲状旁腺激素，控制血钙水平。

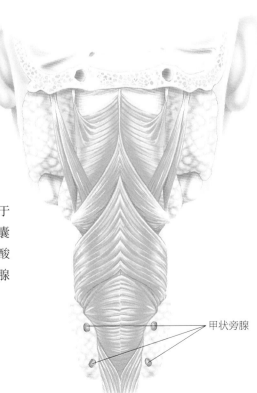

甲状旁腺

# 躯干

## 脊柱

脊柱是由成串的椎骨组成的。椎骨之间有软骨缓冲垫，即椎间盘。虽然每节椎骨的运动范围有限，但所有椎骨的运动总和使整个脊柱有着很大的活动范围。

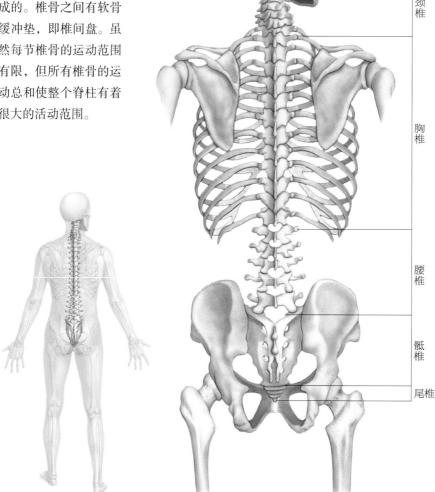

颈椎

胸椎

腰椎

骶椎

尾椎

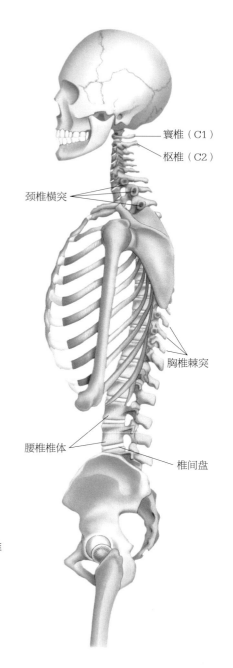

寰椎（C1）

枢椎（C2）

颈椎横突

胸椎棘突

腰椎椎体

椎间盘

## 背部

　　背部是人体从颈部以下到脊柱下端（位于臀部上方）的部分。组成脊柱的骨骼叫脊椎，它们通过弹性盘状结构（椎间盘）和关节（平面关节）相互连接形成脊柱。脊柱保护脊髓和脊神经，支撑躯体和头部的体重，还起到固定胸廓的作用。脊柱为躯干和四肢的肌肉提供附着点，在躯体的运动和姿势保持中起到重要作用。强壮的背肌和腹肌支持着脊柱，并同时在呼吸运动中发挥作用。

　　脊髓由神经组织组成，它在椎管内穿行，并从椎间孔内伸出分支神经。向脑干供血的动脉则沿着颈椎一路向上。

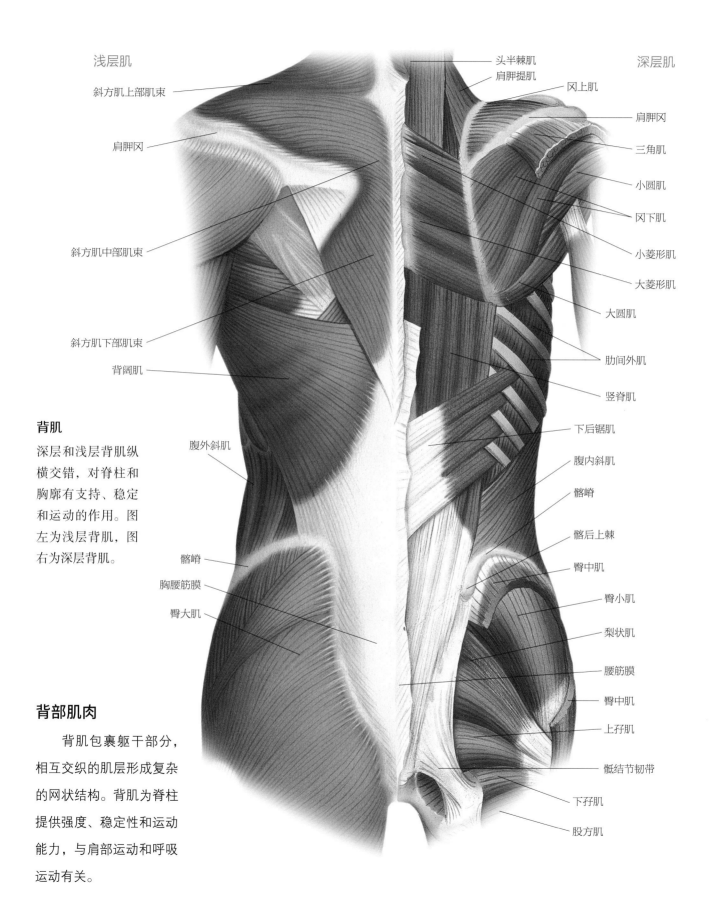

浅层肌

斜方肌上部肌束

肩胛冈

斜方肌中部肌束

斜方肌下部肌束

背阔肌

头半棘肌

肩胛提肌

冈上肌

深层肌

肩胛冈

三角肌

小圆肌

冈下肌

小菱形肌

大菱形肌

大圆肌

肋间外肌

竖脊肌

下后锯肌

腹内斜肌

髂嵴

髂后上棘

臀中肌

臀小肌

梨状肌

腰筋膜

臀中肌

上孖肌

骶结节韧带

下孖肌

股方肌

腹外斜肌

髂嵴

胸腰筋膜

臀大肌

## 背肌

深层和浅层背肌纵横交错，对脊柱和胸廓有支持、稳定和运动的作用。图左为浅层背肌，图右为深层背肌。

## 背部肌肉

背肌包裹躯干部分，相互交织的肌层形成复杂的网状结构。背肌为脊柱提供强度、稳定性和运动能力，与肩部运动和呼吸运动有关。

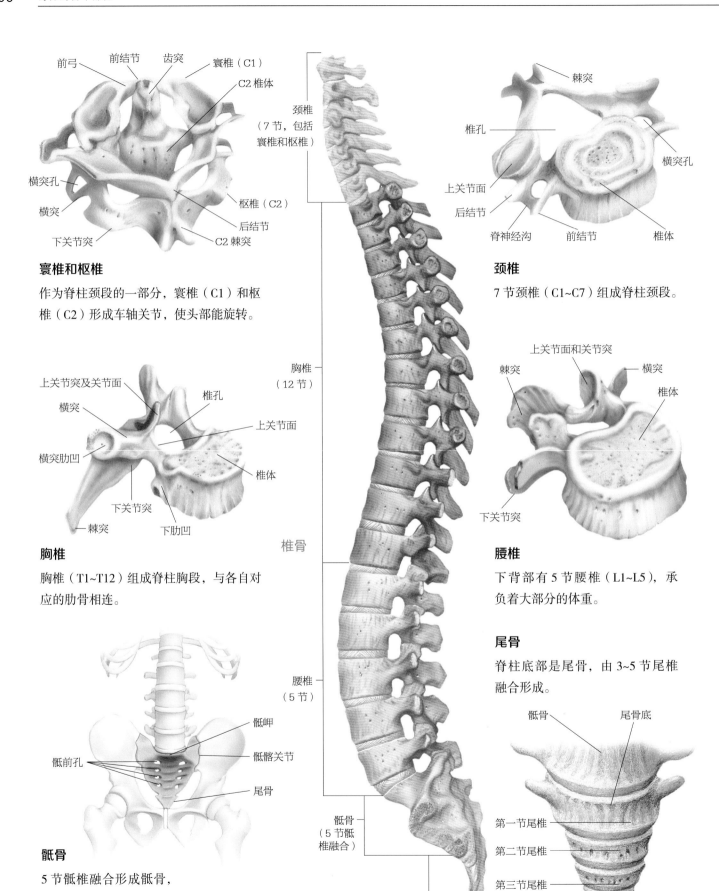

前弓　前结节　齿突　寰椎（C1）

C2 椎体

颈椎
（7 节，包括
寰椎和枢椎）

横突孔

横突

枢椎（C2）

后结节

下关节突

C2 棘突

**寰椎和枢椎**

作为脊柱颈段的一部分，寰椎（C1）和枢椎（C2）形成车轴关节，使头部能旋转。

棘突

椎孔

横突孔

上关节面

后结节

脊神经沟　前结节　椎体

**颈椎**

7 节颈椎（C1~C7）组成脊柱颈段。

上关节突及关节面

横突

椎孔

上关节面

横突肋凹

椎体

下关节突

棘突

下肋凹

**胸椎**

胸椎（T1~T12）组成脊柱胸段，与各自对应的肋骨相连。

胸椎
（12 节）

椎骨

上关节面和关节突

棘突

横突

椎体

下关节突

**腰椎**

下背部有 5 节腰椎（L1~L5），承负着大部分的体重。

**尾骨**

脊柱底部是尾骨，由 3~5 节尾椎融合形成。

腰椎
（5 节）

骶岬

骶髂关节

骶前孔

尾骨

**骶骨**

5 节骶椎融合形成骶骨，成为骨盆的一部分。

骶骨
（5 节骶椎融合）

尾骨
（由 3~5 节尾椎融合）

骶骨

尾骨底

第一节尾椎

第二节尾椎

第三节尾椎

第四节尾椎

## 脊柱和椎骨

脊柱是骨架的中轴,从颅底部向下一直延伸到骨盆。每节脊椎都叠放在另一块脊椎上,中间由椎间盘分隔,这种结构的强度足以支撑上身和头部的重量,且弹性良好可进行弯曲和扭转运动。

脊柱由颈部 7 节颈椎(C1~C7)、胸部 12 节胸椎(T1~T12)、背部 5 节腰椎(L1~L5)、骶骨(5 节骶椎融合)和尾骨(由 3~5 节尾椎融合)组成。颈部的起点为寰椎和枢椎(C1 和 C2),二者之间形成特殊的寰枢关节,使头部能进行旋转运动。此关节和其余的颈椎(C3~C7)一起形成脊柱颈段,是脊柱最灵活的区域之一。

胸椎(T1~T12)位于胸部。胸椎与肋骨相连,导致其灵活性低于颈部和腰部。

腰椎(L1~L5)位于下背部,是最大的椎骨,承担大部分的体重。尽管需要负重,腰椎仍有很大的弹性和活动性。

脊柱的每一节椎骨均与上下椎骨形成 3 个独立的关节,即一对小关节面关节和一个前椎间关节。关节面的方向和位置决定了不同脊柱区域的运动类型。

骶骨起初为单独的 5 节骶椎。在胚胎发育早期,这 5 节骶椎发生融合而形成骶骨。骶骨形成骨盆的一部分,通过骶髂关节与髋部相连。

尾骨附着在骶骨上,是脊椎最低的部分。3~5 节尾椎在发育过程中融合形成尾骨。

## 椎间盘

每两节相邻的椎骨间都有椎间盘,起到承重的作用,在脊柱运动时也起到脊椎间的缓冲作用。柔韧的软骨盘将相叠的脊椎结合在一起,使其变为一个强壮而柔韧的整体——脊柱。

## 肩带

肩带(胸带)的骨骼和肌肉支撑着肩关节。一组肌肉负责连接肩带和躯干,另一组肌肉则负责连接肩带和上臂肱骨。

## 斜方肌

斜方肌位于项部和上背部的皮肤之下,它起于颈胸椎和枕骨,止于锁骨和肩胛骨。斜方肌的主要功能是稳定肩部,也可辅助肩胛运动。

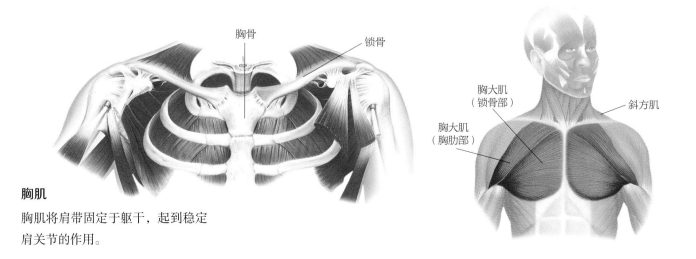

**胸肌**
胸肌将肩带固定于躯干,起到稳定肩关节的作用。

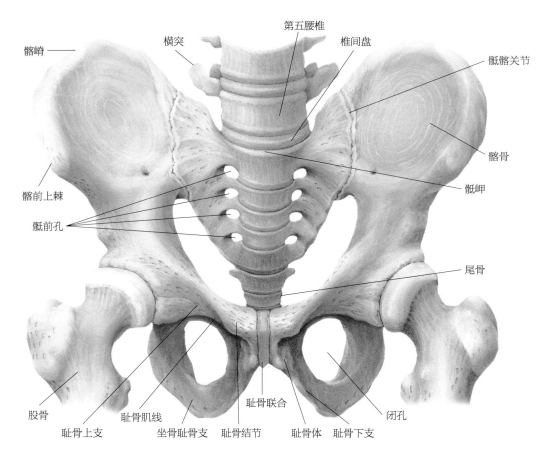
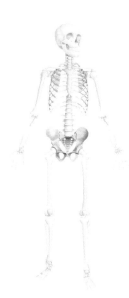

髂嵴

横突

第五腰椎

椎间盘

骶髂关节

**男性骨盆**

男性骨盆与女性骨盆很好区分，其骨骼更强壮、关节面更大。

髂骨

骶岬

髂前上棘

骶前孔

尾骨

股骨

耻骨肌线

耻骨上支

坐骨耻骨支

耻骨结节

耻骨联合

耻骨体

耻骨下支

闭孔

## 骨盆

　　骨盆保护着下腹器官，这一概念可以指代几个结构。它可以指骨性骨盆，即躯干和大腿之间的环形骨骼；可以指小骨盆（真骨盆），即骨盆入口下方的部分；也可指盆腔，即小骨盆内包含盆腔器官的漏斗形区域。

　　男性和女性的盆腔有所不同。为了适应分娩需要，女性骨盆更短且有较大的入口和出口，以便分娩时婴儿的头部通过。男性骨盆入口和出口更小，骨盆更长，且骨骼和关节面通常更大，反映了男性体格通常更壮、更重的特点。

## 女性骨盆

女性骨盆更短，且有更大的入口和出口，这样便于妊娠时支撑胎儿，有利分娩。

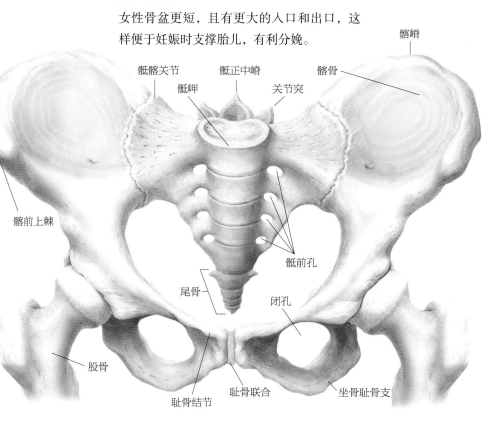

骶髂关节

骶正中嵴

关节突

髂嵴

骶岬

髂骨

髂前上棘

骶前孔

尾骨

闭孔

股骨

耻骨结节

耻骨联合

坐骨耻骨支

骨盆的骨性部分由髋骨（髂骨、坐骨和耻骨）、骶骨和尾骨组成。髋骨前部通过耻骨联合相连。骶髂关节连接髋骨和骶骨。肌肉覆盖的骨盆将体重负担从脊柱转移到下肢，且为腹部器官提供保护。

小骨盆向上开口于腹腔，其上方为骶骨，下方为尾骨。小骨盆壁被肌肉覆盖，底部为盆膈（盆底）。

盆腔上界为骨盆入口，下界为盆膈（盆底）。盆腔内部脏器受其保护，包括膀胱和直肠、女性的子宫和阴道以及男性的前列腺和精囊。大肠和小肠也终止于盆腔。

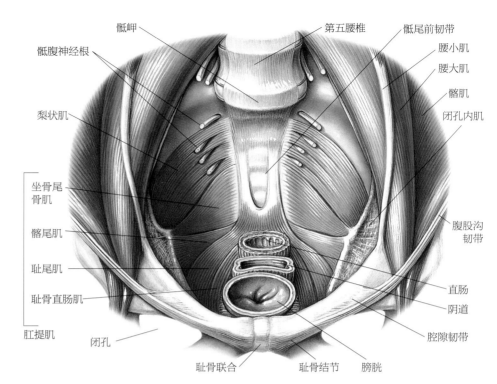

## 盆底肌

肌肉覆盖在骨盆上，从后部的骶骨延伸至前部、侧部的髋骨，形成围绕盆部器官的盆底。盆底肌为盆部器官（膀胱、直肠，女性的子宫和阴道，男性的前列腺和精囊）提供支持，并控制直肠和阴道的括约肌。

## 骶髂关节

连接髂骨和骶骨的是骶髂关节。强壮的韧带将两块骨头连接在一起，形成一个运动非常有限的稳定关节，但仍保有与各种躯体运动相配合的能力。骶髂关节承受着巨大的压力，不仅对抗着向下的身体重力，还与腿部和盆部向上的推力相抗衡。

## 盆底肌

盆底肌由尾骨肌（坐骨尾骨肌）和肛提肌组成，从后部的骶骨延伸至前部、侧部的髋骨，形成盆部脏器的肌性承托。

## 骶髂关节

骶髂关节在骶骨和髂骨之间。这个关节承受着巨大的压力，它必须承载上身的重量，还要与身体运动相配合。为了保持关节稳定性，骶髂关节周围有结实的韧带将其牢牢固定，运动范围也相应变得很小。

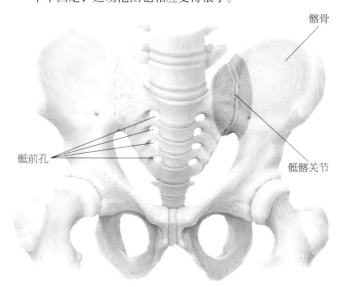

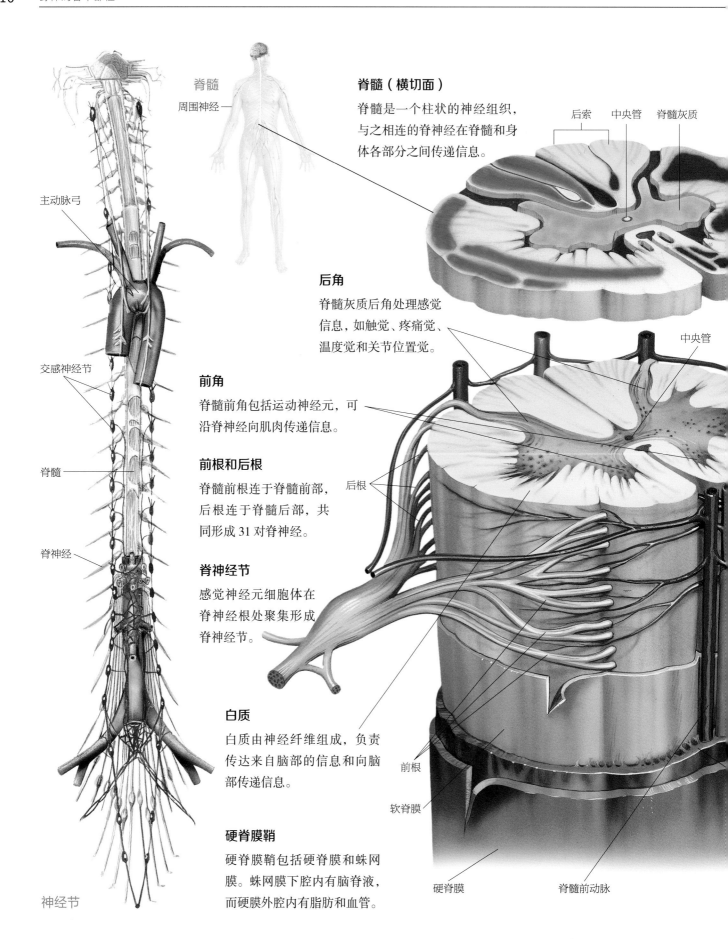

脊髓
周围神经

神经节

主动脉弓

交感神经节

脊髓

脊神经

**脊髓（横切面）**

脊髓是一个柱状的神经组织，与之相连的脊神经在脊髓和身体各部分之间传递信息。

后索　中央管　脊髓灰质

**后角**

脊髓灰质后角处理感觉信息，如触觉、疼痛觉、温度觉和关节位置觉。

中央管

**前角**

脊髓前角包括运动神经元，可沿脊神经向肌肉传递信息。

**前根和后根**

脊髓前根连于脊髓前部，后根连于脊髓后部，共同形成 31 对脊神经。

后根

**脊神经节**

感觉神经元细胞体在脊神经根处聚集形成脊神经节。

**白质**

白质由神经纤维组成，负责传达来自脑部的信息和向脑部传递信息。

前根

软脊膜

**硬脊膜鞘**

硬脊膜鞘包括硬脊膜和蛛网膜。蛛网膜下腔内有脑脊液，而硬膜外腔内有脂肪和血管。

硬脊膜

脊髓前动脉

## 脊髓

脊髓是神经系统的主要组成部分，负责往大脑或从大脑传递信息。脊髓长约 45 厘米，从脑发出一直延伸到下背部，止于 L1 或 L2，之后分散为由腰神经根和骶神经根组成的马尾。脊髓周围有一层保护鞘（硬脑膜鞘）和液体层（脑脊液），可起到减震作用而保护脊髓。脊髓及其外膜穿过由椎体形成的中空管，即椎管。椎管围绕脊髓形成坚固的保护套。

脊髓灰质被白质包围在中间贯穿整个脊髓，其横断面呈 H 形。灰质和白质的神经细胞可以处理感觉信息并进一步将其传递给大脑，同时也负责传递大脑发来的运动信息。

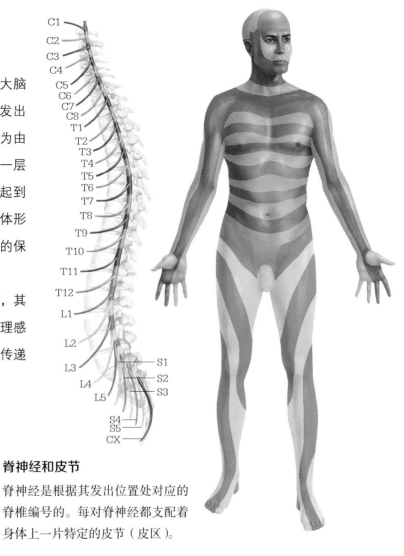

### 脊神经和皮节

脊神经是根据其发出位置处对应的脊椎编号的。每对脊神经都支配着身体上一片特定的皮节（皮区）。

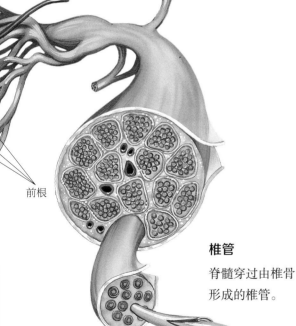

前根

蛛网膜

### 椎管

脊髓穿过由椎骨形成的椎管。

轴突

施万细胞组成的髓鞘

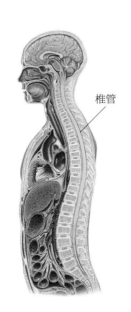

椎管

### 椎管

围绕脊髓的是椎管。脊髓和脊髓神经根的通道由椎骨形成。每节椎骨的椎体和椎弓形成一个开口（椎孔），相连形成容纳脊髓的椎管。

### 皮节

皮节指由每对脊神经控制的不同皮区。脊神经共有 31 对，在中枢神经系统和相应皮节之间传递信息。

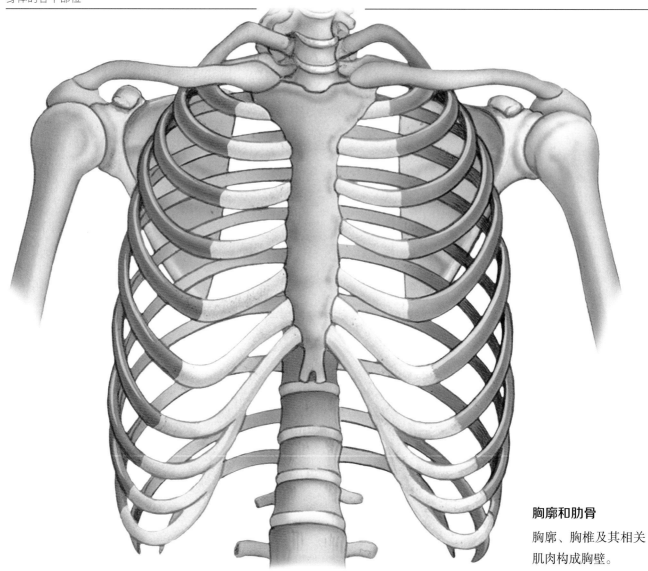

**胸廓和肋骨**
胸廓、胸椎及其相关
肌肉构成胸壁。

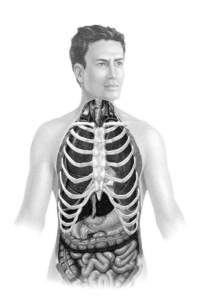

## 胸壁

　　胸壁由肋骨、胸骨、胸椎和相关肌肉组织组成，为胸部内脏提供保护。胸壁肌肉可移动肋骨，对呼吸运动至关重要。

## 胸廓

　　胸廓是胸腔内重要脏器的保护盔甲。胸廓含 12 对肋骨，每对肋骨与相应的胸椎（T1~T12）棘突相连。前 7 对肋骨称为真肋，延伸到胸前与胸骨相连。接下来的 3 对肋骨（第 8~10 肋）为假肋，它们不与胸骨相连而是相互连接后附着于第 7 肋。剩下的 2 对肋骨前端游离，称为浮肋。

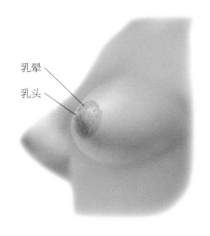

乳晕
乳头

## 乳头

乳头是乳房上的圆锥形突起。乳晕是乳头周围红棕色的皮区。

## 乳头

乳房中心的一片被红棕色色素沉积区（乳晕）包围的凸起区域叫作乳头。在母乳喂养时，乳汁从乳腺小叶沿输乳管流向乳头上的小开口。

乳头也含有一些勃起组织，在男性和女性中都可能是性敏感带。

## 乳房

人只有一对乳腺/乳房，长在上胸部的皮肤下。男性乳腺在一生中均与青春期前的女性乳腺相似，相比之下女性乳房在青春期、妊娠期和分娩后都会发生变化。乳房主要由脂肪细胞和乳腺小叶组成，正常情况下仅女性的乳腺才有功能。乳房发育发生在青春期，此时乳头颜色变深，乳房内脂肪和纤维组织的含量增加。

在妊娠期间，乳腺会受到激素刺激而被激活。乳腺在分娩后的几天内会先产生初乳，几天之后才会产生真正的乳液。乳液的产生受垂体的刺激，垂体释放的催乳素是一种泌乳刺激激素。

断奶后，腺体组织塌陷，乳房的主要组成成分又变回脂肪和纤维组织。

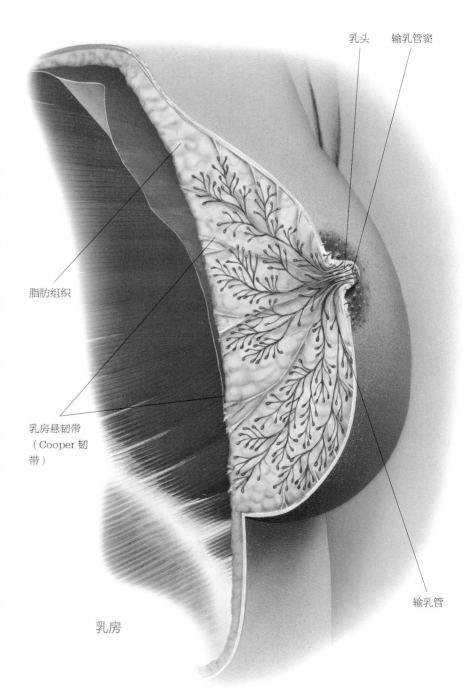

乳头　输乳管窦

脂肪组织

乳房悬韧带
（Cooper 韧带）

输乳管

乳房

# 胸和胸腔

## 胸和胸腔

　　胸腔的器官受到外部骨质结构的保护。胸廓由肋骨、胸骨和 12 节胸椎构成，可以避免胸部重要器官（即心脏和肺）受到损伤。

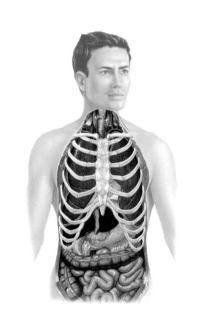

### 内部器官的保护

胸廓为胸腔内的重要器官和主要血管提供保护。

胸廓

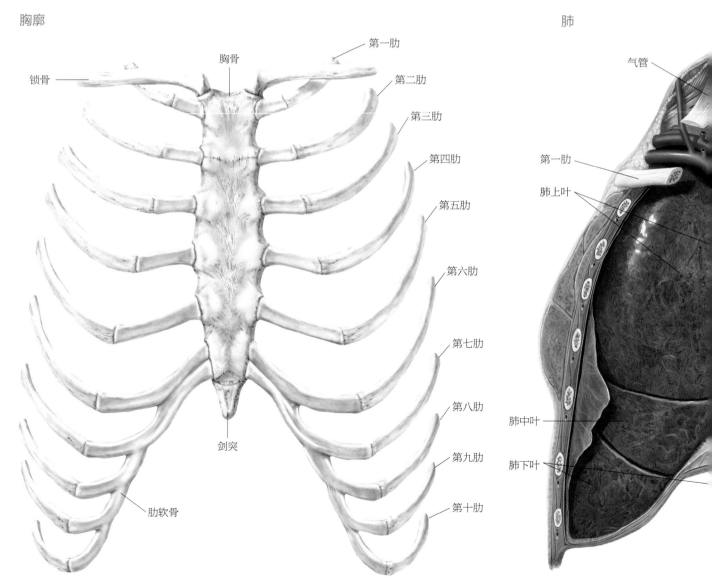

锁骨

胸骨

第一肋

第二肋

第三肋

第四肋

第五肋

第六肋

第七肋

第八肋

第九肋

第十肋

剑突

肋软骨

肺

气管

第一肋

肺上叶

肺中叶

肺下叶

## 心和肺的关系

　　肺和心脏共同保障人体的血液供应。血液在身体中循环时，释放氧气，带走二氧化碳。右心室通过肺动脉将含氧量较低的血液输送到肺部，肺动脉伴随支气管树分支，最终止于肺泡周围的毛细血管，血液在此处释放二氧化碳，吸收氧气。含氧量较高的血液回流入左心房，重新进入体循环。

### 你知道吗？

心跳的声音是由二尖瓣、三尖瓣、肺动脉瓣和主动脉瓣的关闭产生的。心脏平均每天跳动约 10 万次。在正常的生命周期中，心脏大约跳动 25 亿次。

肺和心脏

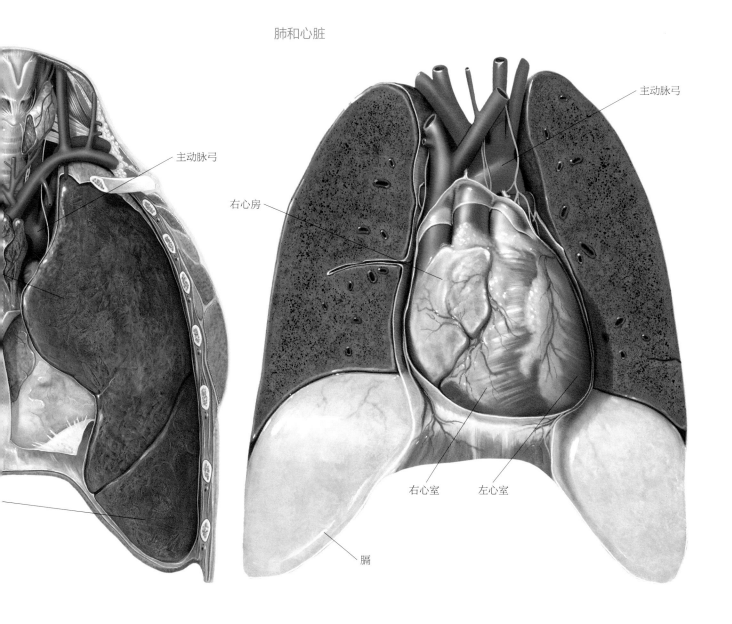

主动脉弓

主动脉弓

右心房

右心室　左心室

膈

心脏（前面观）

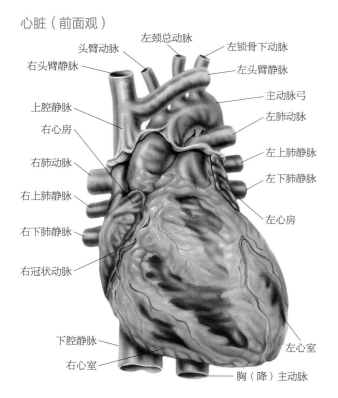

右头臂静脉
头臂动脉
左颈总动脉
左锁骨下动脉
左头臂静脉
上腔静脉
主动脉弓
右心房
左肺动脉
右肺动脉
左上肺静脉
右上肺静脉
左下肺静脉
右下肺静脉
左心房
右冠状动脉
下腔静脉
左心室
右心室
胸（降）主动脉

心脏（横切面）

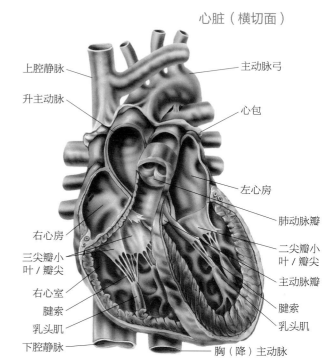

上腔静脉
主动脉弓
升主动脉
心包
左心房
肺动脉瓣
右心房
二尖瓣小叶／瓣尖
三尖瓣小叶／瓣尖
主动脉瓣
右心室
腱索
腱索
乳头肌
乳头肌
下腔静脉
胸（降）主动脉

心肌

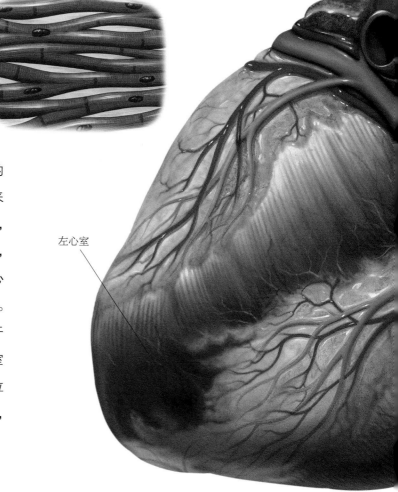

左心室

## 心脏的解剖

　　心脏是一个大小与拳头相当、位于两肺之间的肌肉泵，由肌肉壁间隔分成左右两半，每一半又被分成上下两个腔。左侧是左心房和左心室，负责接收和循环从肺部来的含氧量较高的血液；右侧是右心房和右心室，负责接收从体循环来的含氧量较低的血液，并通过肺动脉将其运输到肺部，在肺部进行气体交换。心房和心室之间有瓣膜分隔，该瓣膜只允许血液从心房流向心室。二尖瓣位于左心房和左心室之间，三尖瓣位于右心房和右心室之间。腱索是结缔组织细索，一端连于乳头肌，另一端连于房室瓣膜的心室面及游离缘。另外两个瓣膜位于心室的出口：肺动脉瓣位于右心室的出口处，主动脉瓣位于左心室的出口处。这些瓣膜的功能与房室瓣膜类似，只允许血液单向流出心室。

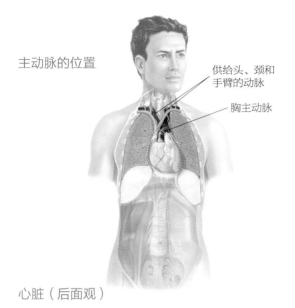

主动脉的位置

供给头、颈和手臂的动脉

胸主动脉

心脏（后面观）

主动脉弓

上腔静脉

右心房

下腔静脉

右心室

心脏被膜状的心包所包围。心包为心脏提供了一个摩擦较小且较为湿润的空间，心脏可以在其中自由搏动。心包也起到了固定心脏的作用。

冠状动脉为心脏和心肌供应血液，它从主动脉分支，并且再分支为更小的动脉，为心脏的左右两侧供血。

心肌只存在于心脏中，由心脏的正常起搏点，即窦房结所控制。心肌以不随意的方式有节奏地收缩。

### 三尖瓣

三尖瓣因其具有三个瓣尖而得名，控制右心房和右心室之间的血流方向。

### 二尖瓣

二尖瓣因其形态类似主教冠而得名，它将左心房和左心室分开，确保血液的单向流动。

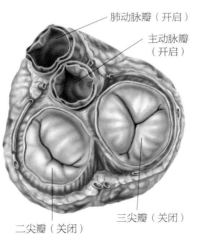

肺动脉瓣（开启）

主动脉瓣（开启）

二尖瓣（关闭）

三尖瓣（关闭）

**处于心室收缩期的心脏**

心脏的心室收缩，将含氧量较高的血液推入主动脉（进入体循环），将含氧量较低的血液推入肺动脉（到肺进行气体交换）。

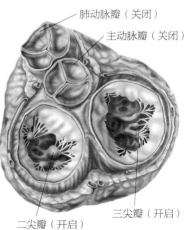

肺动脉瓣（关闭）

主动脉瓣（关闭）

二尖瓣（开启）

三尖瓣（开启）

**处于心室舒张期的心脏**

在一次心室收缩结束之后，二尖瓣和三尖瓣重新开放，允许血液流入左心室和右心室。

## 心动周期

心动周期包括收缩期和舒张期。在每次收缩开始时，房室瓣关闭，肺动脉瓣和主动脉瓣打开。在每次收缩期结束时，肺动脉瓣和主动脉瓣关闭，房室瓣开放。

### 心跳

心室收缩受窦房结调节，可以产生心脏跳动。心跳可在胸部左下方感受到。窦房结是心脏的正常起搏点，位于右心房。窦房结传输电冲动，决定心脏收缩的速率和节律，从而使得心脏跳动。心脏的跳动可以在体表以脉搏的形式监测。

**心动周期**

在心动周期中，心脏经历了舒张和收缩两个阶段。

**心动周期 1**

在心房舒张期（即心室舒张期的开始），来自体循环的含氧量较低血液，和来自肺部的含氧量较高的血液分别进入右心房和左心房。

**心跳**

窦房结是心脏的正常起搏点，它释放出的电冲动可以控制心脏跳动的频率和节律。

### 肺动脉

肺动脉瓣开放，含氧量较低的血液从右心室流入肺动脉。血液进而被运输到肺部，释放二氧化碳并吸收氧气。

### 肺循环和体循环

血液通过体循环流经全身，并回到心脏。在这个过程中，组织吸收血液中的氧气和营养物质，并向血液中排出二氧化碳和代谢废物。血液返回心脏，依次经过右心房、三尖瓣、右心室、肺动脉瓣和肺动脉。肺动脉反复分支最后成为肺泡周围的毛细血管，将含氧量较低的血液带到肺部。肺泡是微小的气囊，可以容纳血液释放的二氧化碳，进而将其排出体外；同时使空气中的氧气进入血液。含氧

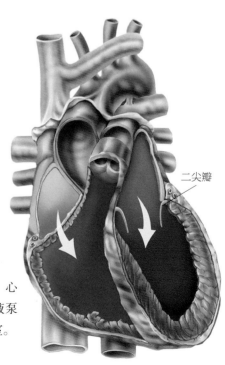

窦房结

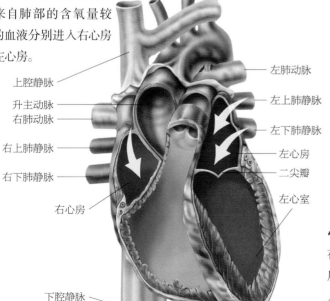

上腔静脉

升主动脉
右肺动脉

右上肺静脉

右下肺静脉

右心房

下腔静脉

左肺动脉

左上肺静脉

左下肺静脉

左心房

二尖瓣

左心室

二尖瓣

**心动周期 2**

在心室舒张末期，心房收缩，并将血液泵入左心室和右心室。

## 肺动脉

来自右心室的含氧量较低的血液，通过肺动脉干（又称主肺动脉），向肺部运输。

## 肺循环

在经历过体循环后，含氧量较低的血液从心脏泵送到肺部进行肺循环，补充氧气，然后又被运输回心脏。

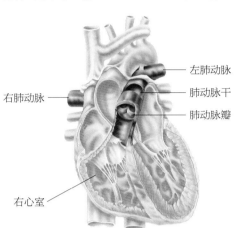

右肺动脉
左肺动脉
肺动脉干
肺动脉瓣
右心室

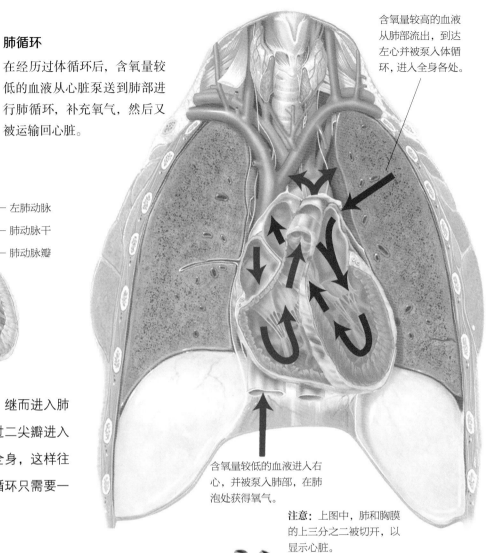

含氧量较高的血液从肺部流出，到达左心并被泵入体循环，进入全身各处。

含氧量较低的血液进入右心，并被泵入肺部，在肺泡处获得氧气。

量较高的新鲜血液进入小静脉，继而进入肺静脉和左心房。然后，血液通过二尖瓣进入左心室，进而通过体循环进入全身，这样往复循环。静息时，一次完整的循环只需要一分钟就能循环大约 5 升的血液。

注意：上图中，肺和胸膜的上三分之二被切开，以显示心脏。

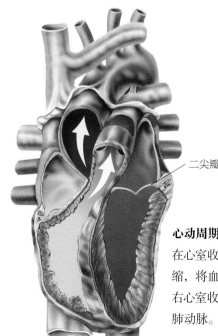

二尖瓣

**心动周期 3**
在心室收缩期，左心室收缩，将血液射入主动脉；右心室收缩，将血液射入肺动脉。

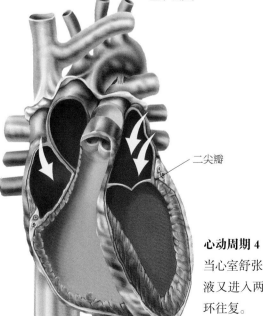

二尖瓣

**心动周期 4**
当心室舒张开始时，血液又进入两个心房，循环往复。

## 肺

　　肺是一对负责血液与外界之间的气体交换的器官。肺吸入氧气供给血液，并呼出从血液中排出的二氧化碳。肺由数个肺叶组成，左肺有两叶，右肺有三叶。肺叶被包裹在叫作胸膜的双层膜结构中，该膜可以让肺以较小的摩擦力紧贴胸廓移动。位于两肺之间的是纵隔，纵隔中包含心脏、食管、气管以及主要的血管

和神经等结构。心脏及其相关血管主要位于胸部左侧，它们需要占据相对更多的空间，这也使得左肺比右肺小些。

　　气管分支成左主支气管和右主支气管，然后继续分支成小支气管、细支气管，进而分支为微小的囊状结构，即肺泡。这种网络状的分支系统被称为支气管树。

### 肺

两肺被一系列的裂隙分成数个肺叶，吸入的空气沿着气管进入肺内的支气管树，进行气体交换。

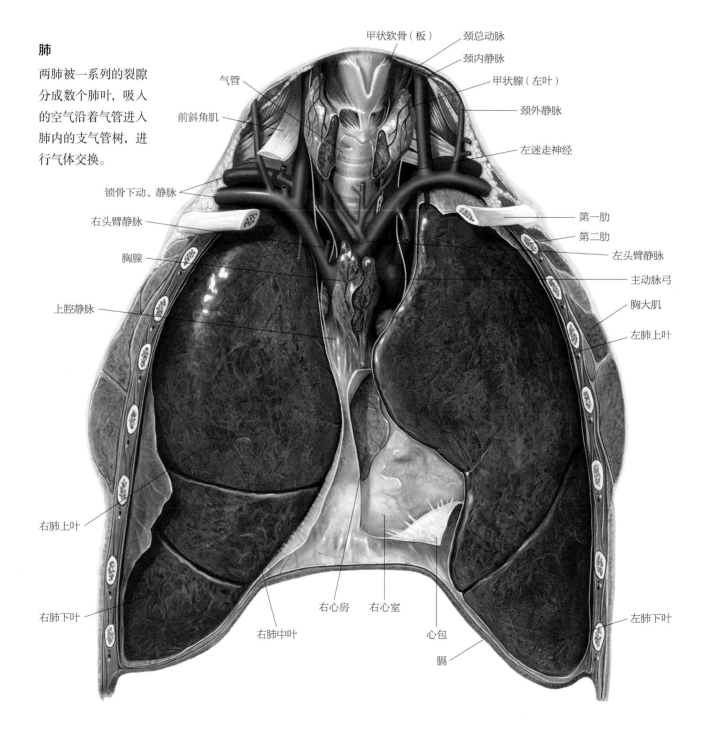

甲状软骨（板）
颈总动脉
颈内静脉
甲状腺（左叶）
颈外静脉
左迷走神经
气管
前斜角肌
锁骨下动、静脉
右头臂静脉
胸腺
上腔静脉
右肺上叶
右肺下叶
右肺中叶
右心房
右心室
心包
膈
第一肋
第二肋
左头臂静脉
主动脉弓
胸大肌
左肺上叶
左肺下叶

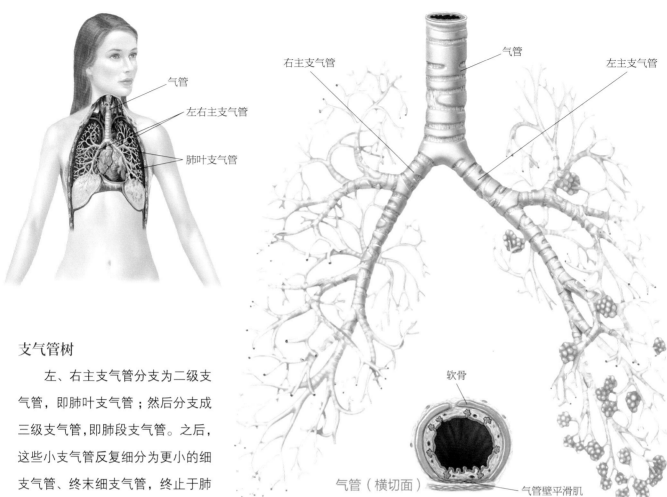

气管

右主支气管

左主支气管

气管

左右主支气管

肺叶支气管

软骨

气管（横切面）

气管壁平滑肌

## 支气管树

　　左、右主支气管分支为二级支气管，即肺叶支气管；然后分支成三级支气管，即肺段支气管。之后，这些小支气管反复细分为更小的细支气管、终末细支气管，终止于肺泡。支气管有软骨支撑，而细支气管则完全是肌性结构。

## 支气管树

支气管树是气道分支形成的系统，它将吸入的空气运送到发生气体交换的肺泡中。为了确保呼吸道通畅，支气管内壁覆盖着黏膜和纤毛结构，可以吸附灰尘和颗粒。

### 支气管（横切面）

纤毛

支气管腺

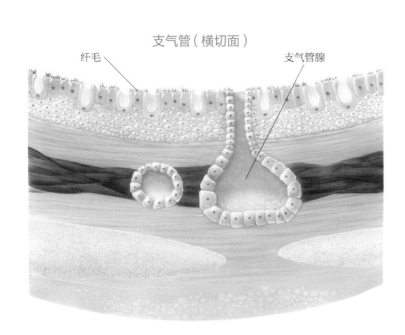

## 呼吸

呼吸是肺吸入和呼出空气以及气体交换的过程。

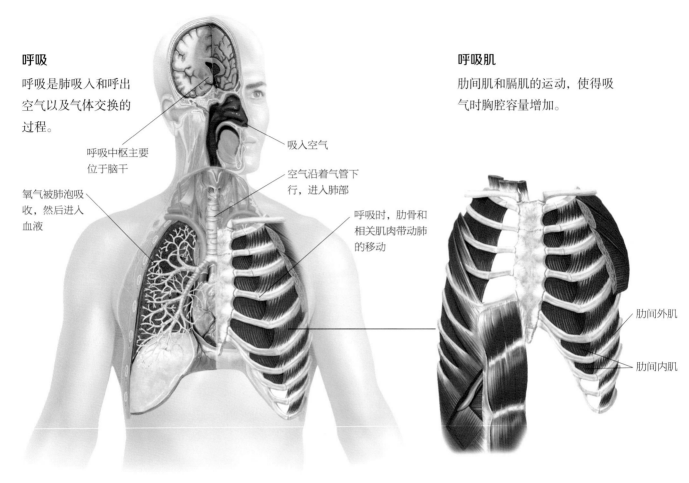

呼吸中枢主要位于脑干

氧气被肺泡吸收，然后进入血液

吸入空气

空气沿着气管下行，进入肺部

呼吸时，肋骨和相关肌肉带动肺的移动

## 呼吸肌

肋间肌和膈肌的运动，使得吸气时胸腔容量增加。

肋间外肌

肋间内肌

## 呼吸

### 我们如何呼吸

吸气过程伴随着胸部许多结构的运动。肋骨被肋间肌拉起而胸廓略微扩张，同时肺下方的膈肌下移，胸廓容量增加。于是在吸气时，肺部有足够的空间扩张。空气通过口腔或鼻腔进入咽、喉、气管、支气管，最后到达肺泡，肺泡中的氧气进入血液，血液中的二氧化碳进入肺泡，进而被呼出。在呼气过程中，肋骨回缩，膈肌向上移动，胸腔容量减小，二氧化碳从肺部排出。随着肺的压缩和扩张，内部压力也相对于外界大气压升高和降低。

### 肺泡

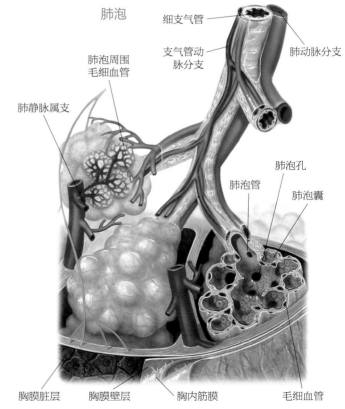

细支气管

支气管动脉分支

肺动脉分支

肺泡周围毛细血管

肺静脉属支

肺泡孔

肺泡管

肺泡囊

胸膜脏层　胸膜壁层　胸内筋膜　毛细血管

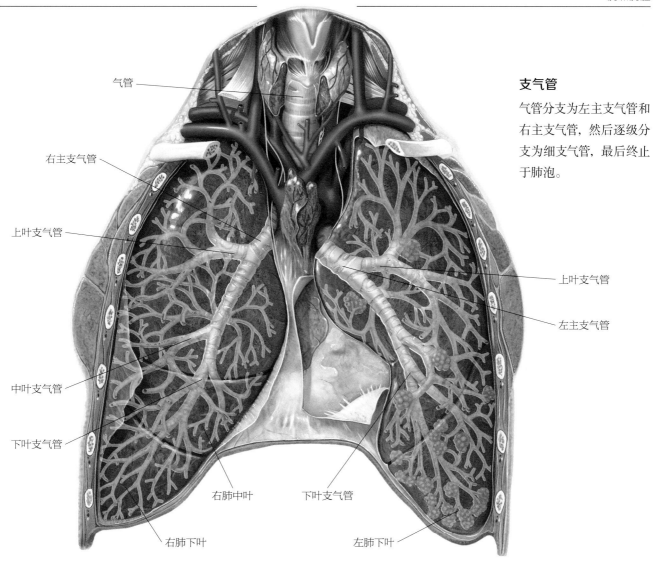

气管

右主支气管

上叶支气管

中叶支气管

下叶支气管

右肺中叶

下叶支气管

右肺下叶

左肺下叶

上叶支气管

左主支气管

## 支气管

气管分支为左主支气管和右主支气管，然后逐级分支为细支气管，最后终止于肺泡。

## 呼吸

吸气时，肋间肌收缩，膈肌下移，胸腔容量增加，外界空气进入扩张的肺部。气体发生交换之后，呼吸肌舒张，胸廓返回原位。呼气是被动的过程。

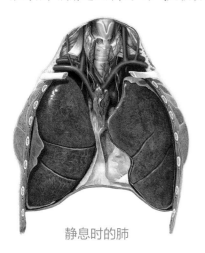

静息时的肺

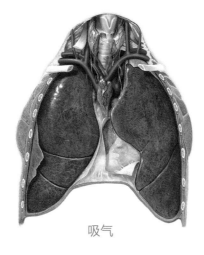

吸气

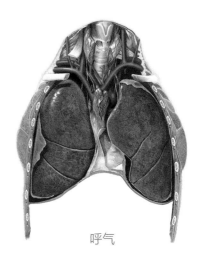

呼气

## 胸腔

肋骨和脊柱在胸廓后方相连。肋骨之间是肋间肌，在呼吸过程中可以移动肋骨。胸膜是包绕肺的双层膜，使得肺和肋骨之间的摩擦大大降低。胸膜的外层，即壁层，附着在胸腔上。

## 膈

膈是辅助吸气的主要肌肉结构，由膈神经支配。在休息状态，膈是穹顶形的，吸气时，膈肌收缩，向下移动，从而胸腔容量增加。当胸部和腹部放松时，它又恢复到原来的位置。膈肌与胸廓、背部的脊柱、侧面的肋骨和前面的胸骨均有连接。膈的中心腱附着在包绕心脏的心包上。膈分隔胸腔和腹腔，包括食管以及循环系统的主要血管在内的一些重要结构则穿过膈。

## 食管

食管穿过颈部和胸部，向下穿过膈之后连通到胃，是消化系统的重要组成部分。重力作用和食管平滑肌的收缩使食物和液体下行，下行途中经过的周围脏器有主动脉、左主支气管和左心房。食管穿行膈肌处的肌纤维扭结环绕，有助于使食物保留在胃内。食管是一个平滑肌管道，以波状收缩的方式将食物推向胃部。食管的肌肉是由自主神经系统支配的不随意肌。

## 气管

气管从颈部进入胸腔，在食管上部的前方分支为左、右主支气管。气管是由 C 形软骨环支撑的肌性结构。

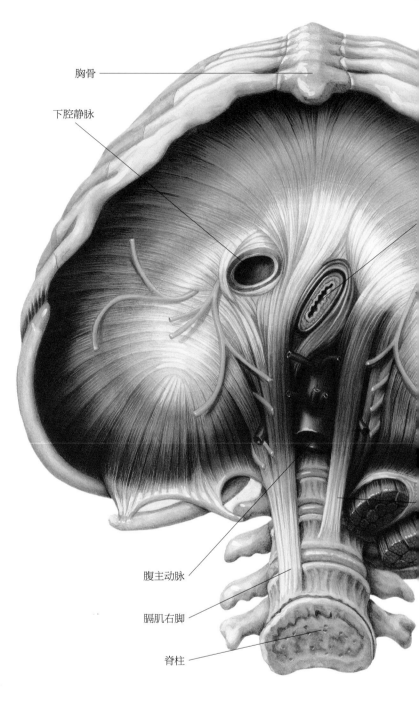

胸骨

下腔静脉

腹主动脉

膈肌右脚

脊柱

**膈**

膈是将胸腔与腹腔分隔的一层肌肉。肺和心脏位于膈的上凸面上，膈的下凹面形成腹腔的顶，位于胃和肝的上方。从下面看，膈是穹顶形的。

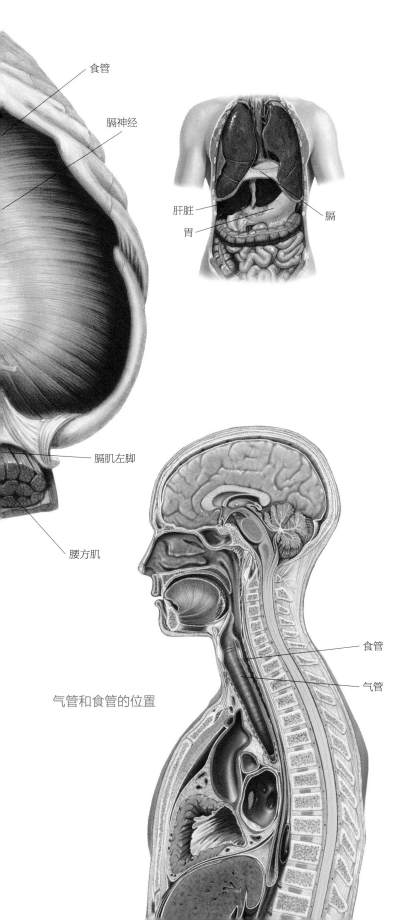

食管

膈神经

肝脏

胃

膈

膈肌左脚

腰方肌

食管

气管

气管和食管的位置

## 胸腺

　　胸腺位于胸骨后方，它不是传统意义上的腺体，而是淋巴器官，负责产生特殊的淋巴细胞，用于保护身体、抵御病毒等外界物质的侵犯。在童年和青少年阶段，胸腺较为活跃（出生时约 14 克，青春期增加到约 28 克）。到成年时，胸腺已减少到最初的重量。活跃的胸腺产生 T 细胞。T 细胞成熟需要大约三周时间，然后会被释放到血液中。T 细胞循环到体内的淋巴组织，一旦识别出外来细胞，它就会繁殖、攻击并摧毁入侵者。

### 胸腺

胸腺没有导管，位于胸骨后方，可以产生一种特殊类型的白细胞，即 T 细胞。T 细胞是细胞免疫中的重要组成部分。

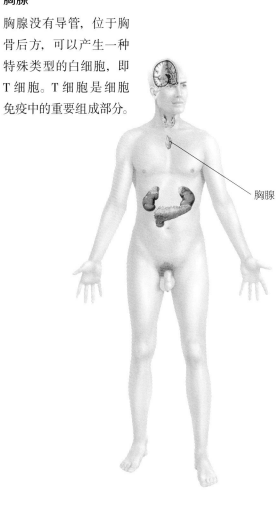

胸腺

# 腹部

## 腹部

　　相对于胸腔来说，腹腔位置较低，容量更大，含有人体消化系统、泌尿系统和生殖系统的主要器官。腹部消化系统的器官主要有胃、肝、胆囊、胰腺和肠等。泌尿系统和生殖系统的主要器官在本书的其他章节讲述。

　　穿过腹腔的两条主要血管：降主动脉向下延续为供给骨盆和下肢的髂动脉；下腔静脉收集来自下肢的血液并向上回流到心脏，是体内最大的静脉之一。

　　腹膜包绕着腹部器官，并衬在腹壁上，能分泌黏液润湿脏器表面，对肠的蠕动起重要作用。

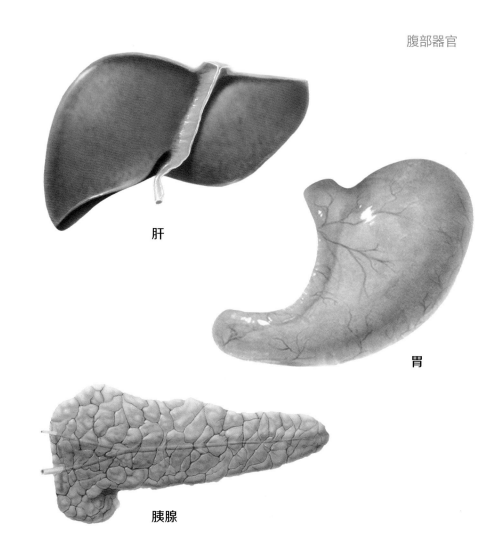

肝

胃

胰腺

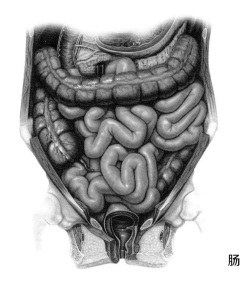

肠

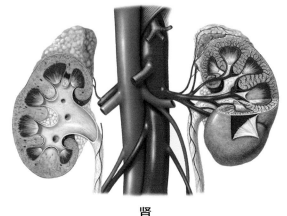

肾

腹部器官

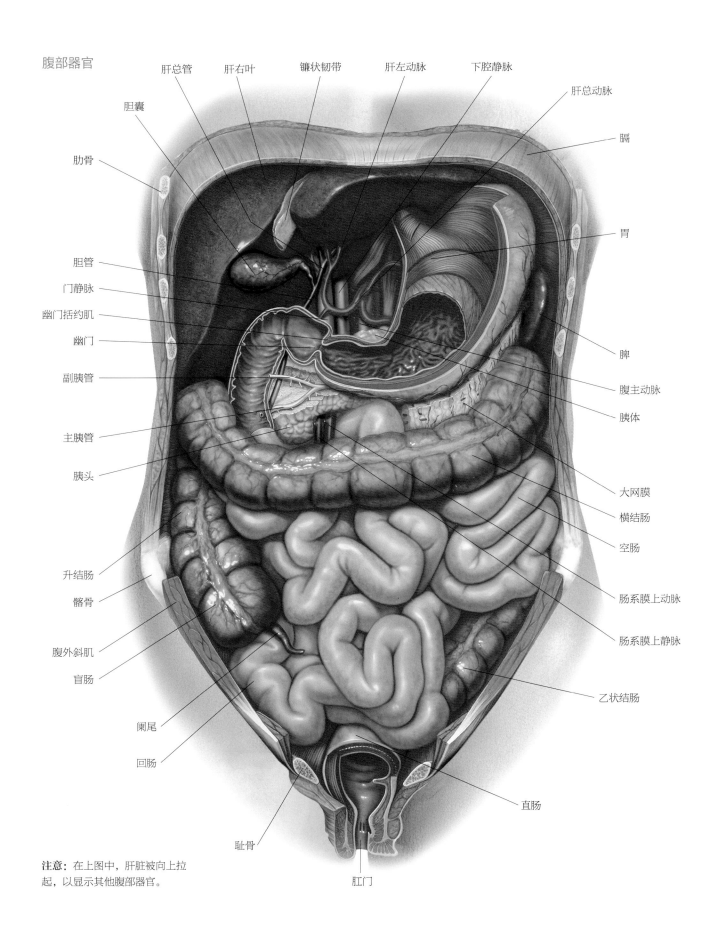

胆囊

肋骨

胆管
门静脉
幽门括约肌
幽门
副胰管
主胰管
胰头
升结肠
髂骨
腹外斜肌
盲肠
阑尾
回肠
耻骨

肝总管　肝右叶　镰状韧带　肝左动脉　下腔静脉
肝总动脉
膈
胃
脾
腹主动脉
胰体
大网膜
横结肠
空肠
肠系膜上动脉
肠系膜上静脉
乙状结肠
直肠
肛门

**注意：** 在上图中，肝脏被向上拉起，以显示其他腹部器官。

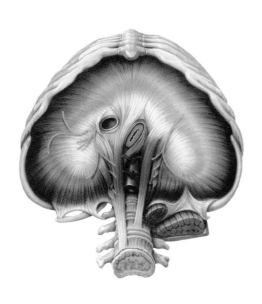

**膈**

膈分隔胸腔和腹腔，在呼吸运动中发挥作用。静息时，穹顶状的膈是腹腔的顶。在吸气过程中，膈肌收缩，向下推入腹部，胸腔容量增加，进而吸入空气。

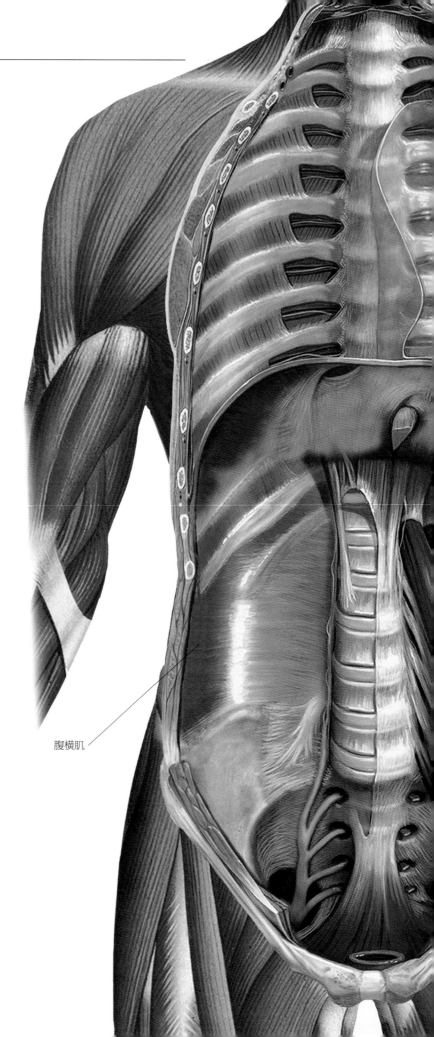

腹横肌

## 腹腔

腹腔将人体腹部的主要器官容纳在紧凑柔软的结构中。腹腔的后壁由脊柱及其相关的肌肉形成，侧壁和前壁由脂肪以及皮肤覆盖的肌肉层组成。这些肌肉可以挤压腹部，以便在吸气时扩张肺部。膈形成腹腔的顶，骨盆底（盆膈）形成腹腔的底。

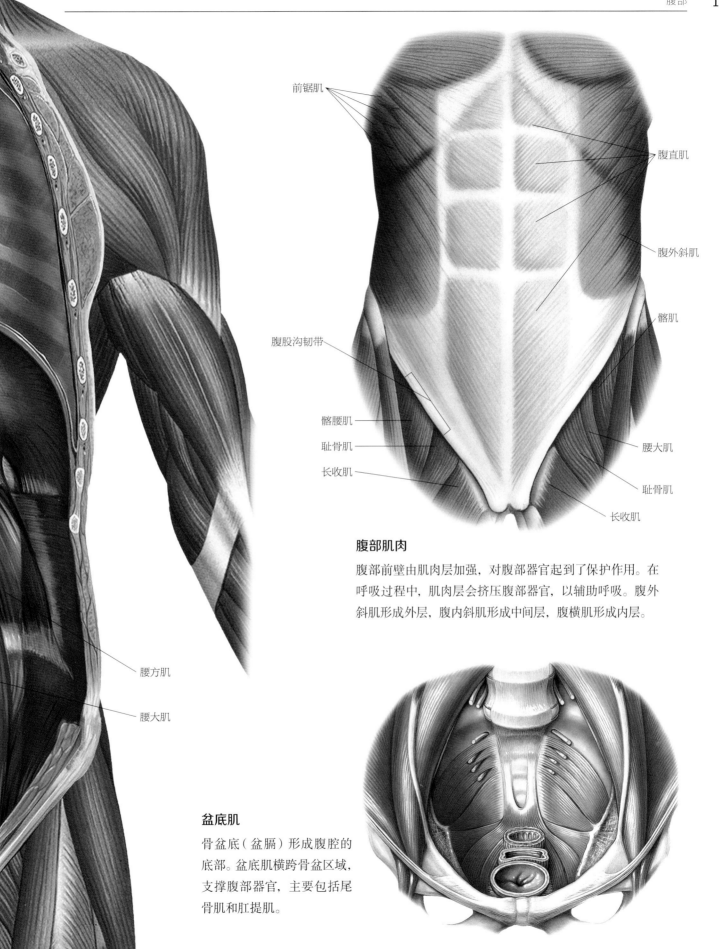

前锯肌

腹直肌

腹外斜肌

髂肌

腹股沟韧带

髂腰肌

耻骨肌

长收肌

腰大肌

耻骨肌

长收肌

腰方肌

腰大肌

## 腹部肌肉

腹部前壁由肌肉层加强，对腹部器官起到了保护作用。在呼吸过程中，肌肉层会挤压腹部器官，以辅助呼吸。腹外斜肌形成外层，腹内斜肌形成中间层，腹横肌形成内层。

## 盆底肌

骨盆底（盆膈）形成腹腔的底部。盆底肌横跨骨盆区域，支撑腹部器官，主要包括尾骨肌和肛提肌。

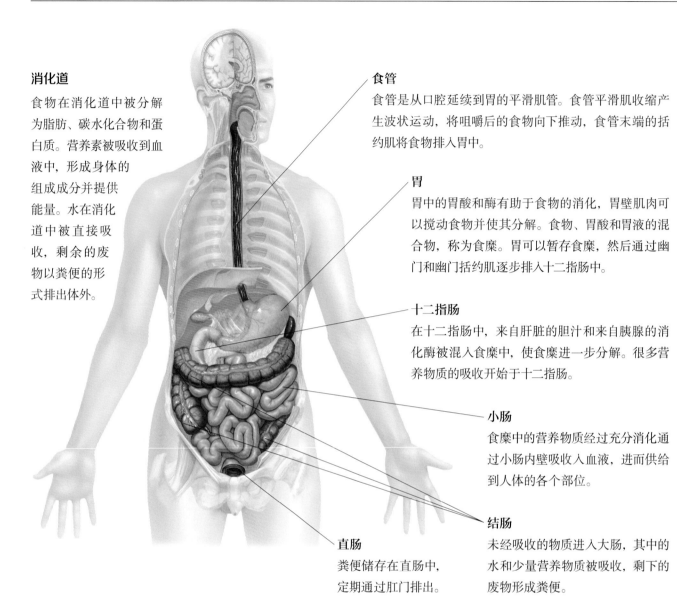

## 消化道

食物在消化道中被分解为脂肪、碳水化合物和蛋白质。营养素被吸收到血液中,形成身体的组成成分并提供能量。水在消化道中被直接吸收,剩余的废物以粪便的形式排出体外。

### 食管

食管是从口腔延续到胃的平滑肌管。食管平滑肌收缩产生波状运动,将咀嚼后的食物向下推动,食管末端的括约肌将食物排入胃中。

### 胃

胃中的胃酸和酶有助于食物的消化,胃壁肌肉可以搅动食物并使其分解。食物、胃酸和胃液的混合物,称为食糜。胃可以暂存食糜,然后通过幽门和幽门括约肌逐步排入十二指肠中。

### 十二指肠

在十二指肠中,来自肝脏的胆汁和来自胰腺的消化酶被混入食糜中,使食糜进一步分解。很多营养物质的吸收开始于十二指肠。

### 小肠

食糜中的营养物质经过充分消化通过小肠内壁吸收入血液,进而供给到人体的各个部位。

### 结肠

未经吸收的物质进入大肠,其中的水和少量营养物质被吸收,剩下的废物形成粪便。

### 直肠

粪便储存在直肠中,定期通过肛门排出。

## 消化道

消化道主要位于上半身,起自口腔,终于肛门,长度可达9米。消化道壁由平滑肌组成,可产生波形运动,推动食物沿着消化道前进,这一过程称为蠕动。进入口腔的食物依次通过食管、胃、十二指肠、小肠、大肠和直肠,并被逐步消化。消化后的营养物质主要在肠道中被提取并被吸收到血液中,为身体提供能量,并帮助组织修复,维持身体健康。在大肠中,水和少量营养物质被吸收,剩下的废物,即粪便,通过肛门排出。

## 胃功能

### 食物到达胃部

食物到达胃部之前,胃就已经开始产生胃液,这是由我们的视觉、味觉、嗅觉,甚至是对食物的想法所触发的。食物通过胃与食管的连接部进入胃,一旦进入胃中,食物就开始与胃液混合。

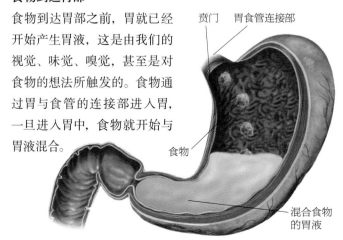

贲门    胃食管连接部

食物

混合食物的胃液

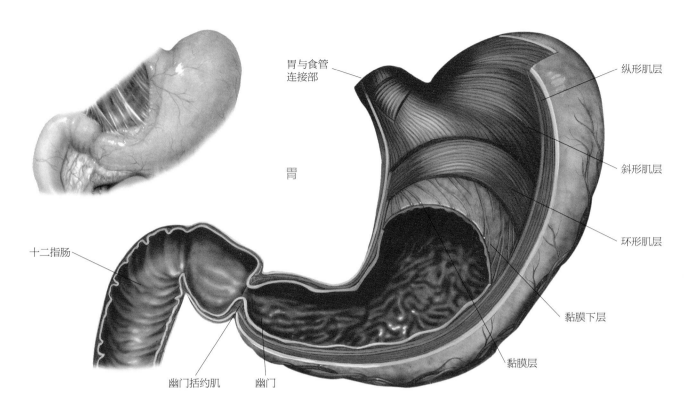

胃与食管连接部
纵形肌层
斜形肌层
环形肌层
胃
黏膜下层
黏膜层
十二指肠
幽门括约肌
幽门

# 胃

## 胃的结构和功能

　　胃的上方通过贲门连接到食管，下方通过幽门括约肌连接到十二指肠。胃壁由数层肌肉组成，可以在激素的刺激下产生胃酸和酶，如胃蛋白酶等。胃的最内层，即黏膜层和黏膜下层可以产生黏液，为胃提供保护屏障，抵抗胃酸的侵蚀。胃的肌肉层以波形运动的方式收缩，从而混合食物和胃液，形成半流体的物质，称为食糜。胃的处理过程基本结束后，胃壁收缩，将食糜推入胃末端的幽门。幽门括约肌将部分消化的食物运送到十二指肠。

## 消化

胃酸和酶对食物进行分解，胃壁肌肉收缩，将食物和胃液混合，进而转化为半流体的食糜。

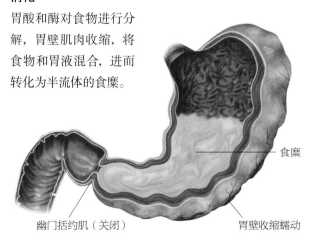

食糜
幽门括约肌（关闭）
胃壁收缩蠕动

## 食物离开胃部

食物在胃内的处理可能需要几个小时。随着胃的收缩逐渐减少，幽门括约肌打开，食糜进入十二指肠。

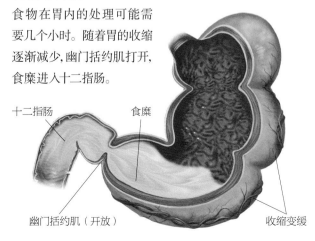

十二指肠
食糜
幽门括约肌（开放）
收缩变缓

## 十二指肠

十二指肠是小肠的起始段，连接胃和空肠。它弯曲着包绕胰头，长约 25 厘米。十二指肠接收来自肝脏的胆汁和来自胰腺的消化酶，它们进一步加工来自胃的食糜。其折叠的内表面大大增加了表面积，有利于更充分地吸收糖类、脂肪和氨基酸等营养物质。食物在十二指肠消化后，通过平滑肌的收缩被排入空肠。

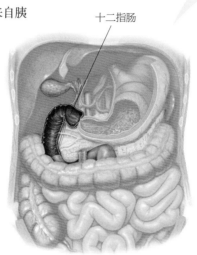

十二指肠

## 空肠

空肠是小肠的中间部分，长约 2.5 米。内层的褶皱覆盖着绒毛，即微小的指状突起，绒毛又被覆微绒毛，增加了小肠对营养物质的吸收面积。营养物质通过空肠内壁进入淋巴管和肝门静脉，继而进入肝脏。

空肠

## 肠

　　肠由小肠和大肠两部分组成，小肠包括十二指肠、空肠和回肠，大肠包括结肠、直肠和肛管。大肠环绕腹腔下半部分的边缘，小肠被包绕在其中。

　　肠道位于消化道的下部，是负责消化的终末阶段。来自胃的经部分消化的食物（称为食糜）进入小肠，其中的营养物质通过小肠内壁吸收入血，剩余物质进入大肠。水和电解质被大肠吸收，其余形成粪便，粪便储存在直肠中，并定期由肛门排出。

　　肠系膜对肠有固定作用，血管、神经和淋巴管穿过肠系膜供给或支配小肠。

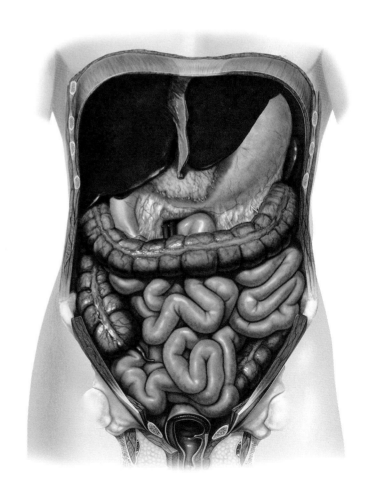

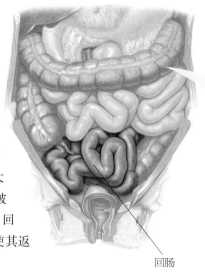

## 回肠

回肠长约 3.5 米，是
小肠的终末段。回肠
连接空肠和盲肠，盲
肠是大肠的一部分。大
部分营养物质已经被
十二指肠和空肠吸收，回
肠主要吸收胆汁酸，使其返
回肝脏。

回肠

## 结肠和阑尾

结肠是大肠的起始部分，长约 1.3 米，
由升结肠、横结肠、降结肠和乙状结
肠组成。结肠通过回肠与小肠相连，
主要作用是吸收水和无机盐。阑尾是
长约 9 厘米的细而弯曲的盲管，阑尾
是免疫系统细胞聚集的重要场所，也
是正常肠道菌群的储存场所。

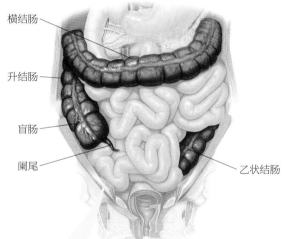

横结肠

升结肠

盲肠

阑尾

乙状结肠

## 直肠

结肠与直肠相接，直肠
是大肠的倒数第二部
分。直肠长 15~20 厘米，
接收乙状结肠的粪便，
并将其储存一段时间，
然后由肛门排出体外。

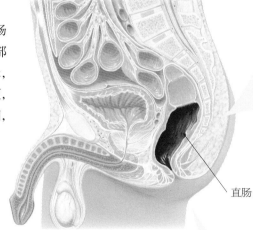

直肠

## 肛门

肛门是大肠末段，是一条长 3~4 厘米
的管道，粪便从直肠经过肛门括约肌
到肛门孔，进而排出体外。

### 你知道吗?

一年中，我们每人消耗大约 500
千克的食物。我们的消化系统每
天处理 10~12 升的食物、液体和
消化液。

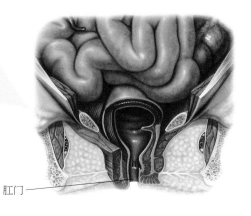

肛门

## 肠道内部

　　小肠内壁上有许多环形皱襞，虽然肠道的长度仅有 7.5 米，但皱襞的存在使其内表面积大大增加。皱襞上有许多绒毛状突起，叫作小肠绒毛。环形皱襞和小肠绒毛的存在，使得肠道的吸收面积大大增加。吸收的营养物质进入血管和淋巴管，用于维持细胞和组织，并为机体提供能量。

### 肠

肠是消化系统的最后部分，包括小肠和大肠，两者位于腹腔的下部。

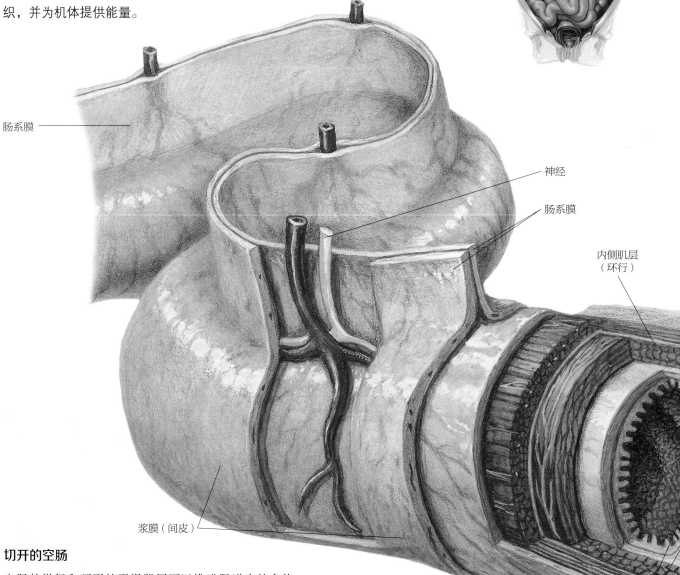

肠系膜

神经

肠系膜

内侧肌层（环行）

浆膜（间皮）

浆膜（结缔组织）

环形皱襞

### 切开的空肠

空肠的纵行和环形的平滑肌层可以推进肠道中的食物，折叠的内壁从消化过的食物中吸收营养物质。与肠道的其余部分类似，肠系膜对空肠也起到了固定作用。肠系膜还提供了肠道的血液供应、神经支配和淋巴引流，对肠道正常的生理功能至关重要。

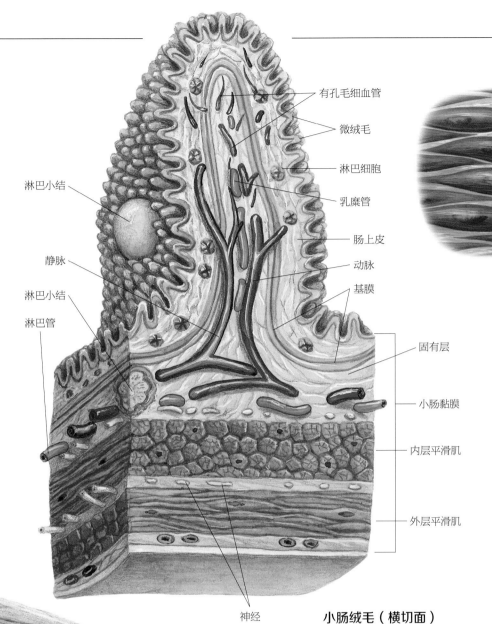

有孔毛细血管

微绒毛

淋巴细胞

乳糜管

肠上皮

动脉

基膜

固有层

小肠黏膜

内层平滑肌

外层平滑肌

淋巴小结

静脉

淋巴小结

淋巴管

神经

**平滑肌**

肠道平滑肌由自主神经系统支配，消化过程不受我们主观意识的控制。

**小肠绒毛（横切面）**

小肠绒毛覆盖在小肠壁的内表面。

外侧肌层
（纵行）

肌间神经丛

黏膜肌层

黏膜层

肠道平滑肌产生波形运动，向前推动消化的食物；括约肌控制食物前进的速度。肌层环行或者纵行，推动食物向前行进。

**你知道吗？**

小肠内壁有 4 亿多个小肠绒毛，表面积约 250 平方米。巨大的表面积有利于水和营养物质的吸收。

## 肝脏

　　肝脏重约 1.5 千克，承担着机体的多种功能。肝脏位于腹部的右上方，肋骨下方，通过腹膜的折叠与膈连接。肝脏分为左右两叶，呈楔形，与胆囊、肾、十二指肠、食管、胃和大肠毗邻。折叠形状的腹膜将

肝脏与胃和十二指肠相连，胆囊通过结缔组织附着在肝脏上。

　　肝门是血管和胆管出入肝的部位，位于肝的脏面。肝门有门静脉、肝动脉、肝胆管出入。

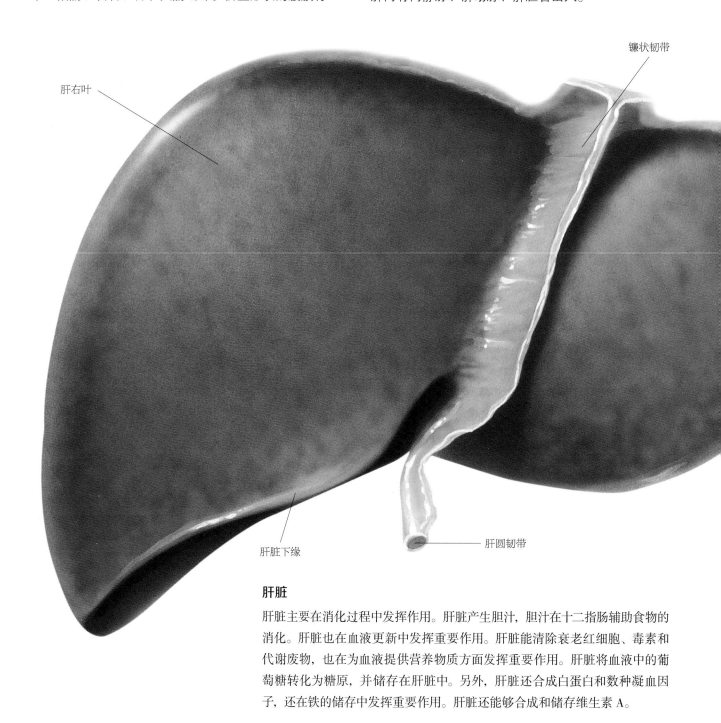

肝右叶

镰状韧带

肝脏下缘

肝圆韧带

### 肝脏

肝脏主要在消化过程中发挥作用。肝脏产生胆汁，胆汁在十二指肠辅助食物的消化。肝脏也在血液更新中发挥重要作用。肝脏能清除衰老红细胞、毒素和代谢废物，也在为血液提供营养物质方面发挥重要作用。肝脏将血液中的葡萄糖转化为糖原，并储存在肝脏中。另外，肝脏还合成白蛋白和数种凝血因子，还在铁的储存中发挥重要作用。肝脏还能够合成和储存维生素 A。

### 肝动脉和门静脉

肝动脉和门静脉是供应肝脏的主要血管，通过肝门进入肝脏。

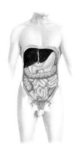

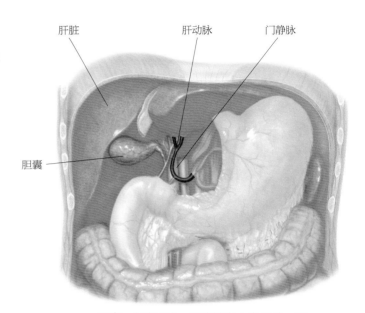

肝脏　　肝动脉　　门静脉

胆囊

**注意：**在该图中，肝脏被向上向后移，以显示肝动脉和门静脉的位置。

肝脏承担着机体的多种功能。肝脏将来自胃肠道血液中的葡萄糖转化为糖原，并储存起来。当机体需要时，糖原可以转变为葡萄糖，以维持血液中的葡萄糖水平。胰腺分泌的胰岛素和胰高血糖素对于糖原和葡萄糖之间的转化起到重要作用。肝脏还是血液的过滤器，负责清除衰老的红细胞和过量的营养物质，并对食物和水中的有毒成分起到解毒的作用。

肝脏制造和储存维生素 A，维生素 A 对体内组织的正常形态和功能至关重要；储存铁，以用于血液中血红蛋白的合成；产生白蛋白，白蛋白是重要的血浆蛋白；以及产生与凝血相关的几种重要物质。

胆汁在肝脏产生，通过胆管系统释放到十二指肠中，促进食物的消化分解。胆汁由水、

肝左叶

胆盐和一种叫作胆红素的化学物质组成。胆汁在到达肠道后又被重新吸收，通过门静脉返回肝脏，并不断这样回收利用。

### 肝动脉

肝动脉供应肝脏血液的 30%，其余来自门静脉。肝固有动脉分为肝左动脉和肝右动脉。

### 门静脉

胃、脾、胰腺、胆囊和肠道中含有丰富营养物质的血液，通过门静脉返回肝脏。门静脉短而宽，通过肝门进入肝脏并不断分支，终末段进入肝血窦。肝血窦是遍布整个肝脏的毛细血管网络。在肝血窦中，血液中衰老的红细胞被分解，细菌被清除。

肝脏清除并储存血液中多余的营养物质，并补充血液中不足的营养物质。血液最终汇入肝静脉，进而流入下腔静脉。

## 肝小叶

　　肝小叶是肝脏基本的结构和功能单位，在肝小叶多边形的各个顶点处有肝动脉、门静脉和肝管的分支。贯穿肝小叶中心的是中央静脉。每个肝小叶由多层细胞组成，每层的厚度为一个细胞。肠道来的静脉血流经肝细胞，汇入中央静脉。在这个过程中，门静脉中多余的营养物质、胆盐、有毒物质和代谢废物被清除，并进一步处理。所有肝小叶的中央静脉汇集为肝静脉，注入下腔静脉，进而流回心脏。

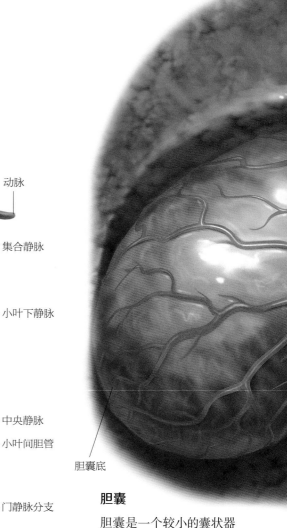

胆管

动脉

集合静脉

小叶下静脉

中央静脉

小叶间胆管

门静脉分支

肝动脉分支

肝血窦开口

胆囊底

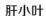
肝血窦

### 胆囊

　　胆囊是一个较小的囊状器官，负责储存和浓缩从肝脏接收的胆汁。必要时，胆囊将胆汁释放到胆管，继而运输到十二指肠，起到辅助消化的作用。

### 肝小叶

　　肝脏由肝小叶组成，肝小叶中央有中央静脉，肝小叶多边形的顶点处有肝动脉、门静脉和肝管的分支。每个肝小叶由层层叠叠的细胞组成，每层的厚度为一个细胞。血液从肝小叶到达中央静脉，最终汇入肝静脉，流出肝脏。

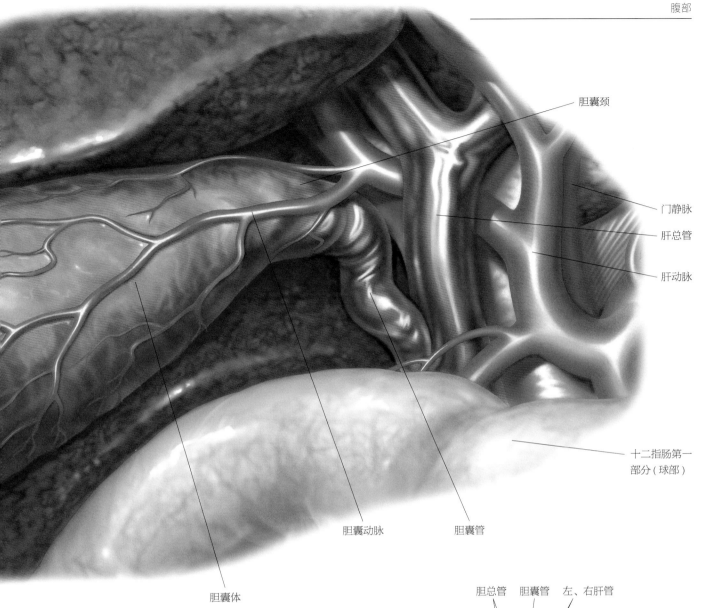

胆囊颈

门静脉

肝总管

肝动脉

十二指肠第一
部分（球部）

胆囊动脉　　胆囊管

胆囊体

胆总管　胆囊管　左、右肝管

胆囊

## 胆囊

　　胆囊是储存胆汁的囊状器官，位于肝脏下方，是胆管系统的一部分，通过胆囊管与胆管连接。由肝细胞产生的胆汁沿着胆管流向胆囊，并在胆囊中储存和浓缩，继而释放到十二指肠中。胆管从与胆囊管的交界处向下，穿过胰腺的头部，与主胰管相连，继而连接到十二指肠上。十二指肠是胆汁最终释放的部位。胆汁将脂肪分解成小颗粒，有利于脂肪的消化和吸收。之后，胆汁被小肠吸收并通过门静脉系统返回肝脏，开始再次循环。这个过程叫作肝肠循环。

## 胆管

胆汁中含有胆红素、卵磷脂和胆盐。它通过胆管从肝脏运送到胆囊储存，进而释放到十二指肠中。

## 胰腺

　　胰腺兼有消化器官和内分泌器官的功能，它负责向十二指肠提供辅助消化的酶，其内分泌功能主要是产生激素。

　　胰腺位于胃的后方、腹部大血管（腹主动脉和下腔静脉）的前方，是一个三角旗状的腺体，从头部向尾部逐渐变细变窄。头部被十二指肠包绕，尾部与脾毗邻。

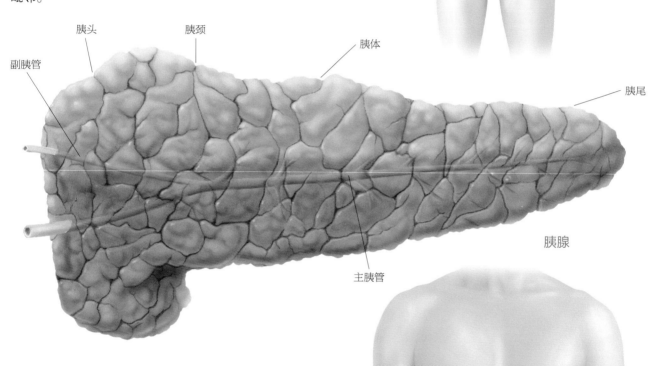

胰腺

胰头　　　　胰颈

副胰管

胰体

胰尾

主胰管

胰腺

　　胰腺由外分泌细胞和内分泌细胞组成，大多数细胞是外分泌细胞，为消化系统提供酶。酶在十二指肠中发挥作用，辅助食物的消化。胰腺有防止被自身产生的酶消化的机制，如在特定的部位中储存酶，以及产生化学抑制剂等。

　　胰腺的内分泌部分叫作胰岛，分散在整个胰腺中，产生用于调节代谢的胰岛素和胰高血糖素，调节和维持血糖水平。

## 肾上腺

　　肾和肾上腺位于腹部后方，肾上腺位于肾顶部。两侧肾上腺可以产生和释放激素。

　　肾上腺呈三角形，黄褐色，由两层构成：外层的皮质和内层的髓质，两层有着不同的结构，产生和释放不同的激素。肾上腺皮质产生的激素包括糖皮质激素、盐皮质激素和性激素等。这些激素在维持体液容量、血压、血容量和心输出量等方面发挥作用，并调节钠的吸收。由皮质产生的雄激素有助于男性特征的形成。髓质产生的激素包括肾上腺素和去甲肾上腺素。这两种激素在人体感到压力时分泌，可以提高心率，增加肌肉的血供，升高血糖水平，扩张呼吸道，从而使身体适应压力。这种反应叫作"战或逃"反应，这其实是在压力情形下的两种选择。

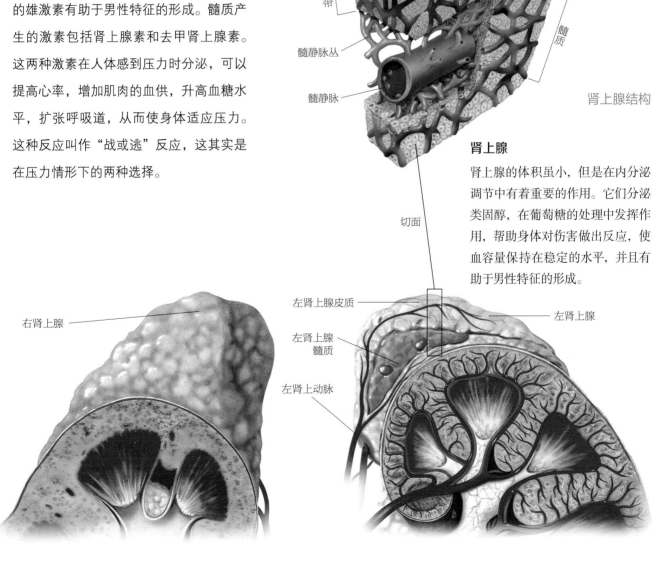

被膜动脉
被膜
球状带
束状带
网状带
被膜下血管丛
血窦
深血管丛
髓质
髓静脉丛
髓静脉
肾上腺结构

### 肾上腺

肾上腺的体积虽小，但是在内分泌调节中有着重要的作用。它们分泌类固醇，在葡萄糖的处理中发挥作用，帮助身体对伤害做出反应，使血容量保持在稳定的水平，并且有助于男性特征的形成。

右肾上腺
切面
左肾上腺皮质
左肾上腺髓质
左肾上动脉
左肾上腺

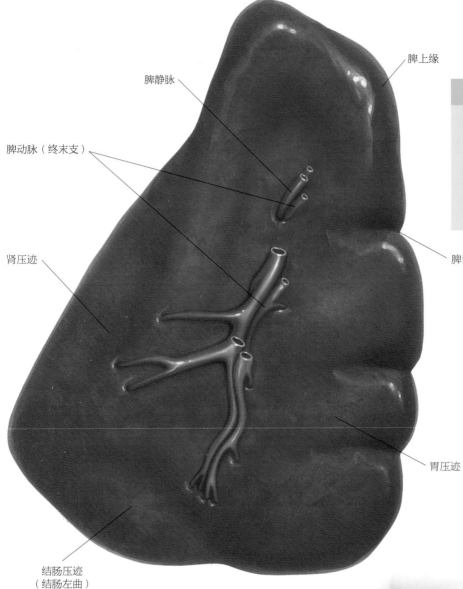

脾静脉

脾动脉（终末支）

肾压迹

结肠压迹
（结肠左曲）

脾上缘

脾切迹

**脾**

脾具有过滤血液的作用。衰老和异常的红细胞在红髓被分解；白髓是淋巴组织，为淋巴细胞提供储存场所。

胃压迹

# 脾

　　脾位于左上腹，在膈下方，由第九、第十、第十一肋保护。脾与心脏大小相似，有着人体内最密集的淋巴组织。脾产生和储存淋巴细胞，对免疫反应至关重要。

　　脾为暗红色，质脆而软，毗邻的肾、结肠和胃在其表面留下压迹。

　　脾的被膜包绕着红髓和白髓。脾的红髓通过脾血窦过滤血液，清除衰老和异常的红细胞。红髓在胎儿阶段有造血功能。白髓环绕脾动脉，储存免疫系统十分重要的淋巴细胞。

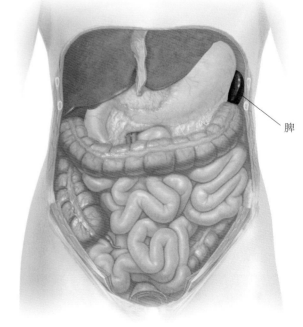

脾

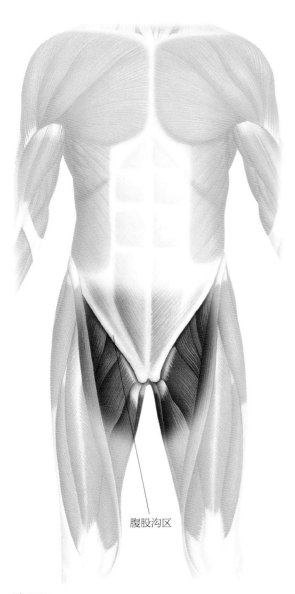

**腹股沟区**

**腹股沟**

腹股沟是腹部和大腿交界的
区域。

**太阳丛**

由于太阳丛位于腹腔动脉周
围的位置，也叫作腹腔神经
丛。太阳丛属于自主神经系
统，支配腹部器官，并维持
这些器官的正常功能。

## 腹股沟和腹壁

　　腹部和大腿的交界称为腹股沟区，这里有着大量
引流下肢淋巴液的淋巴结。

## 太阳丛

　　太阳丛，位于膈的下方，胃的后方，是腹主动脉
周围密集的神经网络。这些神经分支到腹部器官，不
仅对这些器官起到支配作用，而且对器官功能起调节
作用，如调节支配肠道收缩和肾上腺分泌等。

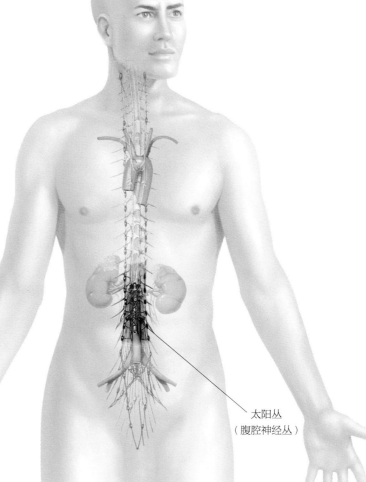

太阳丛
（腹腔神经丛）

# 泌尿和生殖器官

## 泌尿系统

　　泌尿系统位于腹部后方，包括肾、输尿管、膀胱和尿道。肾能够分离血液中的废物和多余的水分，形成尿液。尿液沿着输尿管到达膀胱，继而通过尿道排出体外。

### 男性泌尿系统

男性泌尿系统由肾、输尿管、膀胱和尿道组成。尿道是尿液和精液的共同通道。

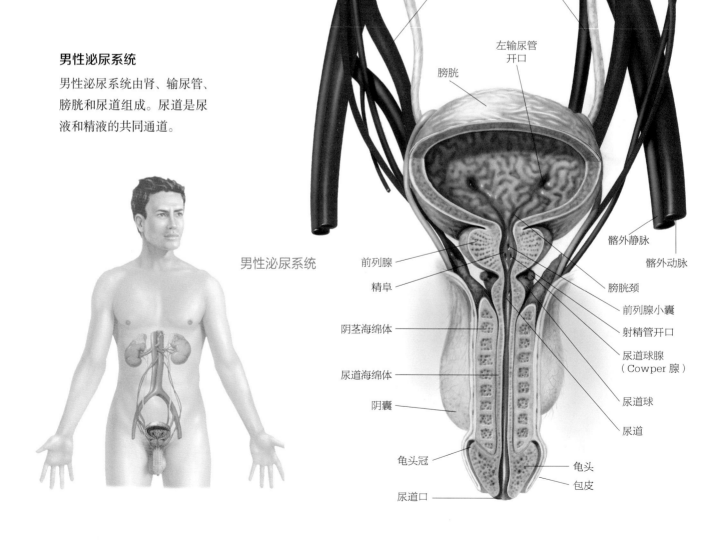

男性泌尿系统

下腔静脉

睾丸静脉

睾丸动脉

腹主动脉

左输尿管

髂总动脉

髂总静脉

髂内动脉

髂内静脉

左输尿管开口

膀胱

髂外静脉

髂外动脉

前列腺

精阜

阴茎海绵体

尿道海绵体

阴囊

龟头冠

尿道口

膀胱颈

前列腺小囊

射精管开口

尿道球腺（Cowper 腺）

尿道球

尿道

龟头

包皮

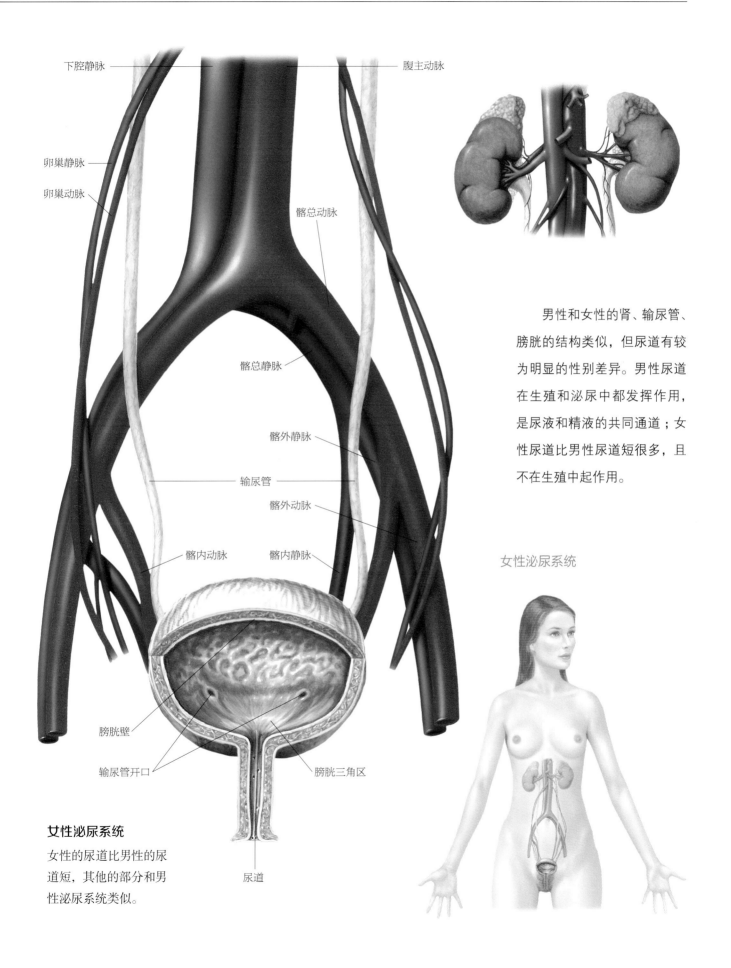

下腔静脉

腹主动脉

卵巢静脉

卵巢动脉

髂总动脉

髂总静脉

髂外静脉

输尿管

髂外动脉

髂内动脉

髂内静脉

膀胱壁

输尿管开口

膀胱三角区

**女性泌尿系统**

女性的尿道比男性的尿
道短，其他的部分和男
性泌尿系统类似。

尿道

男性和女性的肾、输尿管、
膀胱的结构类似，但尿道有较
为明显的性别差异。男性尿道
在生殖和泌尿中都发挥作用，
是尿液和精液的共同通道；女
性尿道比男性尿道短很多，且
不在生殖中起作用。

女性泌尿系统

肾

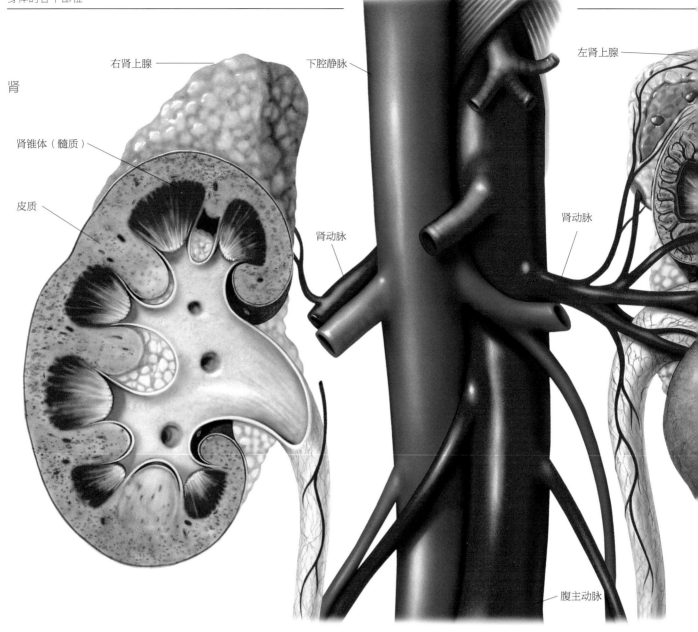

右肾上腺

肾锥体（髓质）

皮质

下腔静脉

左肾上腺

肾动脉

肾动脉

腹主动脉

## 肾

肾主要起到调节体内水盐平衡的作用，它通过结缔组织连接到腹后壁，位于脊柱的两侧，顶部是肾上腺。肾的内侧缘中央凹陷的部位叫肾门，有血管、神经、淋巴管出入，也是连接输尿管的出口，肾盂出肾门后移行于输尿管。肾可分为两层，外层的皮质和内层的髓质。髓质内含有 8~18 个肾锥体，尖端指向肾门。伸入肾锥体间的皮质称为肾柱，形成肾周围的外层。每侧肾都被保护性的肾囊膜性组织所包裹。

肾的主要功能是过滤血液，去除废物和多余的水分，形成尿液。肾还负责调节和维持体内的水盐平衡。当机体水不足，或需要稀释盐分时，肾会通过重吸收更多的水进行调节。当机体水过量时，肾排出多余的水分，从而维持体内相对稳定的水盐含量。

肾还具有内分泌功能，分泌促红细胞生成素，在血液形成中起重要作用。

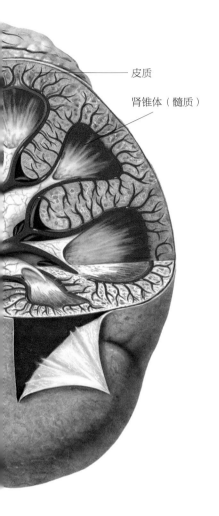

皮质

肾锥体（髓质）

## 肾动脉

　　主动脉和下腔静脉在两肾之间走行。两侧肾动脉均发自腹主动脉，肾动脉在肾门进入肾，先分支到肾上腺和输尿管，再分支为前后两干。肾动脉前后两干继续分支成各段，直到分支为毛细血管，为肾供氧以及过滤血液。

近曲小管

小叶间静脉

肾小球毛细血管

小动脉

肾小球

肾小囊
（鲍曼氏囊）

肾小囊腔
（鲍曼氏腔）

静脉

## 肾单位

　　每个肾有 100 多万个肾单位，肾单位跨越肾的皮质和髓质，起到过滤血液的作用。位于皮质中的是肾小球，肾小球是毛细血管球，外部包有肾小囊（鲍曼氏囊）。肾小球和肾小囊可以滤过血液，产生含有水和代谢废物的滤液。净化的血液重新在体内循环，而滤液进入肾小管，肾小管穿过髓质中的肾锥体。滤液中有用的物质在肾小管重吸收，大约 99％ 的滤液返回到全身循环。其余部分连同肾小管毛细血管的分泌物一起形成尿液。

动脉

肾小管

髓袢升支粗段

### 肾单位

肾中含有数百万个肾单位，肾单位是肾结构和功能的基本单位，负责净化血液，去除机体不需要的物质。

髓袢降支细段

髓袢升支细段

## 膀胱

　　膀胱位于盆腔内，是储存尿液的器官。肾产生的尿液沿着输尿管下行的过程受到平滑肌的控制。膀胱是囊状肌性器官，输尿管从膀胱上方进入，尿道与膀胱底部相连，两侧输尿管口与尿道内口之间的三角形区域叫作膀胱三角。尿液储存在膀胱中，直至膀胱充盈。成年人的膀胱容量约为 400 毫升，每天排出 700~2 000 毫升的尿液。膀胱充盈后，膀胱颈松弛，将尿液排入尿道。这个过程受主观意识的控制，所以我们可以憋尿，让尿液在合适的时候从膀胱流入尿道。

## 尿道

　　尿液从膀胱流入尿道受主观意识的控制，尿道是尿液排出体外的最后通道。男性和女性尿道有所差异，女性尿道相对较短，直接穿过盆底，开口于阴道口前方。

　　男性尿道较长，约 20 厘米，在泌尿和生殖系统中都发挥作用，是精液和尿液的共同通道。前列腺位于膀胱下方，环绕尿道。尿道穿过前列腺，并与输精管交汇，进而延续到阴茎尖端处。

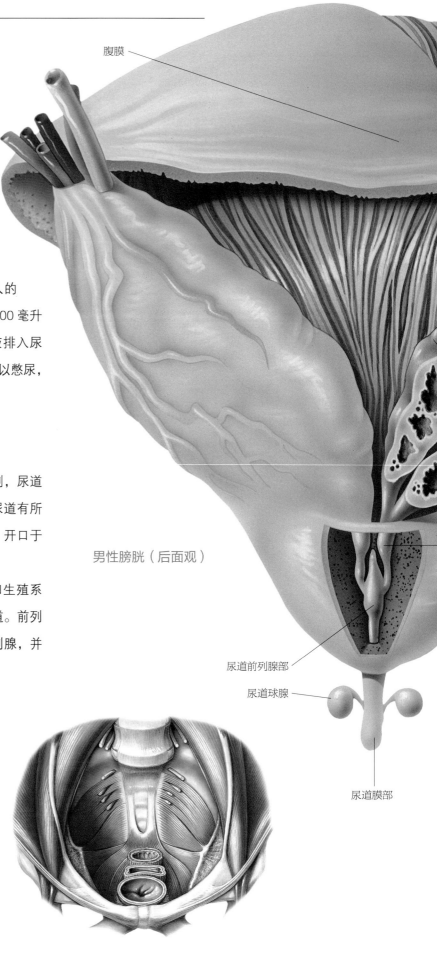

腹膜

男性膀胱（后面观）

尿道前列腺部

尿道球腺

尿道膜部

### 盆底肌

盆底肌对盆腔器官（如膀胱和前列腺等）起到支撑作用。骨盆底有几个开口，尿道口是其中之一。

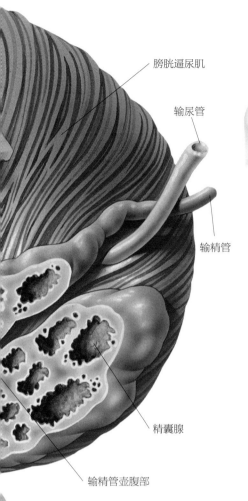

膀胱逼尿肌

输尿管

输精管

精囊腺

输精管壶腹部

射精管

前列腺

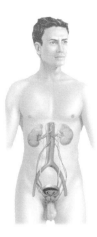

## 男性膀胱

膀胱是储存尿液的囊袋状肌性结构。膀胱充盈时，尿液从膀胱进入尿道，尿道穿过前列腺和阴茎。尿液通过尿道在阴茎尖端的开口排出体外。

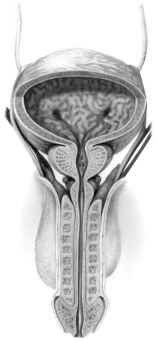

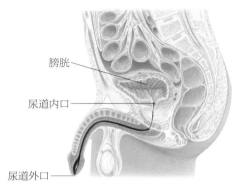

膀胱

尿道内口

尿道外口

## 男性尿道

男性尿道是尿液和精液的共同通道，它将膀胱和输精管从前列腺处连接到体外。

## 括约肌

尿路中的括约肌可以控制尿液的排出，当环形的括约肌舒张时，尿液排出；当肌肉收缩时，可有效地封闭尿道开口。

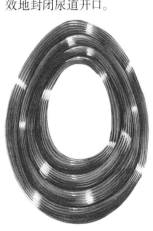

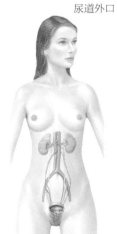

膀胱

尿道

尿道外口

## 女性尿道

女性尿道相对较短，它通过骨盆底部、阴道前方的开口与外界相通。

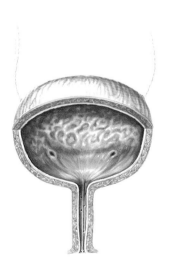

## 女性膀胱

女性膀胱与男性膀胱类似，但尿道相对较短。子宫位于膀胱的上方。

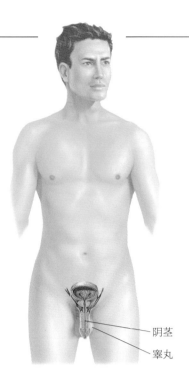

# 男性生殖系统

　　男性生殖系统包括睾丸、附睾、前列腺和阴茎等器官。

## 前列腺

　　前列腺环绕膀胱颈，包绕尿道，由前列腺组织和肌性组织构成，呈倒金字塔形。前列腺通过导管与尿道相连，在导管中，腺体分泌物与精子成分混合。来自前列腺和精囊腺的分泌物中含有果糖和酶，可以提供精子向前推进所需的能量。大约四分之一的精液由前列腺提供。

## 阴茎

　　阴茎既属于泌尿系统也属于生殖系统，具有排尿和射精的作用。阴茎主要由两个阴茎海绵体和一个尿道海绵体组成，外面包以结缔组织。尿道终止于龟头，龟头是阴茎前端的球状物。龟头是异常敏感的部位。过长的包皮需要进行包皮环切手术。

　　海绵体间的区域充满血液，阴茎的勃起受自主神经系统控制。当血液流入海绵体间隙且静脉回流变缓时，海绵体充血，阴茎勃起。当流入血液减少，静脉回流逐渐恢复正常时，阴茎逐渐疲软。

**男性生殖系统**

精子在睾丸中产生，然后沿着输精管传输，输精管与精囊腺的导管汇合，形成射精管。来自前列腺和精囊腺的分泌物与精子混合，形成精液。

阴茎

睾丸

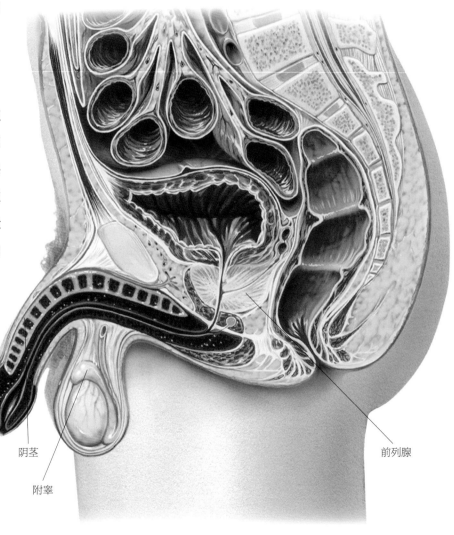

阴茎

附睾

前列腺

## 阴茎

阴茎是男性的生殖器官和泌尿器官，是尿液和精液的共同出口。阴茎主要三个海绵体组成，外面包以结缔组织，通过结缔组织附着于骨盆。受到刺激时，阴茎充血，进而勃起。

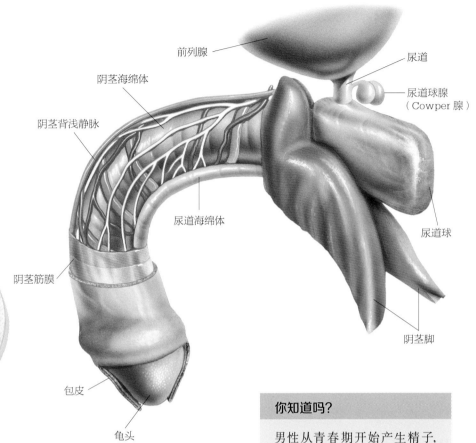

前列腺

尿道

尿道球腺
（Cowper 腺）

阴茎海绵体

阴茎背浅静脉

尿道海绵体

尿道球

阴茎筋膜

阴茎脚

包皮

龟头

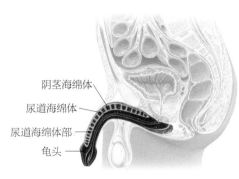

阴茎海绵体

尿道海绵体

尿道海绵体部

龟头

**你知道吗？**

男性从青春期开始产生精子，并持续一生，每天产生数亿个精子。

## 前列腺

前列腺由前列腺组织和肌组织构成，位于膀胱下方。它的分泌物是精液的组成部分。

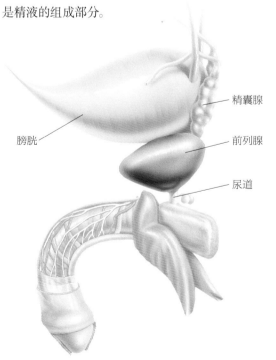

膀胱

精囊腺

前列腺

尿道

## 前列腺和尿道的关系

前列腺环绕着尿道颈部，前列腺肥大（由年龄或疾病导致）可能会导致排尿困难。

膀胱

前列腺

尿道

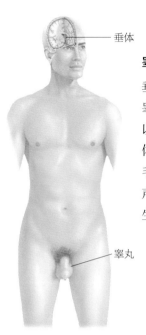

垂体

### 睾酮

垂体中的激素可以引发睾丸分泌睾酮，睾酮可以调节男性青春期的身体变化，包括胡须和阴毛的形成、精子产生、声音变粗以及生殖器的生长等。

睾丸

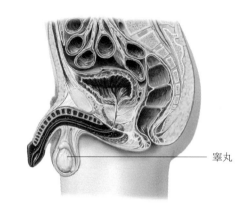

睾丸

### 精子

精子外观与蝌蚪类似，并且也会向前"游动"。

尾

### 睾丸

睾丸位于阴囊内，是男性生殖系统的主要器官。睾丸位于体外，温度低于体温，为精子生成创造了适宜的环境。

### 阴囊

阴囊附着在男性的会阴区，是一个下垂的囊状物，位于阴茎后，内含睾丸和精索的下半部分。皮肤下的薄肌层收缩造成了阴囊褶皱状的外观。

### 睾丸

睾丸位于阴囊内，是男性主要的生殖器官。垂体引发相应激素产生，并影响精子生成。生殖器官在青春期开始完全发挥功能。精子开始产生后会逐渐衰老，它们在体温下不能正常发育。睾丸位于体外，温度略低，有利于精子的产生和发育。在阴囊内，睾丸被包裹在鞘膜中。附睾紧贴睾丸的上端和后缘，由头部向尾部逐渐变细，向后折叠成为输精管。

睾丸被分成许多小叶，这些小叶各自包含产生精子的生精小管。生精小管在导管处连在一起，形成附睾。

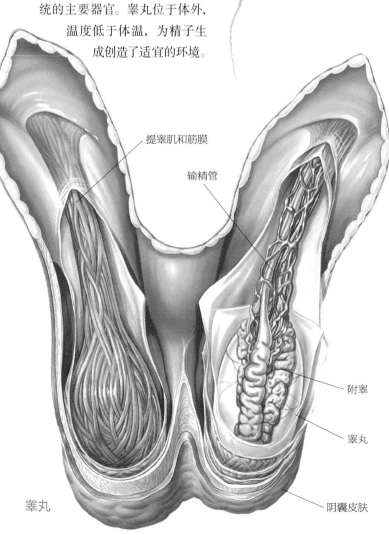

提睾肌和筋膜

输精管

附睾

睾丸

睾丸

阴囊皮肤

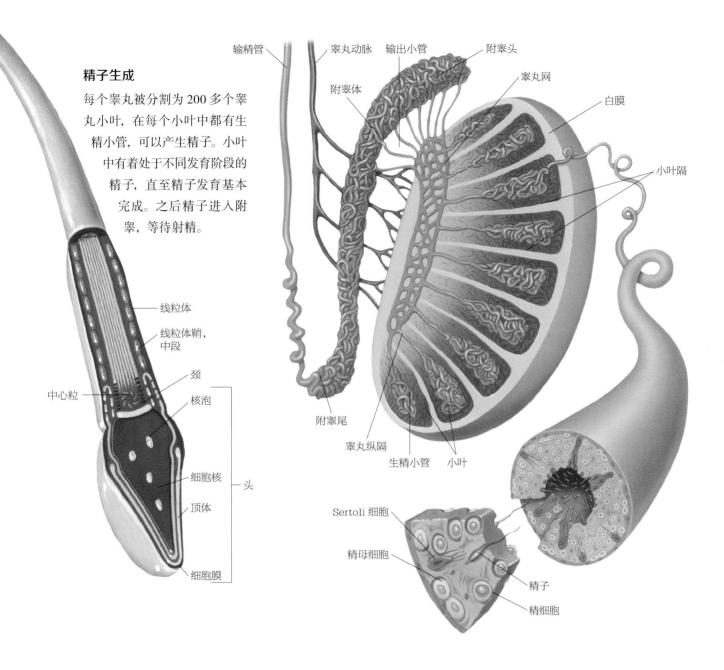

## 精子生成

每个睾丸被分割为 200 多个睾丸小叶，在每个小叶中都有生精小管，可以产生精子。小叶中有着处于不同发育阶段的精子，直至精子发育基本完成。之后精子进入附睾，等待射精。

输精管

睾丸动脉

输出小管

附睾头

附睾体

睾丸网

白膜

小叶隔

线粒体

线粒体鞘，中段

颈

中心粒

核泡

细胞核

头

顶体

细胞膜

附睾尾

睾丸纵隔

生精小管

小叶

Sertoli 细胞

精母细胞

精子

精细胞

## 精子和精子生成

精子由生精小管产生，每个小管内的精子处于不同的发育阶段。发育基本成熟后，它们会从睾丸进入附睾。精子在附睾又经历一系列成熟变化后等待射精。射精时，精子进入尿道，与来自前列腺和精囊腺的分泌物结合，精液含有 90% 的前列腺和精囊腺分泌的液体，以及 10% 的精子和附睾液。

每次射精时产生的精液含有几千万到几亿个精子。精子呈蝌蚪形，头部含有决定受精卵性别的染色体，以及帮助其进入卵子的酶。精子的尾巴推动精子向前，虽然精液中精子数量很多，但通常情况下只有一个精子和卵子受精。

## 睾酮

睾酮由睾丸产生，可以促进和维持男性的第二性征，如胡须和阴毛的生长、喉结的产生和声音的变粗、阴茎和睾丸的增大、肌肉力量的增加等。

## 女性生殖系统

女性生殖系统由卵巢、输卵管、子宫和阴道等器官组成。

### 子宫

子宫由子宫底、子宫体和子宫颈组成，输卵管连于子宫上端。输卵管末端的边缘形成许多细长的指状突起，叫作输卵管伞，可以收集卵巢释放的卵子。子宫与下面的阴道相连。

子宫是女性妊娠的器官，通过子宫阔韧带以及其他韧带固定在骨盆中，并由盆底肌托起。子宫呈梨形，在怀孕期间扩张明显，此时周围的器官通过压缩或移动为子宫中生长的胎儿腾出空间。

子宫壁分三层：内层为黏膜，称子宫内膜；中层为肌层，由平滑肌组成；外膜为浆膜，即腹膜的脏层。子宫内膜是腺体层，在 28 天的月经周期中，经历了成分和厚度的周期性变化。子宫内膜会为受精卵的到来做好准备，如果卵子未受精，内膜会破裂出血。内膜剥脱伴随出血的周期性排血现象叫作月经，排出的物质叫作月经液。

### 子宫颈

子宫颈呈圆柱形，是管状的肌性结构，从子宫突出到阴道内。精子在通往子宫体的途中穿过子宫颈，而经血从子宫经由子宫颈排出阴道。子宫颈上皮可以分泌黏液，当子宫内膜剥脱时，子宫颈上皮不发生剥脱。在怀孕期间，宫颈黏液形成黏液栓，对子宫起到了有效的封闭作用。

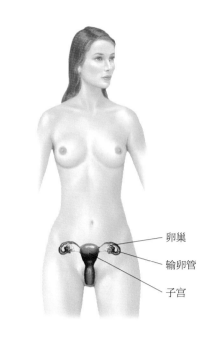

卵巢
输卵管
子宫

女性生殖系统

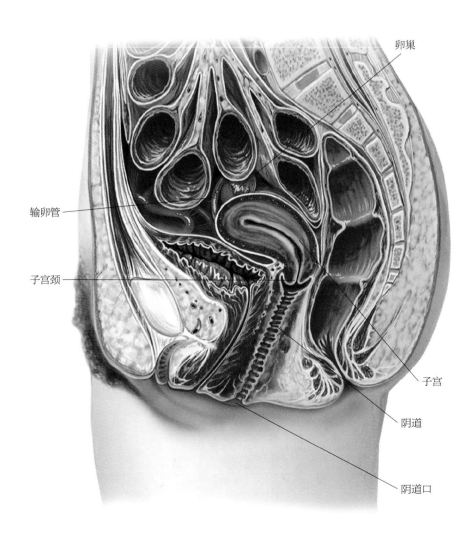

卵巢
输卵管
子宫颈
子宫
阴道
阴道口

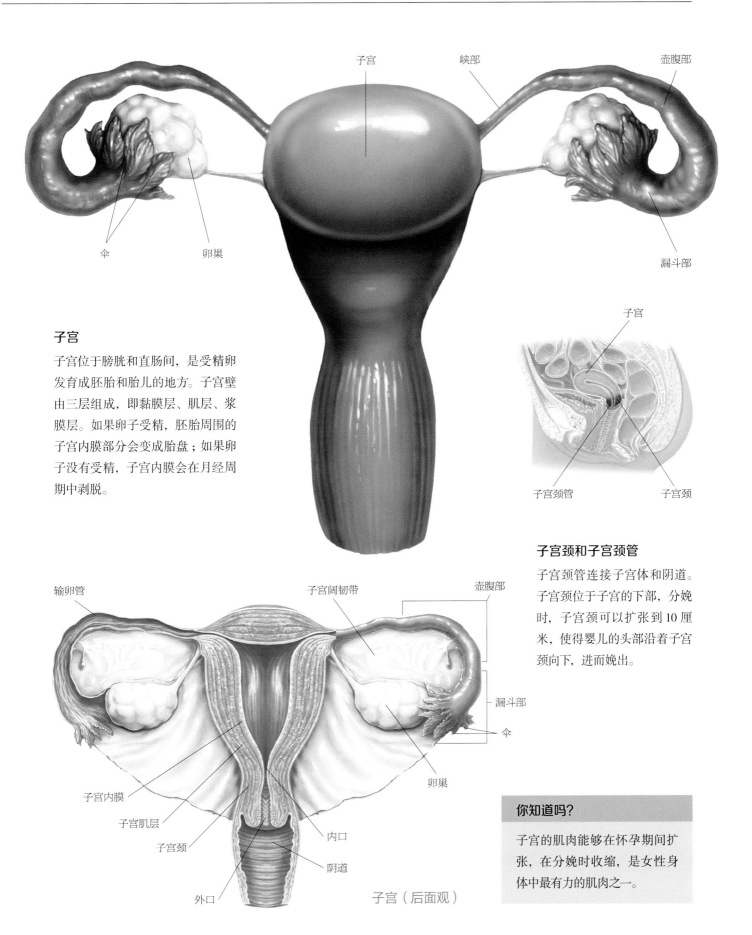

子宫

峡部

壶腹部

伞　　卵巢

漏斗部

## 子宫

子宫位于膀胱和直肠间，是受精卵发育成胚胎和胎儿的地方。子宫壁由三层组成，即黏膜层、肌层、浆膜层。如果卵子受精，胚胎周围的子宫内膜部分会变成胎盘；如果卵子没有受精，子宫内膜会在月经周期中剥脱。

子宫

子宫颈管　　子宫颈

## 子宫颈和子宫颈管

子宫颈管连接子宫体和阴道。子宫颈位于子宫的下部，分娩时，子宫颈可以扩张到 10 厘米，使得婴儿的头部沿着子宫颈向下，进而娩出。

输卵管

子宫阔韧带

壶腹部

漏斗部

伞

卵巢

子宫内膜

子宫肌层

子宫颈

内口

阴道

外口

子宫（后面观）

## 你知道吗？

子宫的肌肉能够在怀孕期间扩张，在分娩时收缩，是女性身体中最有力的肌肉之一。

## 卵巢

卵巢呈椭圆形，由子宫阔韧带固定，横径大约3.8厘米，临近骨盆侧壁。在育龄妇女中，卵巢中含有数千个未发育的卵泡，和几个处于不同阶段的发育中的卵泡。卵子包含在囊状结构的卵泡中。通常情况下，这些卵子只有一个在排卵时释放出来，其余的会在不同阶段退化。留下的卵泡成熟为格拉夫卵泡。在排卵期，其中一个卵巢释放卵子，卵子被吸入输卵管。格拉夫卵泡的残余物发育成黄体，为卵子受精做好准备。如果卵子未受精，则黄体会在下一个月经周期开始前退化。

### 卵巢

卵巢呈杏仁形，包含数千个未发育的卵泡。通常几个卵泡一起发育，但是排卵期只释放一个卵子，其余发育中的卵子在成熟的不同阶段退化。

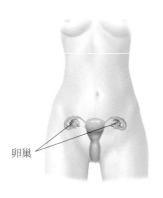

卵巢

## 输卵管

输卵管呈喇叭形，窄端朝向子宫，喇叭端朝向卵巢。喇叭端有微小的手指状突起，叫作输卵管伞，它收集卵巢释放的卵子。然后卵子沿着输卵管向子宫移动。如果卵子受精，它会将自身埋入子宫壁；如果卵子未受精，则子宫内膜脱落，月经出血。

## 月经周期

一个月经周期约为28天，从月经第一天起，至下次月经来潮前一天止，分为月经期、增生期和分泌期三个时期。月经期通常持续5天左右，增生期指的是排卵前的阶段，分泌期指的是排卵后的阶段。

月经期（第1~6天）后，子宫内膜需要修复再生，这个阶段叫作增生期（第7~13天），为受精卵的到来做好准备。排卵（第14天）指的是成熟的卵子释放到输卵管中。在分泌期（第15~28天），卵子沿着输卵管进入到子宫。如果卵子没有受精，相关激素水平下降，子宫血管收缩，子宫内膜破裂并排出，转入下个周期的月经期。

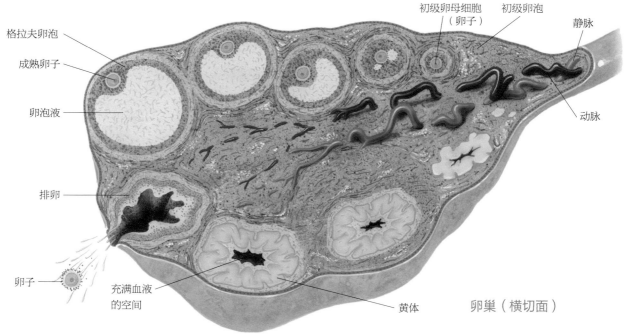

格拉夫卵泡
成熟卵子
卵泡液
排卵
卵子
充满血液的空间
初级卵母细胞（卵子）
初级卵泡
静脉
动脉
黄体
卵巢（横切面）

## 月经周期

一个月经周期约为 28 天。

（a）第 1~6 天 : 月经期，子宫内膜剥脱并排出。

（b）第 7~13 天 : 增生期，子宫内膜再生。

（c）第 14 天 : 排卵，卵子从卵巢释放到输卵管中。

（d）第 15~28 天 : 分泌期，排卵后，卵子沿着输卵管移动到子宫，子宫内膜在激素的
作用下增厚，为受精卵的到来做好准备。如果卵子未受精，激素水平下降，子宫
中的血管收缩。当子宫内膜组织和血液从身体排出时，月经周期再次开始。

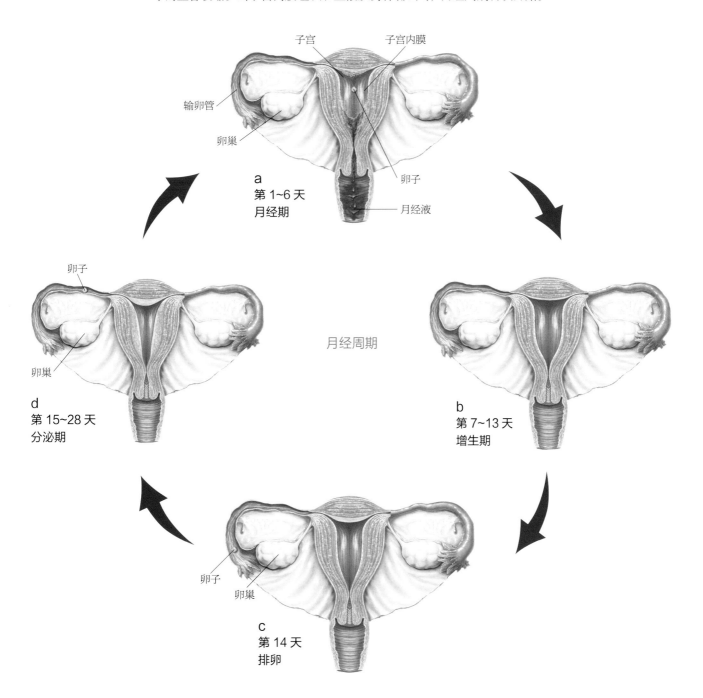

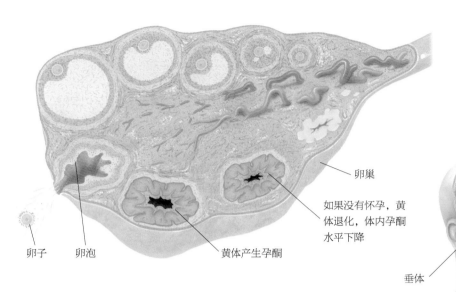

卵子　卵泡　　　　　　黄体产生孕酮　　　卵巢

如果没有怀孕，黄体退化，体内孕酮水平下降

**雌激素**

雌激素主要由卵巢产生，这个过程受到下丘脑的控制。雌激素可以促进女性第二性征发育和性器官成熟。

**孕酮**

在释放卵子后，卵泡变成类似腺体的结构，即黄体。黄体产生孕酮，使子宫做好受孕的准备。

**雌激素**

　　雌激素主要在卵巢中产生，可以促进女性第二性征的发育，也会引起子宫内膜重建，为受精卵的着床做好准备。怀孕期间雌激素水平较高，分娩后，雌激素水平下降。

**孕酮**

　　孕酮是一种由黄体产生的性激素，黄体由释放卵子后的格拉夫卵泡残留物形成。孕酮刺激子宫内膜分泌液体，在受精卵植入前对其起到保护和滋养的作用，分泌孕酮的作用在妊娠早期（约3个月）结束后由胎盘继续承担。分娩后，孕酮水平急剧下降。如果卵子未受精，则在月经周期的第26天左右，黄体停止发挥作用，导致体内孕酮水平急剧下降，这会导致子宫内膜产生相应的变化。

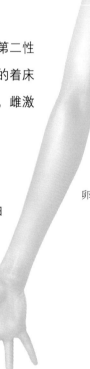

垂体

卵巢

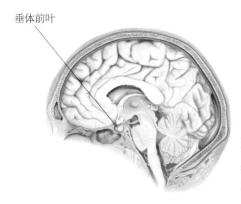

垂体前叶

**女性激素的产生**
垂体前叶控制雌激素和
孕酮的分泌。

## 阴道

　　阴道是纤维肌性管道,连于子宫颈,从而将子
宫与体外相连。阴道由外部的肌层和内部的黏膜层
组成,具有内腔。通常阴道内表面贴合在一起,但
其具有很强的延展性,可以膨胀和伸长,这种延展
性有利于胎儿的娩出。阴道位于膀胱和直肠之间,
由子宫颈部的韧带和盆底肌支撑。

## 外阴

　　女性外生殖器统称为外阴,包括大阴唇、小阴唇、
阴蒂等结构。大阴唇为一对较厚的皮肤皱襞,覆盖有皮
肤和阴毛,内表面潮湿。小阴唇位于大阴唇内侧,内部
含有阴道口和尿道口,以及分泌黏液的腺体。阴道和小
阴唇的交界处有处女膜,小阴唇的上端连有阴蒂。在阴
道口的两侧,即阴唇的深处,有前庭大腺(巴多林腺)。

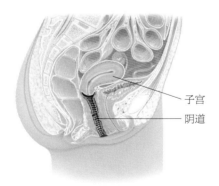

子宫
阴道

**阴道**

阴道是肌性的管道,从子宫颈延伸
到外阴,将子宫与体外相连。阴道
位于膀胱和直肠之间,阴道壁由子
宫颈部的韧带和盆底肌支撑。

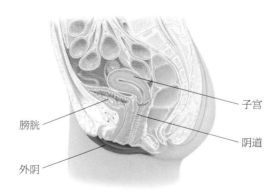

膀胱

外阴

子宫

阴道

**外阴**

外阴是女性外生殖器的统
称,包括大阴唇、小阴唇、
阴蒂等结构。

# 肩、臂和手

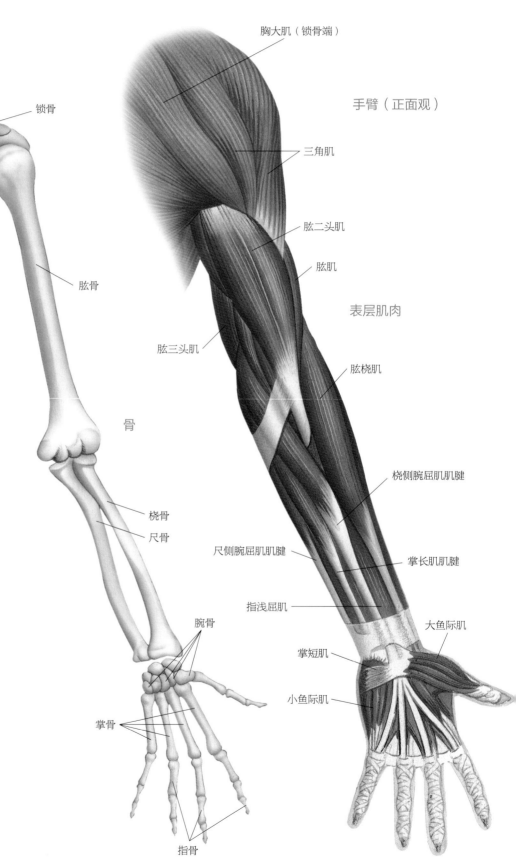

胸大肌（锁骨端）

手臂（正面观）

三角肌

锁骨

肱二头肌

肱肌

肱骨

表层肌肉

肱三头肌

肱桡肌

骨

桡侧腕屈肌肌腱

桡骨
尺骨

尺侧腕屈肌肌腱

掌长肌肌腱

指浅屈肌

大鱼际肌

腕骨

掌短肌

小鱼际肌

掌骨

指骨

## 上肢

　　手臂和手可以进行多种动作和精细的运动。其骨骼支架连同丰富的肌肉和关节，使得上肢有着较大的活动度。臂向上通过肩与躯干相连，向下通过腕与手相连。臂分为两部分：从肩至肘叫作上臂，从肘至腕叫作前臂。

　　臂内的关节包括肩内的球窝关节，肘部和指间的屈戌关节，腕部的滑动关节和拇指内的鞍状关节。

手臂（后面观）

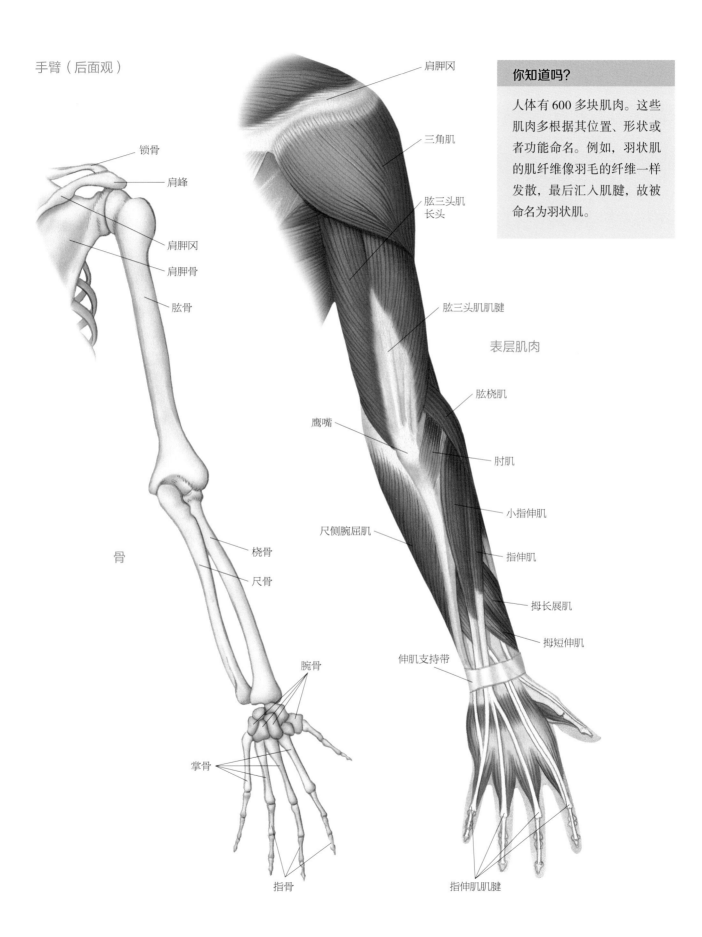

锁骨

肩峰

肩胛冈

肩胛骨

肱骨

骨

桡骨

尺骨

腕骨

掌骨

指骨

肩胛冈

三角肌

肱三头肌长头

肱三头肌肌腱

表层肌肉

肱桡肌

鹰嘴

肘肌

小指伸肌

尺侧腕屈肌

指伸肌

拇长展肌

拇短伸肌

伸肌支持带

指伸肌肌腱

**你知道吗？**

人体有 600 多块肌肉。这些肌肉多根据其位置、形状或者功能命名。例如，羽状肌的肌纤维像羽毛的纤维一样发散，最后汇入肌腱，故被命名为羽状肌。

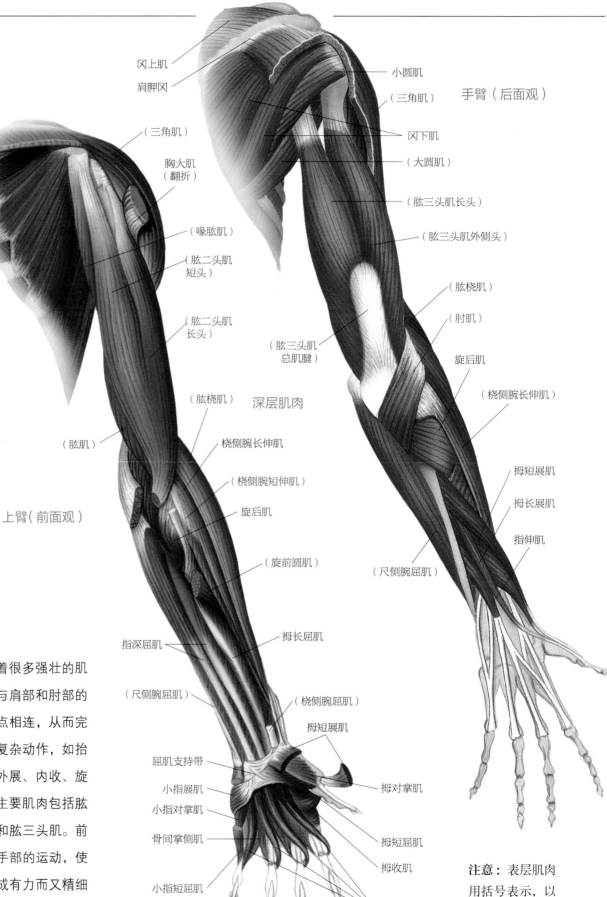

冈上肌
肩胛冈
（三角肌）
胸大肌
（翻折）
（喙肱肌）
（肱二头肌
短头）
（肱二头肌
长头）
（肱肌）

上臂（前面观）

（肱桡肌）
桡侧腕长伸肌
（桡侧腕短伸肌）
旋后肌
（旋前圆肌）

深层肌肉

指深屈肌
（尺侧腕屈肌）
屈肌支持带
小指展肌
小指对掌肌
骨间掌侧肌
小指短屈肌

拇长屈肌
（桡侧腕屈肌）
拇短展肌
拇对掌肌
拇短屈肌
拇收肌
蚓状肌

小圆肌
（三角肌）
冈下肌
（大圆肌）
（肱三头肌长头）
（肱三头肌外侧头）
（肱桡肌）
（肘肌）
旋后肌
（桡侧腕长伸肌）
拇短展肌
拇长展肌
指伸肌

（肱三头肌
总肌腱）

（尺侧腕屈肌）

手臂（后面观）

## 上肢肌肉

　　上肢覆盖着很多强壮的肌肉。这些肌肉与肩部和肘部的可动关节附着点相连，从而完成手臂的多种复杂动作，如抬举、屈、伸、外展、内收、旋转等。上臂的主要肌肉包括肱肌、肱二头肌和肱三头肌。前臂肌肉也参与手部的运动，使得我们能够完成有力而又精细的动作。

注意：表层肌肉用括号表示，以显示位置关系。

## 上肢血管和神经

肱动脉是上肢最主要的动脉，在肘部分支为前臂的桡动脉和尺动脉。当测量脉搏时可以选择监测二者中的任意一条，这两条动脉再继而分支为指动脉，为手指提供血液供应。

收集上肢血液的主要静脉包括锁骨下静脉（位于颈部）和腋静脉（位于腋窝）。

支配上肢的神经起源于臂丛，经过腋窝，进入手臂。上肢主要的神经包括腋神经、桡神经和尺神经。

**尺神经**

尺神经走行于手臂全长，支配前臂屈肌、手部小肌肉的运动，和手部小指侧的皮肤感觉。

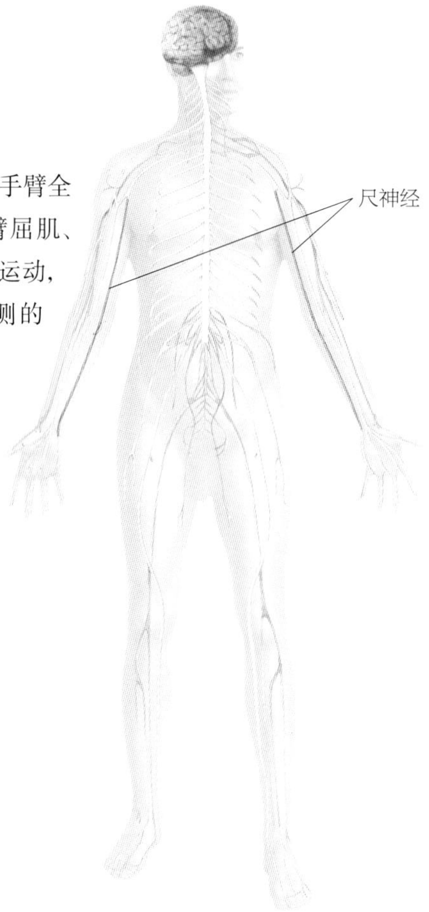

**桡神经**

桡神经沿手臂向下延伸，支配手臂、腕部和手部背侧的伸肌肌群的运动，以及手臂和手部拇指侧的皮肤感觉。

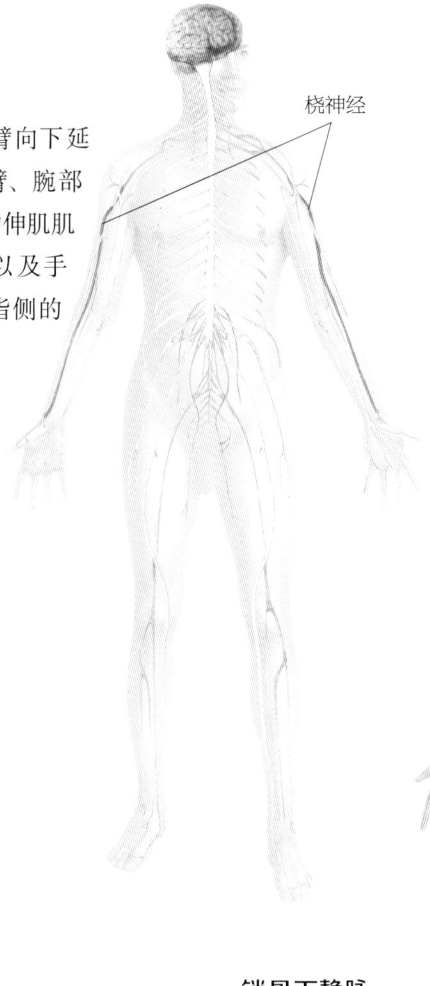

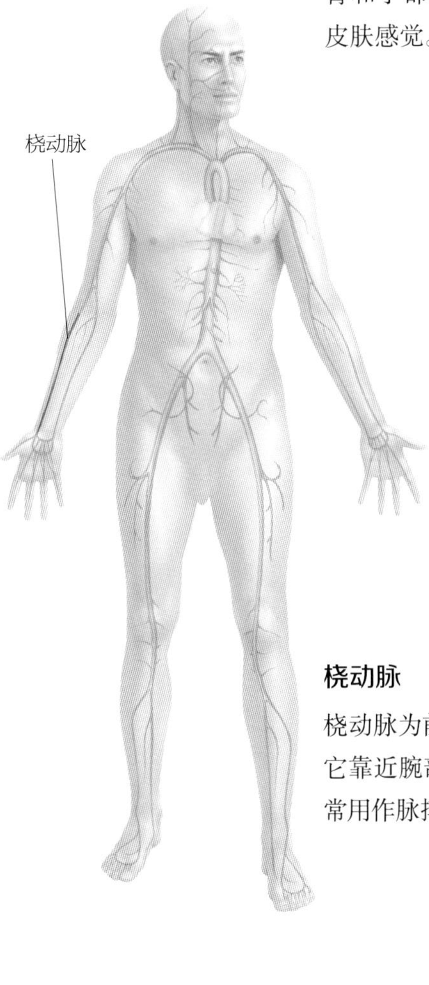

**桡动脉**

桡动脉为前臂肌肉供血，它靠近腕部的皮肤表面，常用作脉搏触诊点。

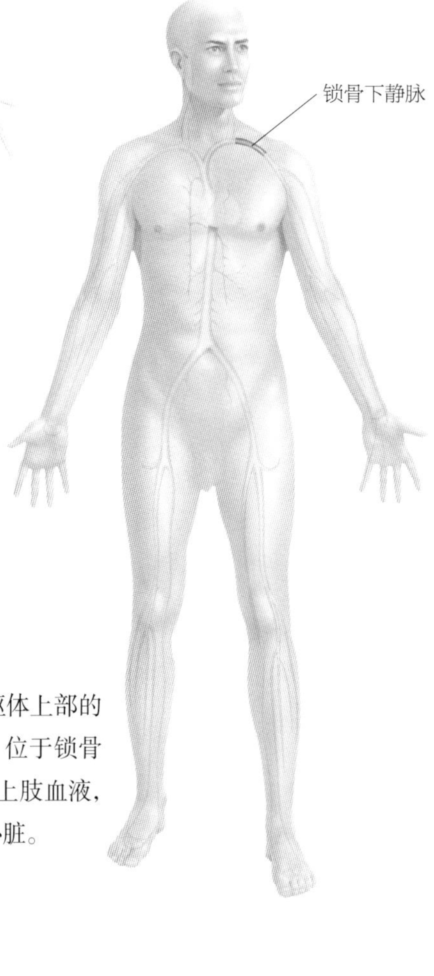

**锁骨下静脉**

锁骨下静脉是躯体上部的重要静脉之一，位于锁骨下方，负责收集上肢血液，并将其运送至心脏。

## 肩和上肢的骨骼

上肢骨包括肱骨、桡骨和尺骨。肱骨通过肩关节和肩胛骨相连。前臂的两根骨从肘部延伸至腕部，即尺骨和桡骨。

### 肱骨

肱骨是一根两端膨大的圆柱形长骨。其上端通过肩关节和肩胛骨相连，下端与桡骨和尺骨共同形成肘关节。

肱骨头

大结节

解剖颈

小结节

外科颈

肩峰

喙突

肩胛切迹

关节盂

肱骨

肩胛下窝

### 肩胛骨

肩胛骨是一块三角形扁骨，具有多处骨性突起和一处隆起的肩胛冈。其外侧端的突起与肱骨圆头相连形成一处可动的球窝关节。同样在外侧端的还有由肩胛骨和锁骨形成的肩锁关节。

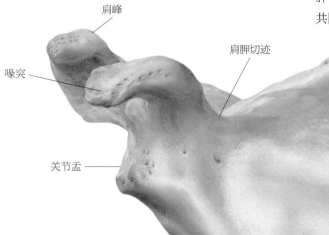

肩胛骨

锁骨    肩胛冈

肩峰

关节盂

肱骨

### 肩胛骨（背面观）

两个肩胛骨分别与两侧的肱骨和锁骨相连。

肱骨小头

外上髁

冠突窝

内上髁

肱骨滑车

## 桡骨

桡骨与尺骨共同承担前臂的运动功能。桡骨的圆头在肘部形成车轴关节，以完成围绕尺骨的旋转动作，以及手腕的运动。桡骨位于前臂的拇指侧。

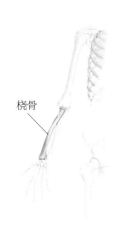

桡骨

## 上臂

上臂只包含一根骨——肱骨。肱骨上附着多个有力肌肉，如肱三头肌、肱二头肌和三角肌，其中三角肌负责抬高和旋转臂部。

## 前臂

前臂包含两根骨，桡骨和尺骨。这两根骨从肘关节延至腕部。前臂肌肉参与许多手部的动作。

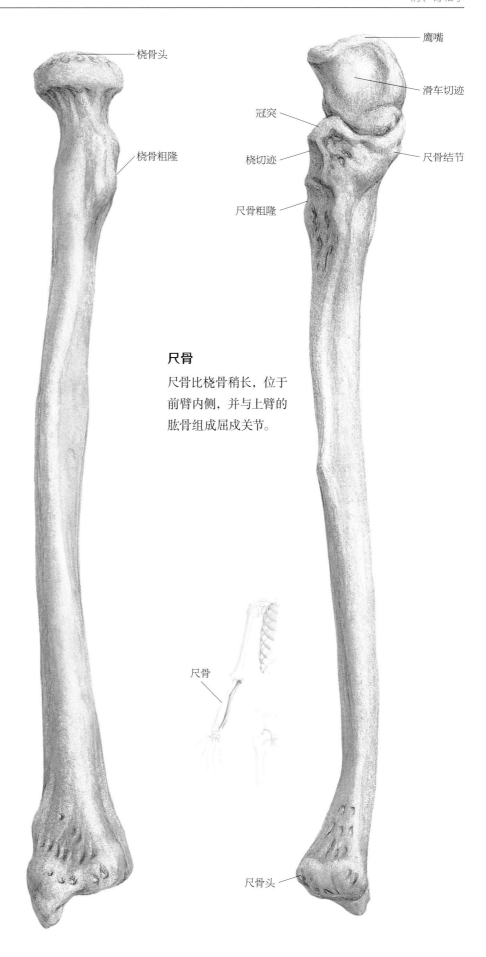

桡骨头

桡骨粗隆

鹰嘴

滑车切迹

冠突

桡切迹

尺骨结节

尺骨粗隆

## 尺骨

尺骨比桡骨稍长，位于前臂内侧，并与上臂的肱骨组成屈戍关节。

尺骨

尺骨头

## 肩

　　肩部有着有力的肌肉和灵活的关节，使得上肢有较大的活动范围。锁骨、肩胛骨和肱骨相互连接形成肩部。肩胛骨通过肩关节（一个球窝关节）与上臂的肱骨相连，通过肩锁关节（一个滑动关节）与锁骨相连。肩部的球窝关节是全身活动度最大的关节，被充满滑液的关节囊所包裹。关节囊可以对关节部位进行缓冲，使得关节运动的平稳性大大提高。强壮的肌肉为肩部的运动提供动力，协助其完成多种动作，并为这个高度灵活的区域提供稳定性。肩部肌肉分为两组，一组连接肱骨及胸带，另外一组连接胸带和躯干。

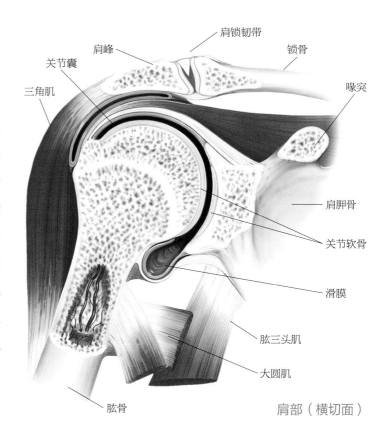

肩锁韧带
锁骨
喙突
肩胛骨
关节软骨
滑膜
肱三头肌
大圆肌
肩峰
关节囊
三角肌
肱骨

肩部（横切面）

### 肌腱袖

肌腱袖稳定了肩部，将肱骨头牢固地固定在肩关节窝中。肌腱袖由前侧的肩胛下肌和背侧的冈上肌、冈下肌、小圆肌组成，这些肌肉起自肩胛骨，止于肱骨。

冈上肌
肩胛冈
小圆肌
冈下肌

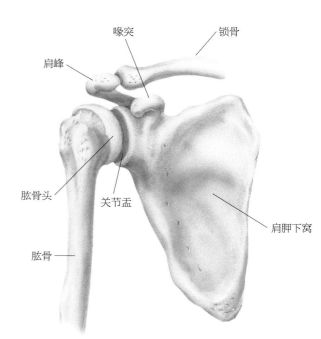

喙突
锁骨
肩峰
肱骨头
关节盂
肱骨
肩胛下窝

### 肩关节

肩部的灵活性很高，因为它具有活动性较好的球窝关节。肱骨头（即球窝关节的球）位于肩胛骨的关节盂（即球窝关节的窝）内。肩部运动总是与胸带（锁骨和肩胛骨）的运动一同发生。

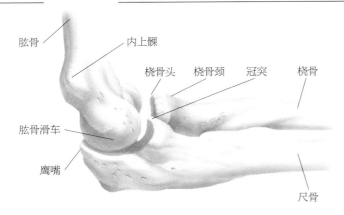

肱骨　内上髁

桡骨头　桡骨颈　冠突　桡骨

肱骨滑车

鹰嘴

尺骨

## 肘

　　肘部的屈戍关节将上臂的肱骨与前臂的桡骨和尺骨相连。肱骨远端的骨性突起称为髁突，其与桡骨和尺骨分别形成关节。韧带保持了该区域的稳定，而上臂的肌肉负责移动肘部：肱二头肌使肘部屈曲，肱三头肌使肘部伸直。桡骨和尺骨的位置关系使得肘部可以完成一些旋转运动。当桡骨绕尺骨旋转时，手部继而转动。

### 肘关节运动

控制关节运动所需的肌肉通常成对分布。一块肌肉使其屈曲，另一块肌肉使其伸直。肘部动作由肱二头肌和肱三头肌控制：肱二头肌使得肘关节屈曲，而肱三头肌使得肘关节伸直。

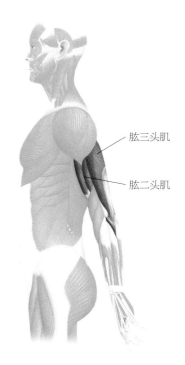

肱三头肌

肱二头肌

肘部（后面观）

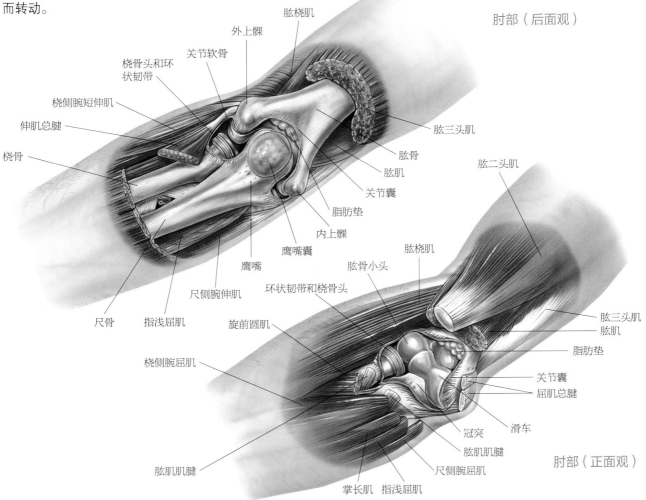

肘部（正面观）

# 手

　　手部的精巧设计有利于其进行抓取和操作。它由手掌、手背、拇指和其余四指组成。手掌表面覆盖有一层较厚的皮肤，掌心略呈杯状的设计有利于手部动作的完成，例如抓握。掌侧肌腱向前弯动手指使手指屈曲，而手背肌腱向后拉动手指使手指伸直。

　　沿前臂下行的神经支配手的肌肉运动和皮肤感觉，手部的主要神经有尺神经、正中神经和桡神经。

## 手骨

　　五个掌骨从手腕起连接到指骨上：拇指有两节指骨，近节指骨和远节指骨；其余四指有三节指骨，分别是近节指骨、中节指骨和远节指骨。

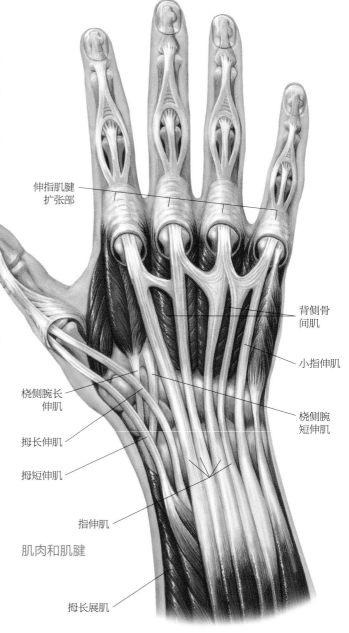

伸指肌腱
扩张部

背侧骨
间肌

小指伸肌

桡侧腕长
伸肌

桡侧腕
短伸肌

拇长伸肌

拇短伸肌

指伸肌

肌肉和肌腱

拇长展肌

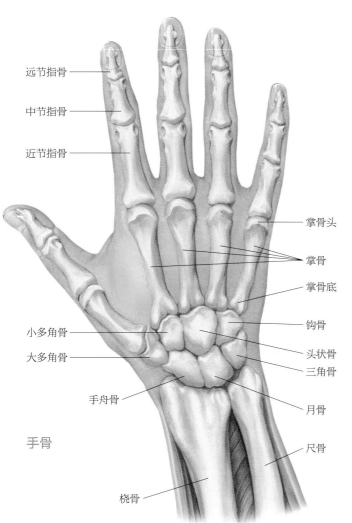

远节指骨

中节指骨

近节指骨

掌骨头

掌骨

掌骨底

钩骨

头状骨

三角骨

小多角骨

大多角骨

手舟骨

月骨

尺骨

手骨

桡骨

## 手部肌肉及肌腱

　　手的许多动作不仅需要手内的肌肉，还需要手臂强大的肌肉参与。根据不同的功能需求，无论是为了拾起物体所需的有力抓握，还是用于握笔的精确抓持，不同的肌肉都会发挥作用。大鱼际肌在拇指球处形成柔软隆起，这些肌肉另加一块单独的内收肌一起参与了拇指的运动。小鱼际肌在手掌的尺侧形成肉质凸起。掌骨之间有着骨间肌，骨间肌参与手指的诸多运动。

## 腕

在腕关节处，桡骨和尺骨与腕骨相连。多种运动在此处得以完成，包括屈、伸和侧向运动等。在腕骨上方和下方有由结缔组织组成的腱鞘，其内有连接拇指和其余四指的肌腱通过。神经和血管在其上方经过并支配腕部。

前臂的尺动脉和桡动脉通过腕部，进而分支为指动脉。通过腕部的神经有尺神经、正中神经和桡神经。

## 手指

由于手指中没有肌肉，手指的灵活性来自手臂肌、手内肌和手指肌腱之间的协作。除拇指外，其余指都由三块指骨组成，分别是近节、中节和远节指骨。指骨通过屈戌关节彼此连接，而最接近手掌的近节指骨也通过屈戌关节与掌骨相连。指尖的外侧（背部）覆盖着指甲，起保护作用。而在掌侧，指尖表面有纹路和旋涡构成各种图案，形成每个人独一无二的指纹。

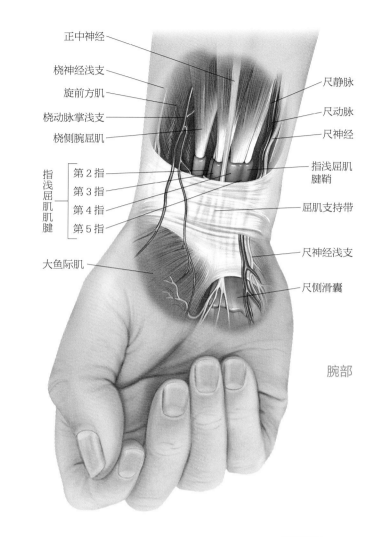

正中神经
桡神经浅支
旋前方肌
桡动脉掌浅支
桡侧腕屈肌
指浅屈肌肌腱　第2指／第3指／第4指／第5指
大鱼际肌
尺静脉
尺动脉
尺神经
指浅屈肌腱鞘
屈肌支持带
尺神经浅支
尺侧滑囊

腕部

### 你知道吗？

无论是精细动作还是有力抓握，我们的手几乎从不停歇，在平均寿命内指关节弯曲超过2500万次。

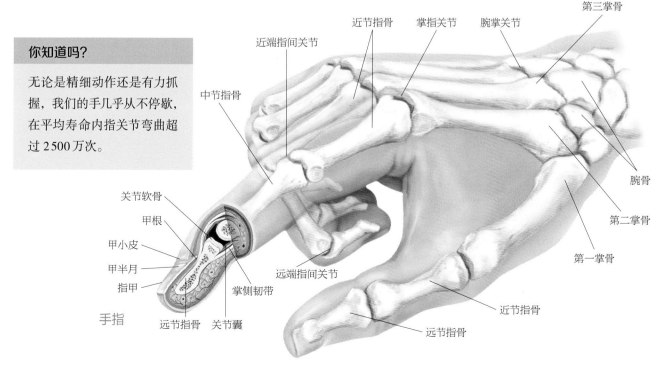

近节指骨
近端指间关节
中节指骨
掌指关节
腕掌关节
第三掌骨
腕骨
第二掌骨
第一掌骨
近节指骨
远节指骨

关节软骨
甲根
甲小皮
甲半月
指甲
远节指骨
关节囊
掌侧韧带
远端指间关节

手指

# 臀、腿和足

## 腿部

　　下肢有三根长骨，分别是股骨、胫骨和腓骨，它们向上连接髋骨，向下连接足部。虽然在解剖学上，"腿"仅指膝盖和脚踝之间的区域，即"小腿部"，但日常生活中"腿"通常指除脚之外的整个下肢部分。髋骨连接了脊柱和下肢。下肢需要承受整个躯干的重量，强壮的肌肉为下肢提供了稳定性并产生腿部的运动。髋部和膝部的大关节和遍布整个腿部的强韧的韧带，是两足动物直立行走的结构基础。

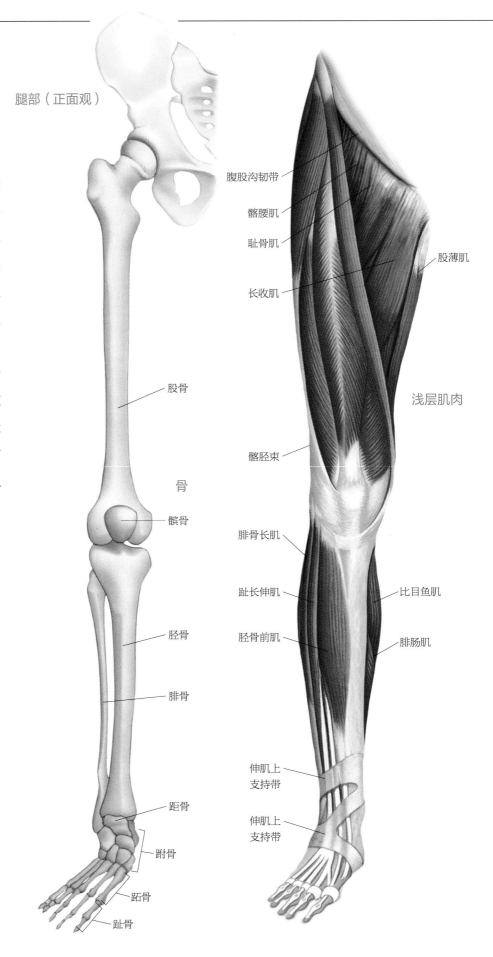

腿部（正面观）

股骨

骨

髌骨

胫骨

腓骨

距骨

跗骨

跖骨

趾骨

腹股沟韧带

髂腰肌

耻骨肌

股薄肌

长收肌

髂胫束

浅层肌肉

腓骨长肌

趾长伸肌

比目鱼肌

胫骨前肌

腓肠肌

伸肌上支持带

伸肌上支持带

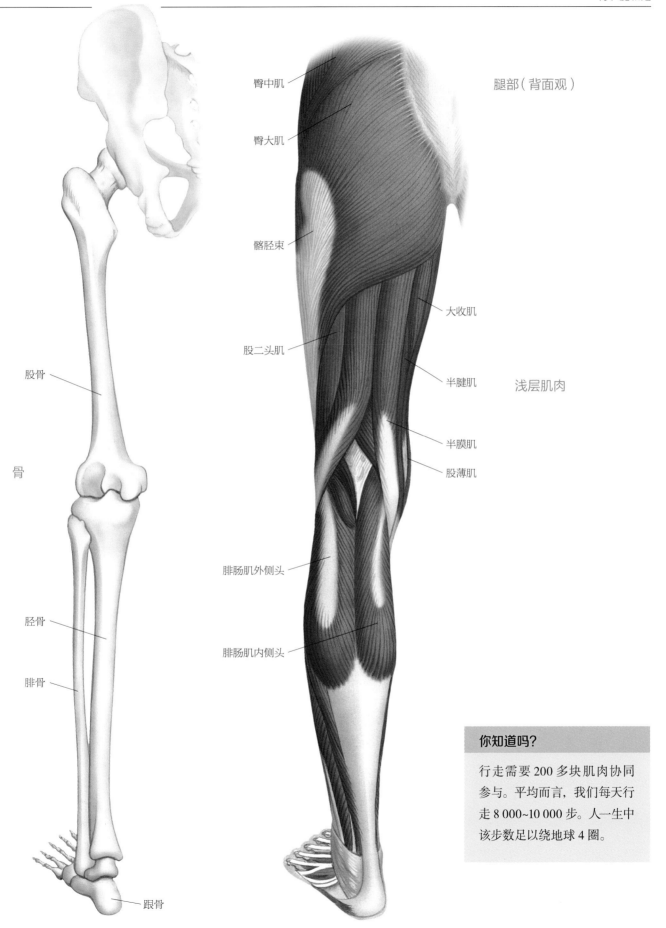

骨

股骨

胫骨

腓骨

跟骨

臀中肌

臀大肌

髂胫束

股二头肌

腓肠肌外侧头

腓肠肌内侧头

腿部（背面观）

大收肌

半腱肌

半膜肌

股薄肌

浅层肌肉

**你知道吗？**

行走需要 200 多块肌肉协同参与。平均而言，我们每天行走 8 000~10 000 步。人一生中该步数足以绕地球 4 圈。

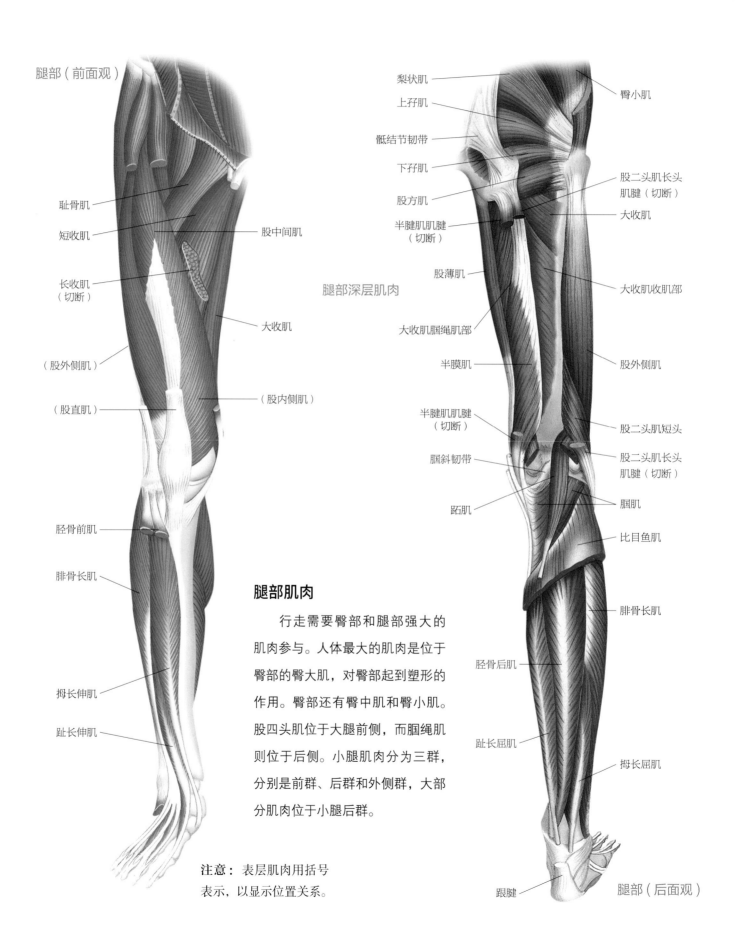

腿部（前面观）

梨状肌

臀小肌

上孖肌

骶结节韧带

股二头肌长头
肌腱（切断）

下孖肌

耻骨肌

股方肌

大收肌

短收肌

股中间肌

半腱肌肌腱
（切断）

长收肌
（切断）

腿部深层肌肉

股薄肌

大收肌收肌部

大收肌腘绳肌部

大收肌

半膜肌

股外侧肌

（股外侧肌）

半腱肌肌腱
（切断）

（股内侧肌）

股二头肌短头

（股直肌）

腘斜韧带

股二头肌长头
肌腱（切断）

跖肌

腘肌

胫骨前肌

比目鱼肌

腓骨长肌

腓骨长肌

## 腿部肌肉

　　行走需要臀部和腿部强大的
肌肉参与。人体最大的肌肉是位于
臀部的臀大肌，对臀部起到塑形的
作用。臀部还有臀中肌和臀小肌。
股四头肌位于大腿前侧，而腘绳肌
则位于后侧。小腿肌肉分为三群，
分别是前群、后群和外侧群，大部
分肌肉位于小腿后群。

胫骨后肌

拇长伸肌

趾长屈肌

趾长伸肌

拇长屈肌

**注意**：表层肌肉用括号
表示，以显示位置关系。

跟腱

腿部（后面观）

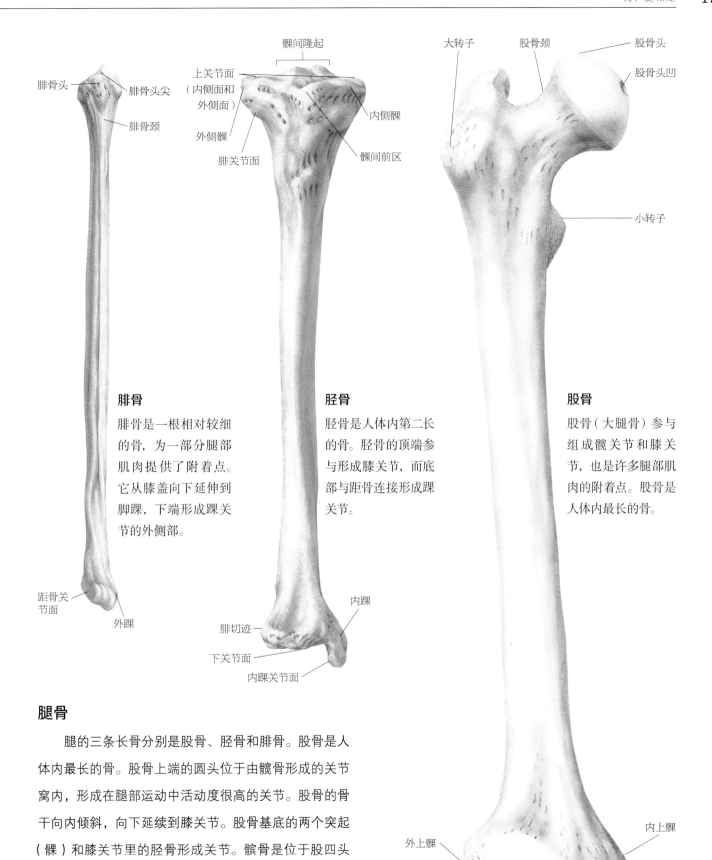

**腓骨**

腓骨头　腓骨头尖

腓骨颈

距骨关节面

外踝

**腓骨**

腓骨是一根相对较细的骨，为一部分腿部肌肉提供了附着点。它从膝盖向下延伸到脚踝，下端形成踝关节的外侧部。

髁间隆起

上关节面（内侧面和外侧面）

外侧髁

腓关节面

内侧髁

髁间前区

内踝

腓切迹

下关节面

内踝关节面

**胫骨**

胫骨是人体内第二长的骨。胫骨的顶端参与形成膝关节，而底部与距骨连接形成踝关节。

大转子　股骨颈

股骨头

股骨头凹

小转子

外上髁

股骨髁（髌面）

内上髁

**股骨**

股骨（大腿骨）参与组成髋关节和膝关节，也是许多腿部肌肉的附着点。股骨是人体内最长的骨。

## 腿骨

　　腿的三条长骨分别是股骨、胫骨和腓骨。股骨是人体内最长的骨。股骨上端的圆头位于由髋骨形成的关节窝内，形成在腿部运动中活动度很高的关节。股骨的骨干向内倾斜，向下延续到膝关节。股骨基底的两个突起（髁）和膝关节里的胫骨形成关节。髌骨是位于股四头肌肌腱内的一块小骨头，股骨和髌骨也形成关节。胫骨和腓骨是组成小腿的两块骨。

# 腿部肌群

## 小腿肌肉

小腿内包含控制足的各向运动的肌群。前群的肌肉使足向上移动，侧群的肌肉使足向外旋转，后群的浅层肌肉使足向下移动，而从踝关节后方穿过的深层肌肉，对于大拇趾完成足尖蹬地的动作至关重要。

## 股四头肌

股四头肌由股直肌、股外侧肌、股内侧肌和股中间肌组成。股四头肌的上端起自骨盆和上段股骨。在其下端，四部分肌肉的肌腱合并为一，连于膝盖骨（髌骨），并向下延伸至胫骨附着点。股四头肌负责屈髋伸膝，为膝关节提供力量和稳定性。

## 胭绳肌

股二头肌、半腱肌和半膜肌组成大腿背侧的胭绳肌。这些浅层肌肉从它们在小腿的附着点处延伸，经过膝盖的背侧，并且在顶部连接于骨盆底部的坐骨。这组强劲肌肉参与了髋关节和膝关节的运动。

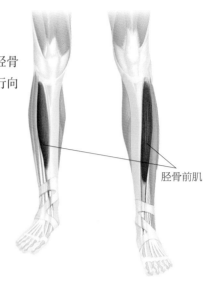

### 小腿肌肉

胫骨前肌附着于胫骨上，使足可以进行向内向上的运动。

胫骨前肌

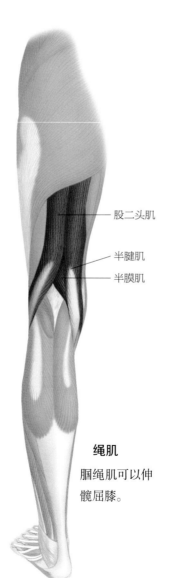

股二头肌
半腱肌
半膜肌

**绳肌**
胭绳肌可以伸髋屈膝。

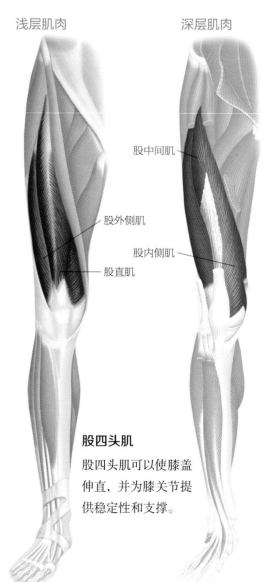

浅层肌肉　　深层肌肉

股中间肌
股外侧肌
股内侧肌
股直肌

**股四头肌**
股四头肌可以使膝盖伸直，并为膝关节提供稳定性和支撑。

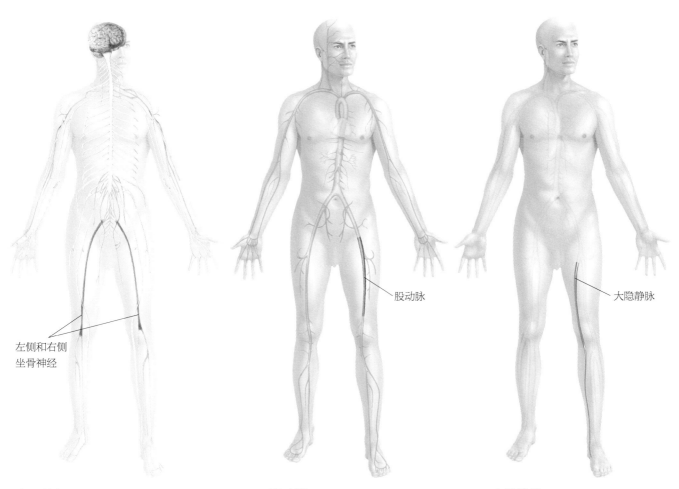

**坐骨神经**

坐骨神经是人体内最粗的神经，它从脊柱底部沿着大腿延伸，继而分支于小腿和足部。坐骨神经支配众多肌肉，包括腘绳肌。

**股动脉**

躯干部的髂外动脉在经过腹股沟后成为股动脉。股动脉可以在腹股沟区触及搏动，为腿部和臀部供血。

**大隐静脉**

大隐静脉起自足部，止于腹股沟，是人体中最长的静脉。血液从大隐静脉注入深静脉，并进一步回流至心脏。

图注：左侧和右侧坐骨神经　股动脉　大隐静脉

## 腿部的神经血管

　　大的动脉在腿部分支成较小的动脉，较小的静脉在腿部汇合为较大的静脉。供应腿部的主要动脉是股动脉。股动脉来自髂外动脉，沿着大腿向下延伸，并转至膝盖背侧成为腘动脉，继而分支到小腿的各个部分。

　　浅静脉和深静脉贯穿腿部。深静脉与动脉伴行，而浅静脉分布于皮下。腿内的静脉具有发达的瓣膜系统。当腿部的瓣膜被挤压时，血液被迫向上流回心脏；当肌肉放松时，血液从浅静脉流入深静脉。大隐静脉是腿部的主要浅静脉，也是体内最长的静脉。

　　支配腿部的神经主要是股神经、闭孔神经和坐骨神经。这些神经细分支为更细小的神经，支配腿部的肌肉运动和皮肤感觉。坐骨神经支配腘绳肌、小腿肌肉和足部。

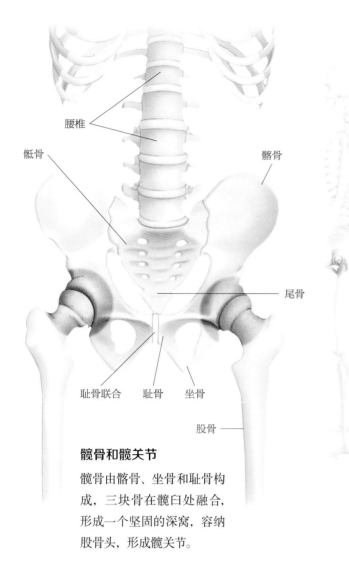

腰椎

骶骨

髂骨

尾骨

耻骨联合　耻骨　坐骨

股骨

### 髋骨和髋关节

髋骨由髂骨、坐骨和耻骨构成，三块骨在髋臼处融合，形成一个坚固的深窝，容纳股骨头，形成髋关节。

### 球窝关节

圆形的股骨头位于髋臼的杯形深窝中，形成球窝关节，其自由活动的范围大小仅次于肩关节。

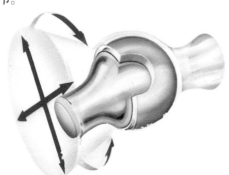

## 髋骨和髋关节

髋骨由髂骨、坐骨和耻骨组成，通过骶髂关节与脊柱相连。在青少年早期，三块骨在髋臼处融合在一起。髋骨、骶骨和尾骨共同在腹部器官的基部周围形成骨盆。

杯状的髋臼可以很好地容纳光滑的股骨头，共同形成髋关节。股骨头的大半部分位于髋臼内，形成稳定的关节，具有很高的承重能力，同时具有灵活运动的运动能力。股骨头由软骨覆盖，有滑液润滑，使关节可以无摩擦地运动。关节被包裹在纤维囊中，该纤维囊将股骨头固定在适当位置，同时允许其在囊内自由活动。髋关节的强壮肌肉包括背部的臀大肌、臀中肌和臀小肌，以及前部的股直肌，这些肌肉稳定了髋关节并带动大腿的运动。

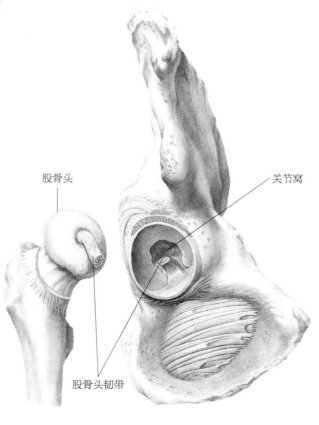

股骨头

关节窝

股骨头韧带

## 膝关节

膝关节是一个复杂的生物髁突关节，连接着股骨（大腿骨）、胫骨和髌骨（膝盖骨）。纤维关节囊包裹着膝关节，将三块骨头固定在一起。在关节腔中，两个楔形软骨盘（半月板）附着在胫骨的上表面，允许膝关节小范围的旋转运动。

股骨 —

髌骨 — —关节软骨

　　　　—腓骨

胫骨 —

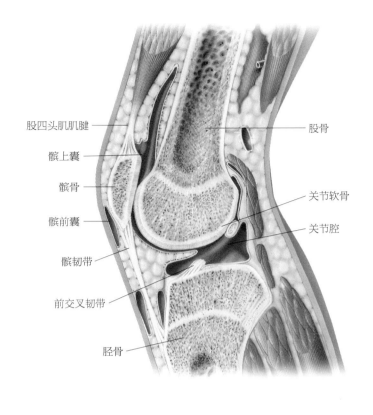

股四头肌肌腱——

髌上囊——

髌骨——

髌前囊——

髌韧带——

前交叉韧带——

——股骨

——关节软骨

——关节腔

——胫骨

## 膝关节韧带

股骨外侧髁——

腓侧副韧带 —

外侧半月板——

内侧副韧带和外侧副韧带加固了膝关节的侧面。关节囊内有交叉韧带，可引导胫骨运动。右图中，髌骨从膝关节上分离，以显示膝关节内的韧带和骨骼结构。

——后交叉韧带

——前交叉韧带

——股骨内侧髁

——内侧半月板

——胫侧副韧带

——髌骨

## 膝部和膝关节

膝关节连接大腿和小腿，是身体最复杂的关节之一。形成膝关节的骨有三块，分别是股骨（大腿骨）、胫骨和髌骨（膝盖骨）。膝盖是可以小范围向前、向后滑动和小角度旋转的屈戍关节，也是活动度较高的承重关节。

膝关节处的三块骨和它们之间的大关节腔被膝关节囊包裹在一起。该关节囊内表面有一层膜，里面有滑液，可以润滑关节面。另外，股骨底和胫骨头覆盖有软骨，有利于膝的平滑运动。髌骨固定在股四头肌的肌腱上，可以在股骨前方滑动。

由于膝关节骨骼不能紧密地贴合在一起，因此需要强壮的韧带和肌肉形成网络，为之提供强度和稳定性。髌骨由坚韧的韧带固定在适当位置，该韧带允许髌骨在股骨上纵向滑动。侧副韧带沿着关节囊的外侧延伸，而在囊内，交叉韧带在控制胫骨和髌骨的运动中起作用。肌肉（包括腘绳肌和股四头肌）在保持稳定性中与韧带起到同样重要的作用。

## 足和踝关节

　　足部的骨骼起到支撑身体的作用，并在行走时作为杠杆。足部骨骼分节，使得足能够适应不同的表面。足底覆盖有厚厚的皮肤，而足背表面的皮肤较薄，覆盖着从小腿前部延伸至跗骨和趾骨的韧带。足后部的七块跗骨中包括形成踝关节一部分的距骨和跟腱下端的附着点跟骨。其余的跗骨紧密结合，共同组成滑动关节。跗骨与足中部的跖骨连接，后者又与脚趾（趾骨）相连。除大脚趾外，其他脚趾都有三块趾骨（近节、中节和远节趾骨）。大脚趾只有两块趾骨（近节和远节趾骨）。

　　踝关节由小腿的胫骨、腓骨下端和足部的距骨会聚形成。该滑膜屈戌关节与小腿的肌肉一起完成足部的运动。胫骨和腓骨末端的突起（称为内踝和外踝）形成踝关节的骨性隆起。内外踝与部分胫骨一起形成深窝，容纳距骨，增强了关节的稳定性。连接内外踝和距骨的韧带加固了其稳定性。腱鞘位于脚踝前部，容纳肌腱。肌腱离开腱鞘后延伸至足骨上的附着点。

　　足可以通过以下方式移动：脚尖上指（背屈）、脚尖下指（跖屈）、足底朝内（内翻或旋外）和足底朝外（外翻或旋内）。

### 足骨

　　每只足有 26 块骨头，其中距骨和趾骨共有 19 块，其余为足后部的跗骨。跗骨包括跟骨和距骨，跟骨形成足跟，距骨与胫骨和腓骨连接，形成踝关节。

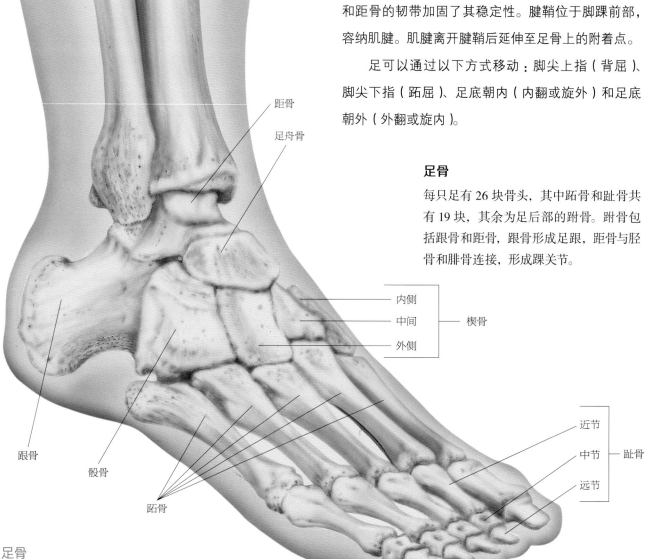

距骨

足舟骨

内侧

中间 ── 楔骨

外侧

跟骨

骰骨

跖骨

近节

中节 ── 趾骨

远节

足骨

## 足部肌肉

小腿和足部的肌肉使足部向上向下屈伸，以及向内、向外翻。使足尖向上指（背屈）的主要肌肉位于小腿前部，而使足尖向下指（跖屈）的主要肌肉位于小腿后部。韧带将胫骨、腓骨与跗骨连接起来，从而在脚踝处形成稳定的关节。

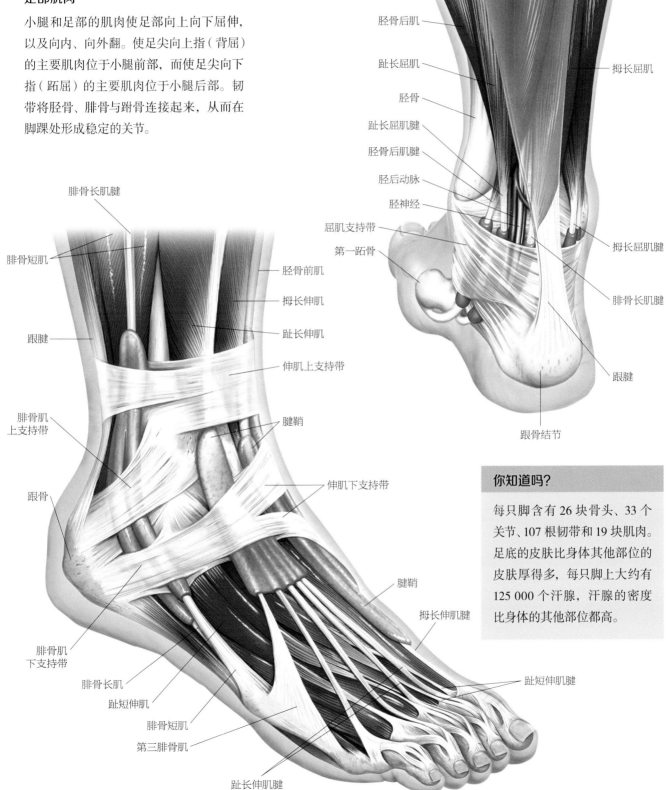

腓骨长肌腱

腓骨短肌

跟腱

腓骨肌上支持带

跟骨

腓骨肌下支持带

腓骨长肌

趾短伸肌

腓骨短肌

第三腓骨肌

趾长伸肌腱

胫骨前肌
拇长伸肌
趾长伸肌
伸肌上支持带
腱鞘
伸肌下支持带
腱鞘
拇长伸肌腱
趾短伸肌腱

胫骨后肌
趾长屈肌
胫骨
趾长屈肌腱
胫骨后肌腱
胫后动脉
胫神经
屈肌支持带
第一跖骨

拇长屈肌
拇长屈肌腱
腓骨长肌腱
跟腱

跟骨结节

### 你知道吗?

每只脚含有 26 块骨头、33 个关节、107 根韧带和 19 块肌肉。足底的皮肤比身体其他部位的皮肤厚得多，每只脚上大约有 125 000 个汗腺，汗腺的密度比身体的其他部位都高。

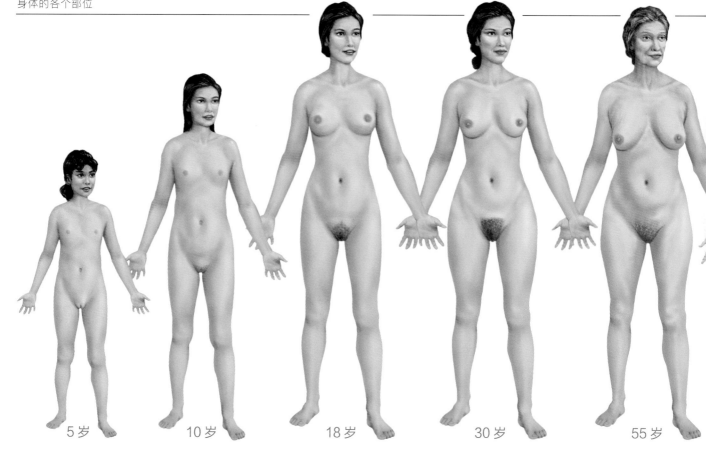

| | | | | |
|---|---|---|---|---|
| 5岁 | 10岁 | 18岁 | 30岁 | 55岁 |

# 人类的生命周期

## 衰老

在人的一生中，外表及身体各个系统的结构和功能会发生许多渐进但巨大的变化。

## 童年

儿童的身体会经历许多发育变化，在此期间，大脑迅速增长（6岁时已达到成人的90%大小），语言和推理能力迅速发展。骨骼生长，骨逐渐取代手臂和腿部的软骨（软骨骨化）。从6岁开始，孩子的20颗乳牙逐渐掉落，后由32颗恒牙代替。

## 青少年

男孩和女孩青春期的突出表现是身高的加速增长，女孩身高的加速增长通常出现在10岁或11岁，男孩通常晚几年出现。这个阶段孩子每年身高会增加8厘米左右，身体比例趋近于成年人。随着青少年逐渐发育成熟，他们能够进行概念和抽象的思考。

青春期男孩和女孩会出现阴毛、腋毛，男孩会出现胡须。汗液和皮脂腺变得更加活跃，可能会导致青春痘。

女孩的初次月经大约出现在13岁。卵巢激素分泌增加，导致乳房和外生殖器的发育。

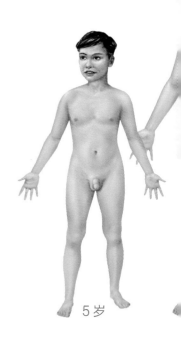

5岁

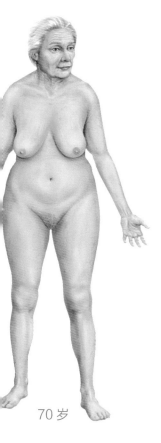

70 岁

进入青春期的男孩发生肌肉体积增大、声音变粗、睾丸生长、产生精子等变化，阴茎和阴囊也会增大。

## 成年和老年

大约 18 岁时，人体已达到生理学和解剖学上的性成熟，在这之后，人体还会进一步变化，但是不再生长了。

在女性中，排卵和性激素的产生从 35 岁开始减少，最终在 50 岁左右绝经。缺乏雌激素的刺激，乳房和皮肤会失去弹性，脂肪重新分布，阴毛变得稀疏，骨骼逐渐变细，身高逐渐降低。

男性随着年龄的增长，肌肉逐渐萎缩。激素和精子的产生也逐渐减少，可能会出现难以勃起或勃起难以维持的现象。男性衰老通常伴随皮肤松弛、前列腺增大和脱发等现象。

无论男女，由于色素细胞功能减退，头发都会变灰。衰老过程中，皮肤会出现老年斑，身体的各系统功能也会逐步减退。

良好的饮食、规律的运动、振作的精神和积极的心态可能会有助于我们减少衰老过程中的退行性变化。

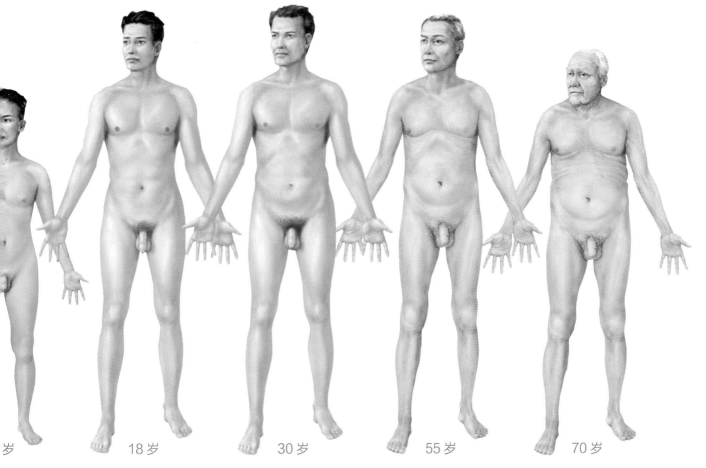

岁　　18 岁　　30 岁　　55 岁　　70 岁

## 生育能力

生育能力，即产生后代的能力，需要男性和女性双方的生殖系统正常发挥功能。雄性睾丸必须产生足够数量的活力强、功能活跃的精子。在女性中，排卵量充足是影响生育能力的首要因素。此外，阴道环境需要适宜精子存活；宫颈黏液需要足够稀薄，利于精子进入；输卵管和子宫需要收缩，使精子能够向卵子移动。

盆腔炎可导致输卵管堵塞，是女性不孕的常见原因。男性不育通常是由于睾丸不能产生精子。精子畸形或者活力弱，也会导致不育。

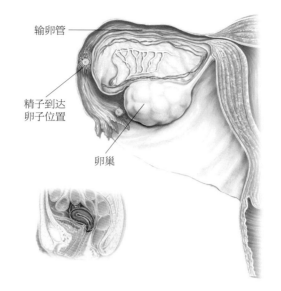

输卵管

精子到达
卵子位置

卵巢

### 女性生殖

能够产生卵子和适宜的子宫环境是女性生育的关键因素。卵子在卵巢中产生后，会向输卵管移动，并在此完成受精。

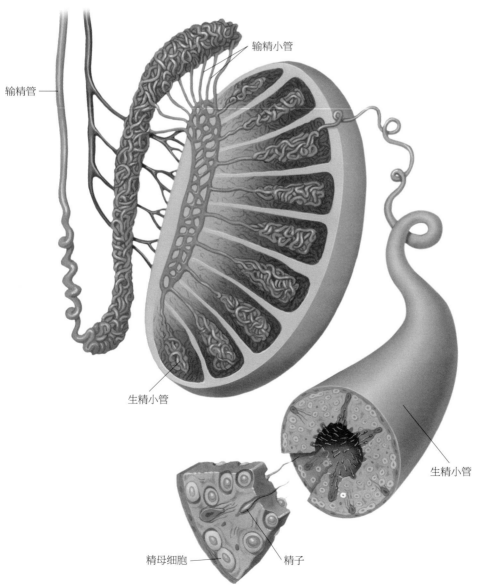

输精小管

输精管

生精小管

精母细胞

精子

### 男性生殖

男性生育能力取决于能否产生足够数量的有活性的精子。精子在睾丸的生精小管中产生。

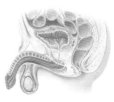

生精小管

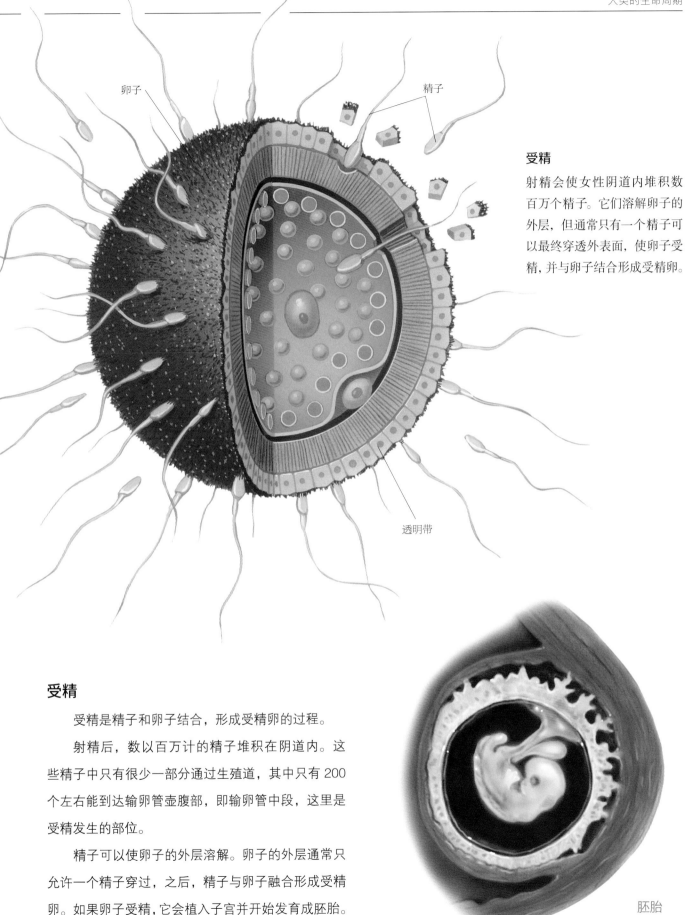

卵子

精子

**受精**

射精会使女性阴道内堆积数百万个精子。它们溶解卵子的外层，但通常只有一个精子可以最终穿透外表面，使卵子受精，并与卵子结合形成受精卵。

透明带

胚胎

## 受精

受精是精子和卵子结合，形成受精卵的过程。

射精后，数以百万计的精子堆积在阴道内。这些精子中只有很少一部分通过生殖道，其中只有 200 个左右能到达输卵管壶腹部，即输卵管中段，这里是受精发生的部位。

精子可以使卵子的外层溶解。卵子的外层通常只允许一个精子穿过，之后，精子与卵子融合形成受精卵。如果卵子受精，它会植入子宫并开始发育成胚胎。

# 胚胎发育

## 胚胎发育：大脑

在胚胎发育的第三周，神经管已经形成。神经管是一个封闭的管，最终形成大脑和脊髓。

在妊娠的9个月期间，该管的前部膨大，未来发育成为前脑、中脑和菱脑，并最终发育为成熟脑组织，神经管的其余部分发育成脊髓。

在这9个月间，大脑自身弯曲折叠，使得各部分间的位置关系发生改变。

### 你知道吗？

新生儿头骨上的囟门是颅骨间的间隙，由纤维结缔组织构成。囟门伴随着颅骨骨化自然闭合。

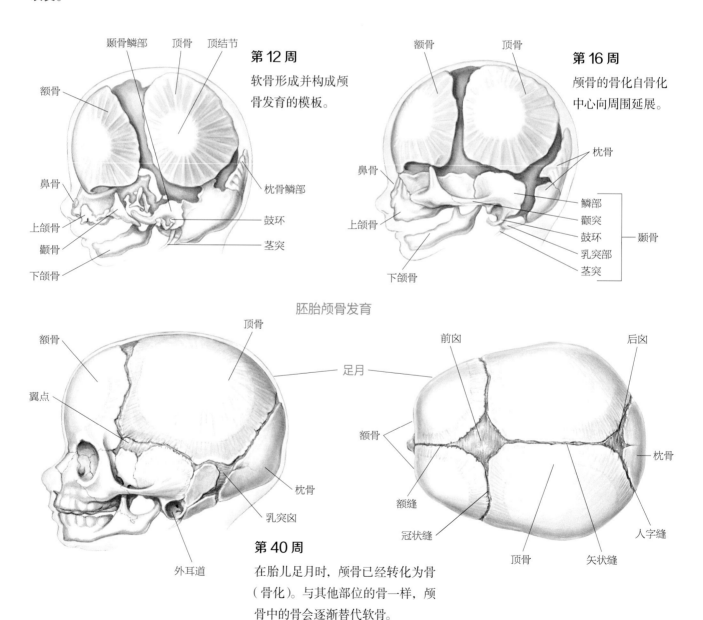

**第12周**
软骨形成并构成颅骨发育的模板。

颞骨鳞部　顶骨　顶结节
额骨
鼻骨
上颌骨
颧骨
下颌骨
枕骨鳞部
鼓环
茎突

**第16周**
颅骨的骨化自骨化中心向周围延展。

额骨　顶骨
鼻骨
上颌骨
下颌骨
枕骨
鳞部
颧突
鼓环
乳突部
茎突
颞骨

胚胎颅骨发育

额骨
翼点
顶骨
足月
枕骨
乳突囟
外耳道

**第40周**
在胎儿足月时，颅骨已经转化为骨（骨化）。与其他部位的骨一样，颅骨中的骨会逐渐替代软骨。

前囟
后囟
额骨
额缝
冠状缝
顶骨
矢状缝
枕骨
人字缝

**第 8 周**

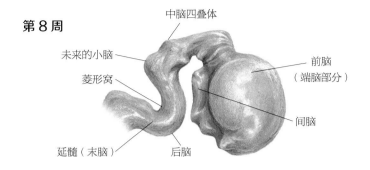

中脑四叠体

未来的小脑

菱形窝

延髓（末脑）　后脑

前脑
（端脑部分）

间脑

**第 11 周**

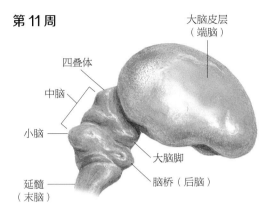

四叠体

中脑

小脑

延髓
（末脑）

大脑皮层
（端脑）

大脑脚

脑桥（后脑）

**第 21 周**

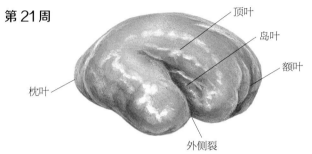

顶叶

岛叶

额叶

枕叶

外侧裂

**第 26 周**

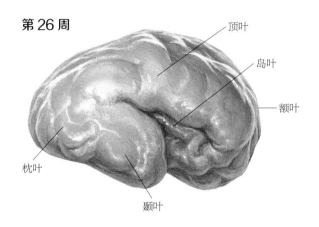

顶叶

岛叶

额叶

枕叶

颞叶

**第 30 周**

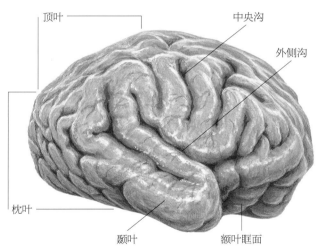

顶叶

中央沟

外侧沟

枕叶

颞叶

额叶眶面

**第 40 周**

出生时，胎儿脑已具备成人大
脑的所有表面特征。

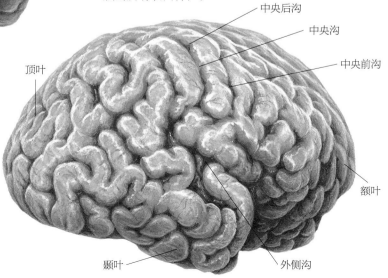

顶叶

颞叶

中央后沟

中央沟

中央前沟

额叶

外侧沟

**胚胎脑发育**

9 个月中，原始神经管发育成为前脑、中脑
和菱脑，进而发育为成熟大脑的各个部分。
第 4 周时，前脑已分化为端脑和间脑，而菱
脑已分化为后脑和末脑。端脑发育成大脑半
球。在胎儿足月时，成年大脑的所有表面特
征都已经形成。

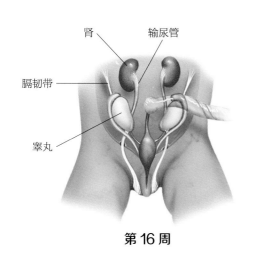

肾    输尿管

膈韧带

睾丸

**第 16 周**

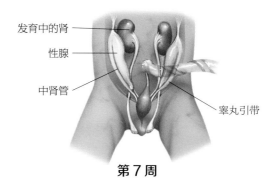

发育中的肾

性腺

中肾管

睾丸引带

**第 7 周**

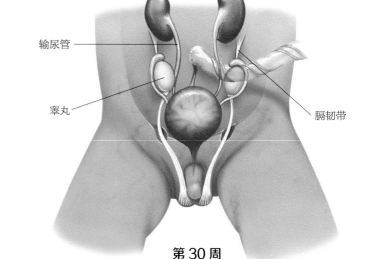

输尿管

睾丸

膈韧带

**第 30 周**

**睾丸下降**

胚胎男性的性腺（睾丸）由腹部靠近肾的一块组织形成。在大约 30 周时，睾丸发育完全，并开始沿着腹股沟管向下移动。足月时，睾丸已下降至阴囊。

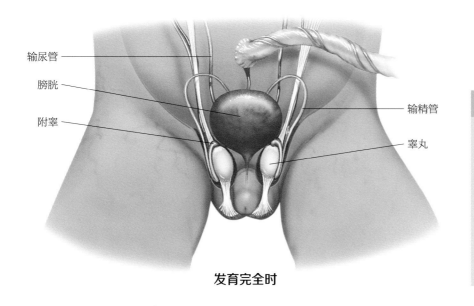

输尿管

膀胱

附睾

输精管

睾丸

**发育完全时**

**你知道吗？**

卵子有 23 条染色体，其中包含一条 X 染色体；精子的染色体组成则为 22 ＋ X 或 22 ＋ Y。如果卵子与含 Y 染色体的精子结合，那么婴儿将是男孩；如果与含 X 染色体的精子结合，则将是女孩。

## 胎儿的性别分化

虽然生殖器在胎儿两个月大时就已经开始发育，但直到第12周才能看到男性和女性的不同特征。

第12周前，生殖器官仅由生殖结节、尿生殖膜、两个尿生殖褶，以及褶皱两侧的隆起组成。

自第12周起，如果胎儿是男性，生殖结节和尿生殖褶共同形成阴茎，两侧隆起聚集融合形成阴囊。如果胎儿是女性，结节发育成阴蒂，尿生殖褶和两侧隆起形成阴唇。

随着胚胎发育，男性睾丸和女性卵巢都会逐渐下降。到第八个月末，睾丸降至阴囊中。一对小管也形成，这两根小管与睾丸连接，并与尿道相通，导管中的小囊发育成精囊腺。

女性也会出现一对管道，其一端靠近卵巢，另一端融合，进而发育成子宫和阴道。

### 胎儿性别分化

12周前，男性和女性的外生殖器之间没有差异，都由生殖结节、尿生殖膜、一对尿生殖褶、褶皱两侧的隆起组成。12周后，外生殖器分化为男性的阴茎和阴囊，或女性的阴蒂和外阴。

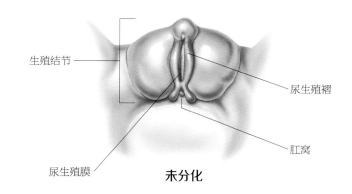

生殖结节 尿生殖褶 肛窝 尿生殖膜

**未分化**

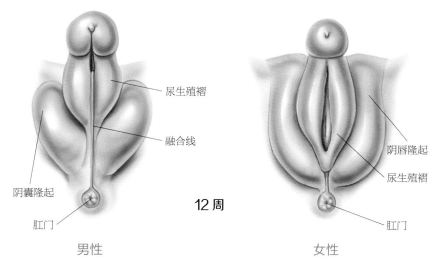

尿生殖褶 融合线 阴囊隆起 肛门

**12周**

阴唇隆起 尿生殖褶 肛门

男性　　　　　　　女性

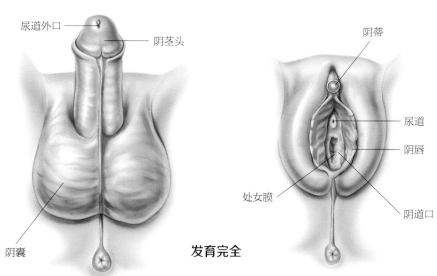

尿道外口 阴茎头 阴囊

阴蒂 尿道 阴唇 阴道口 处女膜

**发育完全**

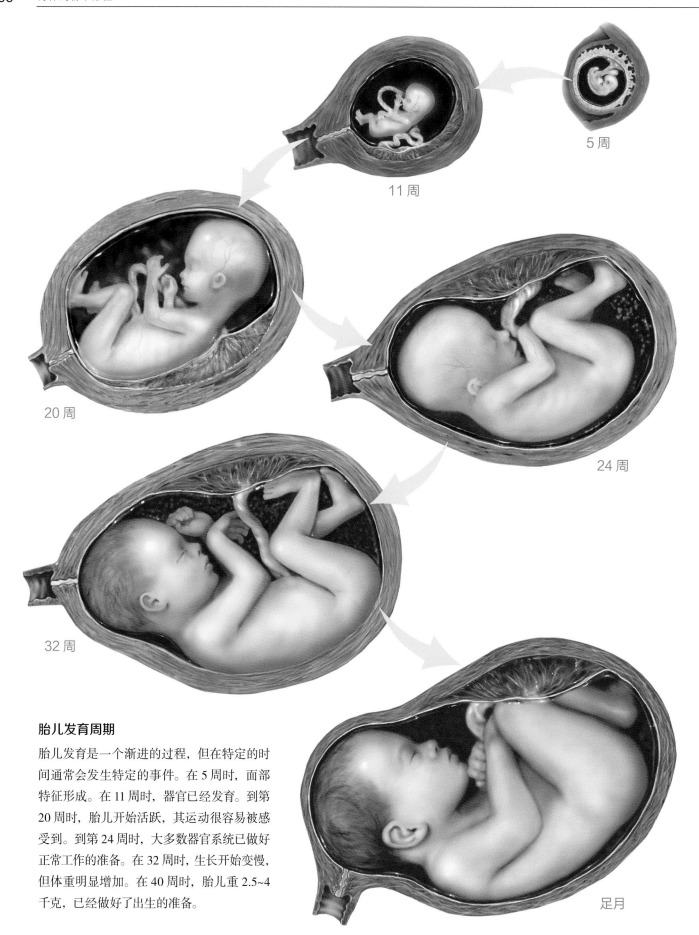

5 周

11 周

20 周

24 周

32 周

足月

## 胎儿发育周期

胎儿发育是一个渐进的过程，但在特定的时间通常会发生特定的事件。在 5 周时，面部特征形成。在 11 周时，器官已经发育。到第 20 周时，胎儿开始活跃，其运动很容易被感受到。到第 24 周时，大多数器官系统已做好正常工作的准备。在 32 周时，生长开始变慢，但体重明显增加。在 40 周时，胎儿重 2.5~4 千克，已经做好了出生的准备。

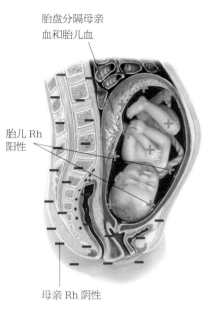

胎盘分隔母亲
血和胎儿血

胎儿 Rh
阳性

母亲 Rh 阴性

# Rh 因子

母亲是 Rh 因子（恒河猴因子）阴性且胎儿是 Rh 阳性的情况可能导致妊娠出现问题。胎儿红细胞可能被母亲的抗体所破坏，进而导致黄疸、新生儿贫血或胎儿水肿等问题。

## 初次妊娠

初次怀孕期间通常不会出现问题，因为尽管有少数胎儿的红细胞进入母体循环，但它们在引发抗体反应之前，会迅速被破坏。

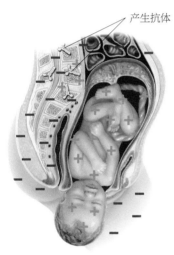

产生抗体

## 初次妊娠：分娩

在分娩期间，大量婴儿的血液可能会进入母体循环，并有较大可能诱导产生抗体反应。Rh 阴性的母亲会产生可以破坏 Rh 阳性血细胞的抗体。在第一次妊娠中产生的 Rh 阳性的抗体，会攻击第二次妊娠 Rh 阳性胎儿的细胞。

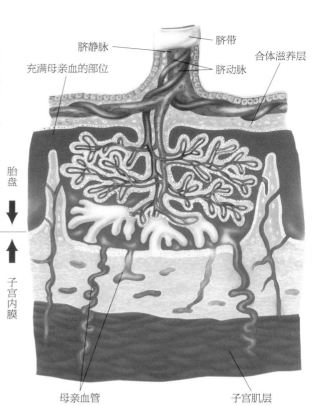

脐静脉　　脐带

充满母亲血的部位　　脐动脉　　合体滋养层

胎盘

子宫内膜

母亲血管　　子宫肌层

## 胎盘

胎盘通过脐带将母亲与胎儿连接在一起。它将胎儿固定在适当的位置，为胎儿提供氧气和营养物质，并清除胎儿产生的废物。胎盘也会产生激素。

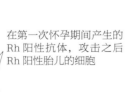

在第一次怀孕期间产生的
Rh 阳性抗体，攻击之后
Rh 阳性胎儿的细胞

## 再次妊娠

母亲需要在第一次怀孕后注射抗 D 球蛋白，以停止产生抗体。否则，她的抗体可能会攻击之后 Rh 阳性胎儿的血细胞。

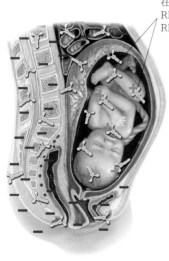

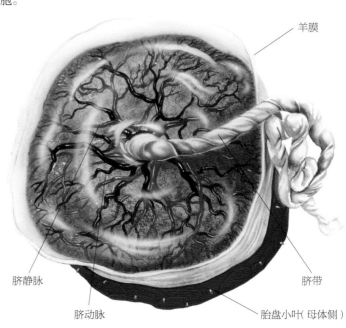

羊膜

脐静脉

脐带

脐动脉

胎盘小叶（母体侧）

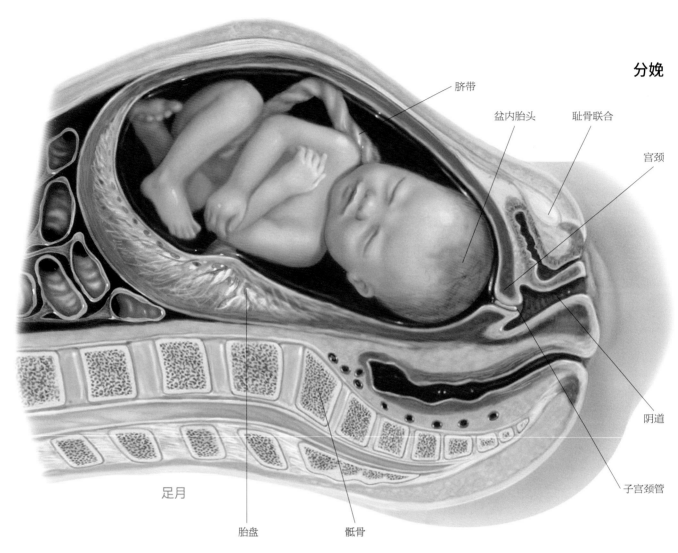

分娩

脐带

盆内胎头

耻骨联合

宫颈

阴道

子宫颈管

足月

胎盘

骶骨

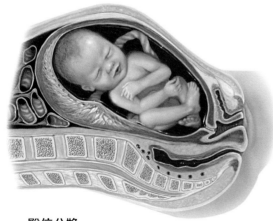

## 臀位分娩

臀位分娩（约占全部分娩中的6%）指胎儿的头部面向母亲的耻骨，腿部和臀部首先进入产道。助产士或产科医生有时能在子宫内成功转动婴儿，从而正常分娩。如果转动失败或未尝试转动，通常需要选择性剖宫产。

## 双胞胎

异卵双胞胎发育时有各自独立的胎盘，且双胞胎可能性别不同。同卵双胞胎是在受精卵植入子宫内膜后分成两半形成的，他们共用一个胎盘，且性别相同。

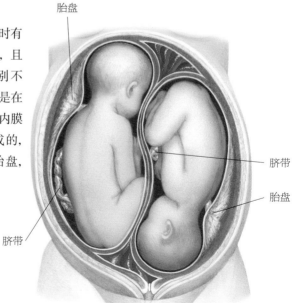

胎盘

脐带

胎盘

脐带

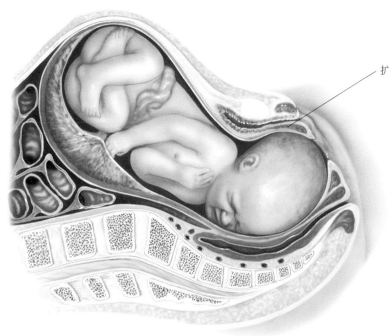

扩张的子宫颈

### 宫口扩张期

子宫颈需要完全扩张，以使婴儿进入产道。激素的相应变化有助于子宫收缩，宫缩可以将婴儿的头部压向子宫颈，使得子宫颈缩短和软化。子宫颈完全扩张后，婴儿进入产道。

### 胎儿娩出期

母亲全力将婴儿推入产道。几次推动后，婴儿的头部到达阴道口，这叫作"胎头着冠"。

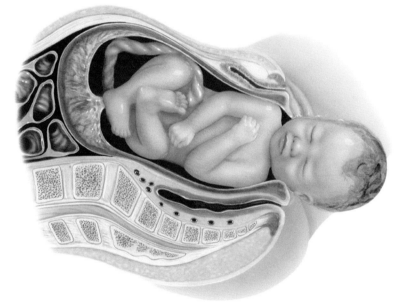

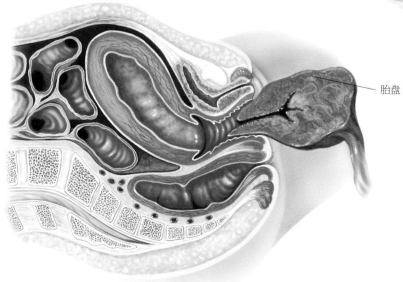

胎盘

### 胎盘娩出期

婴儿出生，但子宫继续收缩，此时激素剧烈上升，提示胎盘要从子宫剥离。胎盘分离后，会沿着产道向下滑出。

## 脱氧核糖核酸

　　脱氧核糖核酸（DNA）分子存在于细胞核的染色体中，携带着决定遗传性状的遗传信息。该信息控制人体蛋白质的合成，用于机体生长发育和化学反应。染色体解旋后，可以看出DNA是由两条链组成的双螺旋梯形结构，基本组成单位是脱氧核糖核苷酸，一个脱氧核糖核苷酸分子由一分子含氮碱基、一分子脱氧核糖、一分子磷酸组成。两条链通过碱基相连，碱基形成梯子的梯级。DNA中有四种碱基：腺嘌呤、鸟嘌呤、胞嘧啶和胸腺嘧啶。这些碱基以固定的组合结合在一起，腺嘌呤总是与胸腺嘧啶结合，胞嘧啶总是与鸟嘌呤结合。蛋白质由氨基酸链组成，DNA通过产生信使核糖核酸（mRNA），将其信息传递给细胞质中的蛋白质加工厂（核糖体）。

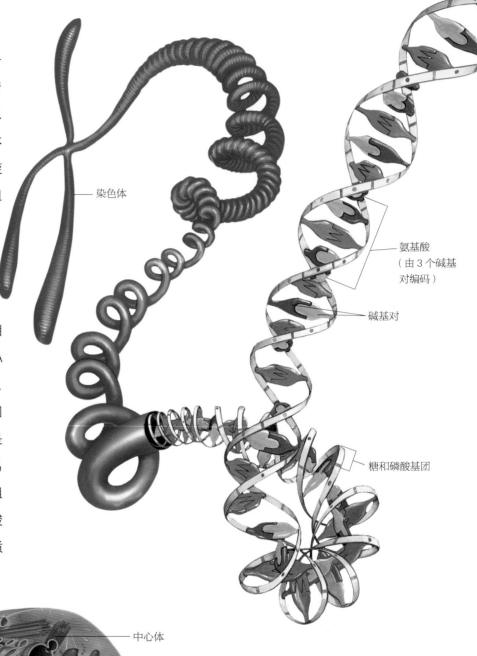

染色体

氨基酸
（由3个碱基对编码）

碱基对

糖和磷酸基团

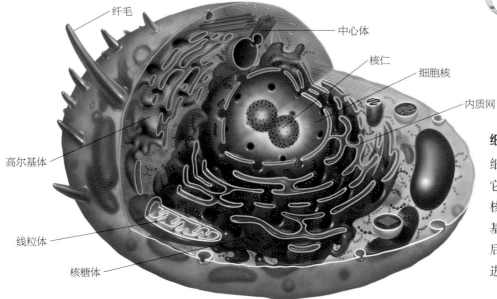

纤毛

中心体

核仁

细胞核

内质网

高尔基体

线粒体

核糖体

### 细胞核

　　细胞核中的DNA含有遗传信息。它在细胞核内转录成信使核糖核酸，之后将遗传信息翻译为氨基酸序列，进而形成蛋白质，然后通过高尔基体将蛋白质包裹进囊泡中，并在细胞膜处释放。

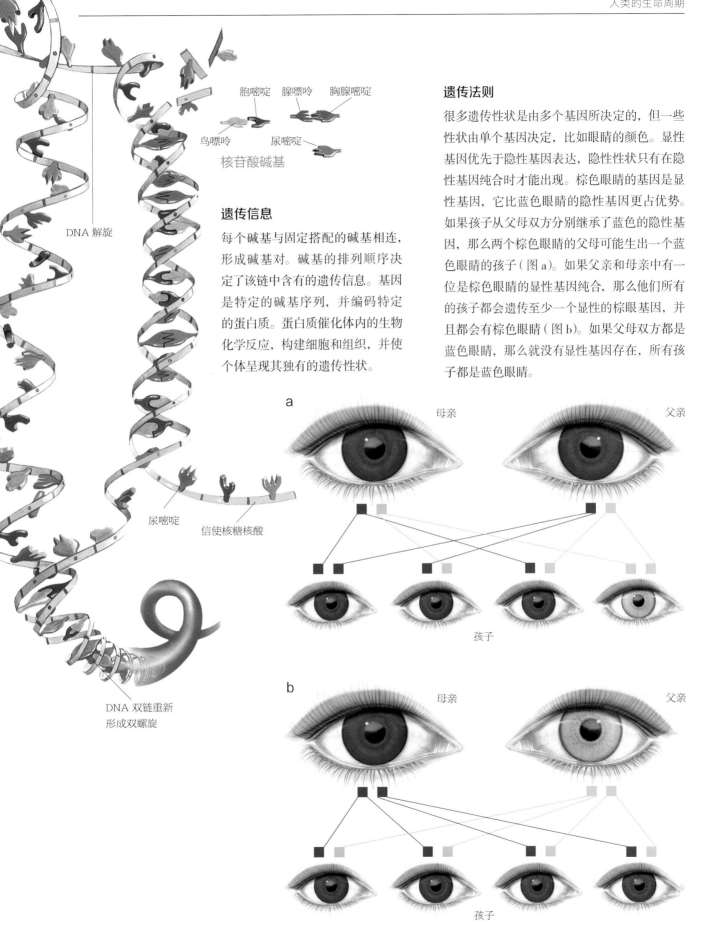

核苷酸碱基

胞嘧啶　腺嘌呤　胸腺嘧啶

鸟嘌呤　尿嘧啶

DNA 解旋

尿嘧啶　信使核糖核酸

DNA 双链重新
形成双螺旋

### 遗传信息

每个碱基与固定搭配的碱基相连，形成碱基对。碱基的排列顺序决定了该链中含有的遗传信息。基因是特定的碱基序列，并编码特定的蛋白质。蛋白质催化体内的生物化学反应，构建细胞和组织，并使个体呈现其独有的遗传性状。

### 遗传法则

很多遗传性状是由多个基因所决定的，但一些性状由单个基因决定，比如眼睛的颜色。显性基因优先于隐性基因表达，隐性性状只有在隐性基因纯合时才能出现。棕色眼睛的基因是显性基因，它比蓝色眼睛的隐性基因更占优势。如果孩子从父母双方分别继承了蓝色的隐性基因，那么两个棕色眼睛的父母可能生出一个蓝色眼睛的孩子（图 a）。如果父亲和母亲中有一位是棕色眼睛的显性基因纯合，那么他们所有的孩子都会遗传至少一个显性的棕眼基因，并且都会有棕色眼睛（图 b）。如果父母双方都是蓝色眼睛，那么就没有显性基因存在，所有孩子都是蓝色眼睛。

a

母亲　　　　父亲

孩子

b

母亲　　　　父亲

孩子

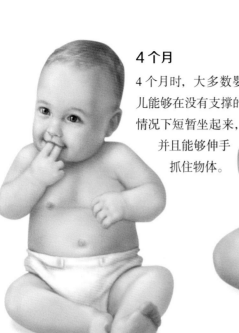

**4 个月**

4 个月时，大多数婴儿能够在没有支撑的情况下短暂坐起来，并且能够伸手抓住物体。

**8 个月**

婴儿通常在 7~10 个月之间会爬。

**婴儿期**

婴儿的发育速度各异，但有着特定的顺序。例如，婴儿在学会坐起之前，需要学习如何控制头部的肌肉。

## 婴儿期

### 发育阶段

出生后最初的 12 个月是一生中生长发育最快的时期。这一年中，婴儿身高和体重迅速增加，开始走路、说话和长牙。随着脑细胞数量的迅速增加，婴儿大脑的重量在第一年中几乎翻了一倍。

婴儿的发育速度各异，随着机体和神经系统逐渐成熟，机体也有着特定的发育顺序。比如婴儿在会坐之前，需要能够控制头部肌肉的运动。

有的婴儿生长发育速度比其他婴儿快，有的婴儿语言或社交技能发育更早。哭泣和微笑是婴儿最初掌握的交流方式，在出生后的 6 周，他们会通过微笑交流。婴儿自出生起就可以模仿声音，但直到 12~18 个月才可以说出有实际意义的话。

当婴儿吸吮、抓握、踢腿和投掷时，他们已经开始理解并探索周围的环境了。出生后的前 3 个月，婴儿感觉器官发育迅速。在 3 个月大时，婴儿已经能够区分形状和颜色。

婴儿通常在 6~9 个月时长出牙齿。到一岁末时，20 个乳牙一般已长出 12 个。出牙最早可以在 3 个月大时开始，最迟可以延迟到 3 岁。

婴儿的睡眠通常比成年人更不安，因为婴儿的大脑在睡眠时

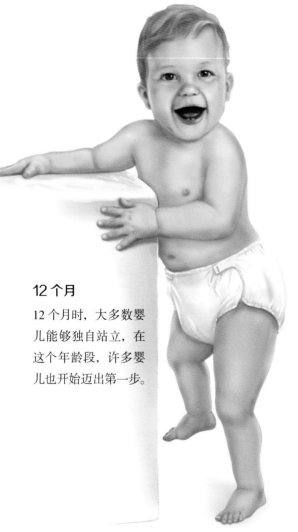

**12 个月**

12 个月时，大多数婴儿能够独自站立，在这个年龄段，许多婴儿也开始迈出第一步。

会相对更加警觉。直到 3 个月大，婴儿才能深度睡眠；6 个月后，他们可以睡得更久。

在第 37 周之前出生的婴儿叫作早产儿。早产 4 周的婴儿比足月的婴儿在母体内少发育 4 周。

定期检查对保证婴儿正常的生长发育十分重要。

## 童年期

童年期是婴儿期和青春期之间的阶段。这是身体和智力快速发展的时期，在此期间，身体和智力迅速发育，儿童所受的教育和所处的环境也对未来有很大影响。

每个孩子都是一个相对独立的个体，受遗传因素和社会因素影响，他们的发育速度各异，但发育中的变化是有序的。

儿童在两岁时能够独立行走、与人打招呼、从杯中喝水以及理解简单的命令和问题。到三四岁时，大多数孩子能够走路、跳跃、跑步、爬楼梯和搬运物品。他们可以说出短句，掌握几百个词汇。在学前阶段，儿童主要培养思考、识别和记忆等认知能力。

大多数儿童生长速度不均匀。在第一年之后，儿童的生长速度显著减慢，在两岁后至青春期前趋于稳定，身高每年增加约 6 厘米。正常生长速度取决于充足的营养、运动和休息。大多数儿童每晚需要 10~12 个小时的睡眠时间。

6 岁时，乳牙长全，恒牙也开始出现，逐渐取代乳牙。

人体内的长骨，如手臂和腿部的骨骼，从软骨逐渐转化为骨。

随着大脑的生长，头骨的扁骨在边缘处扩大。头部的发育比身体的其他部分更早。6 岁时，儿童大脑的重量已经达到成人大脑的 90% 左右。

发育里程碑仅供参考，但担心孩子可能没有正常生长发育的父母，应积极向医生寻求建议。需要注意的是，大多数生长发育延迟的儿童是正常和健康的。

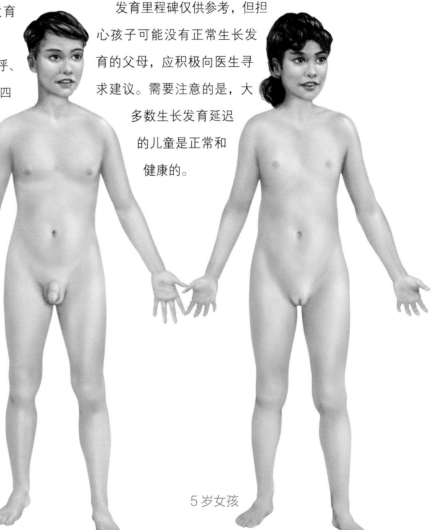

### 发育时期

儿童的发育速度因人而异。有些孩子在智力方面超前，而有些孩子在体育或社交方面超前。

5 岁男孩

5 岁女孩

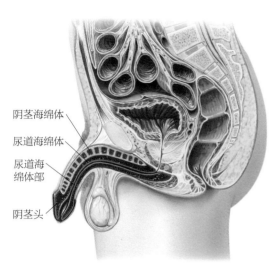

阴茎海绵体
尿道海绵体
尿道海绵体部
阴茎头

## 阴茎

阴茎由三个海绵体组成。其中两个阴茎海绵体由海绵状血管组织组成，产生勃起；一个尿道海绵体中包含尿道，尿道是泌尿系统的组成部分。阴茎通过结缔组织附着在骨盆上，在没有性刺激时通常处于疲软状态。在青春期，阴茎的长度和周长都会快速增长。

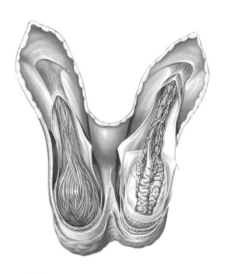

## 睾丸

睾丸在阴囊内，位于体外，紧邻阴茎后部，是男性的主要生殖器官，产生精子和雄激素，如睾酮。

## 男性青春期

青春期期间，第二性征开始出现，生殖器官功能逐步发育完全。男孩通常在 13~14 岁时进入青春期。在接下来的几年里，体格变大，身体形状改变，生殖器官进一步发育。

男性的第二性征包括睾丸和阴茎的快速增长，喉部大小的增加，以及面部、腋毛和阴毛的外观变化。身高也会增加，以及在阴茎开始增大后的大约一年，发生第一次射精。这些变化是由脑垂体释放的激素引起的，激素使得睾丸能够产生精子和睾酮。

垂体

睾丸

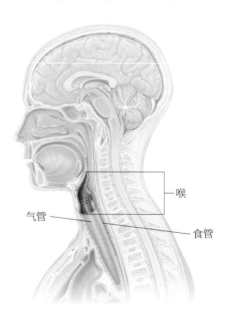

喉
气管
食管

## 喉

青春期喉部变大，声音变得低沉，并在颈前出现喉结。

## 睾酮

男性青春期的变化受到雄激素（睾酮）的调控。在垂体的控制下，睾丸产生睾酮，睾酮在新陈代谢和肌肉生长中发挥重要作用。

睾丸分泌睾酮，促卵泡激素和黄体生成素刺激睾酮的产生，这两种激素均由垂体前叶分泌。

男性和女性的腺体活动都会增加，汗腺变得活跃。皮脂腺也变得更活跃，可能导致痤疮。

青春期的身体变化伴随着情绪和行为的波动。性感觉被唤起，许多青少年开始变得性活跃，约会通常始于青春期。

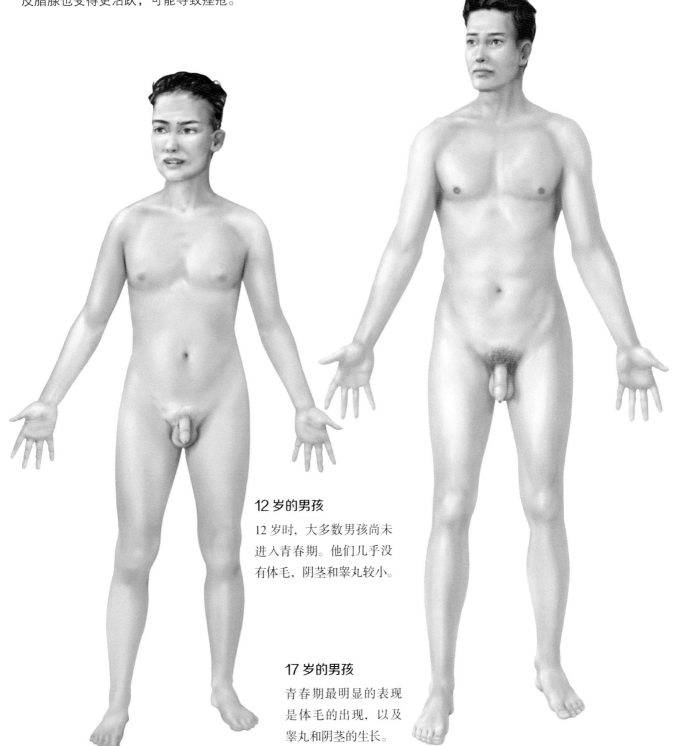

**12 岁的男孩**

12 岁时，大多数男孩尚未进入青春期。他们几乎没有体毛，阴茎和睾丸较小。

**17 岁的男孩**

青春期最明显的表现是体毛的出现，以及睾丸和阴茎的生长。

## 女性青春期

女性青春期大约从 11 岁开始，持续到大约 16 岁。女孩的身体变化比男孩多，但到达成熟所需的时间更短。这些身体变化包括乳房的发育、臀部的扩大、子宫的快速生长，以及腋下和外阴周围毛发的改变。

除了外观的变化外，还有在脑垂体控制下，由卵巢释放的雌激素和孕酮的变化。

在青春期，子宫逐渐长成成人子宫的形状，并出现第一次月经，叫作月经初潮。月经是子宫内膜剥脱伴随出血的周期性排血现象，多开始于青春期开始后的两年。在最初的几年里，月经周期通常是不规则的。

这个年龄段通常更容易出现痤疮以及饮食失调的情况。

遗传倾向、营养情况和环境因素都会影响生长发育和性成熟的时间和速度。

## 排卵

排卵发生在每个月经周期的中点。此时，格拉夫卵泡破裂，释放卵子，卵子进入输卵管并向子宫移动。卵子要么受精，要么在接下来的几天内退化。

排卵后，残留在卵巢中的分泌细胞形成黄体，产生孕酮和少量雌激素，直到非怀孕妇女月经周期的第 26 天。之后，黄体退化，雌激素和孕酮分泌迅速减少，导致月经来潮。

## 乳房

乳房主要由囊状的乳腺小叶和周围的脂肪细胞组成。当受到某些激素（如催乳素）刺激时，女性的乳腺小叶可以分泌乳汁。乳腺小叶将乳汁分泌到导管中，导管网络形成了把乳汁输送到乳头的通道。

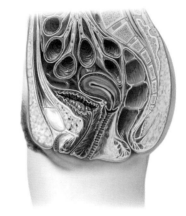

### 女性生殖系统

阴道是从子宫颈延伸到外阴的纤维肌束管道。子宫位于膀胱后方，直肠前方，其上三分之二叫作子宫体，下三分之一叫作子宫颈。

### 排卵

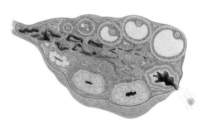

卵巢通常在月经周期的第 14 天释放卵子，这叫作排卵。

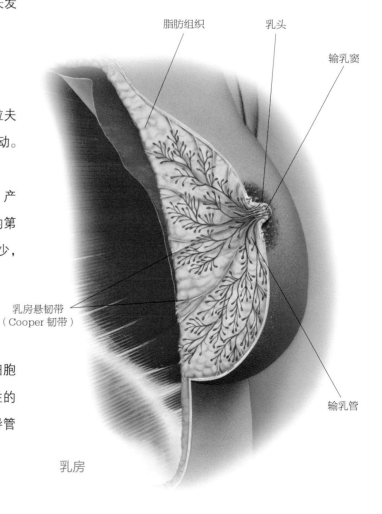

脂肪组织　　乳头

输乳窦

乳房悬韧带
（Cooper 韧带）

输乳管

乳房

在青春期，雌激素导致乳房增大，但其大小和形状主要由遗传因素决定。在月经周期结束时，乳房会暂时肿大并变得柔软。由于雌激素分泌增加，乳房在怀孕期间也会增大。

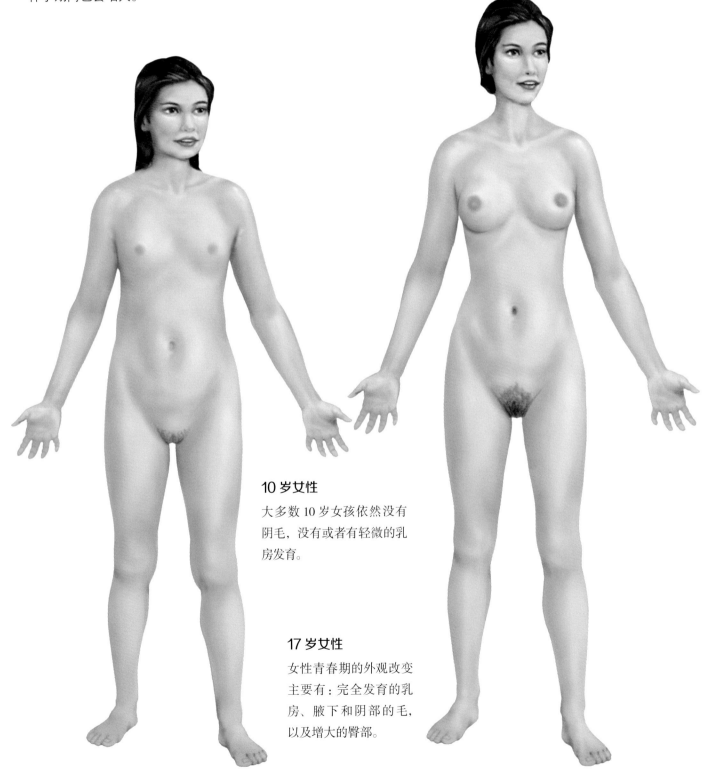

**10 岁女性**
大多数 10 岁女孩依然没有阴毛，没有或者有轻微的乳房发育。

**17 岁女性**
女性青春期的外观改变主要有：完全发育的乳房、腋下和阴部的毛，以及增大的臀部。

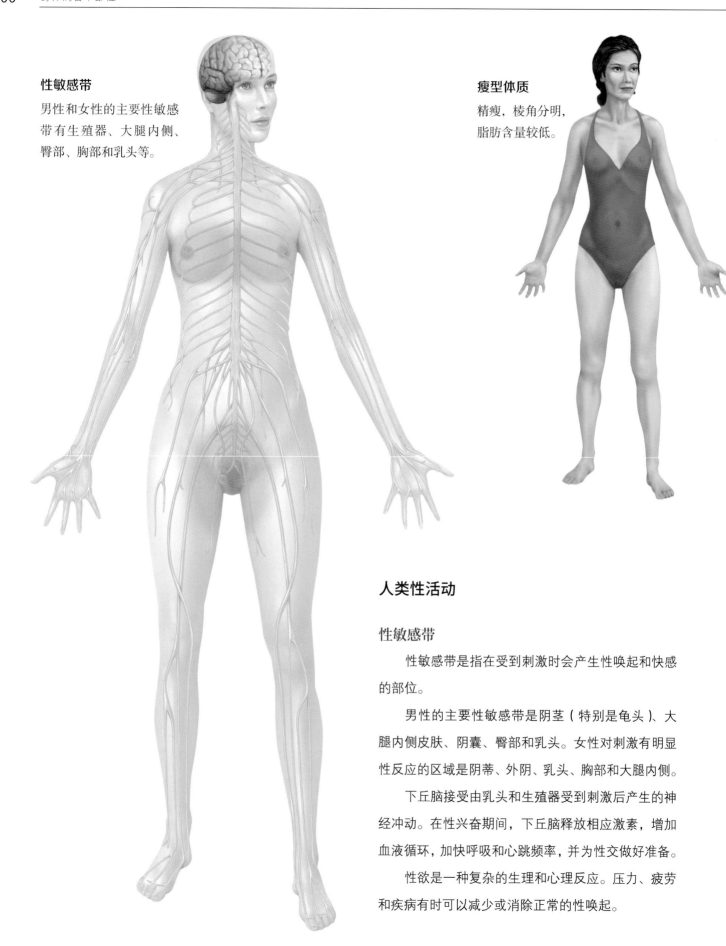

**性敏感带**

男性和女性的主要性敏感
带有生殖器、大腿内侧、
臀部、胸部和乳头等。

**瘦型体质**

精瘦，棱角分明，
脂肪含量较低。

## 人类性活动

### 性敏感带

性敏感带是指在受到刺激时会产生性唤起和快感
的部位。

男性的主要性敏感带是阴茎（特别是龟头）、大
腿内侧皮肤、阴囊、臀部和乳头。女性对刺激有明显
性反应的区域是阴蒂、外阴、乳头、胸部和大腿内侧。

下丘脑接受由乳头和生殖器受到刺激后产生的神
经冲动。在性兴奋期间，下丘脑释放相应激素，增加
血液循环，加快呼吸和心跳频率，并为性交做好准备。

性欲是一种复杂的生理和心理反应。压力、疲劳
和疾病有时可以减少或消除正常的性唤起。

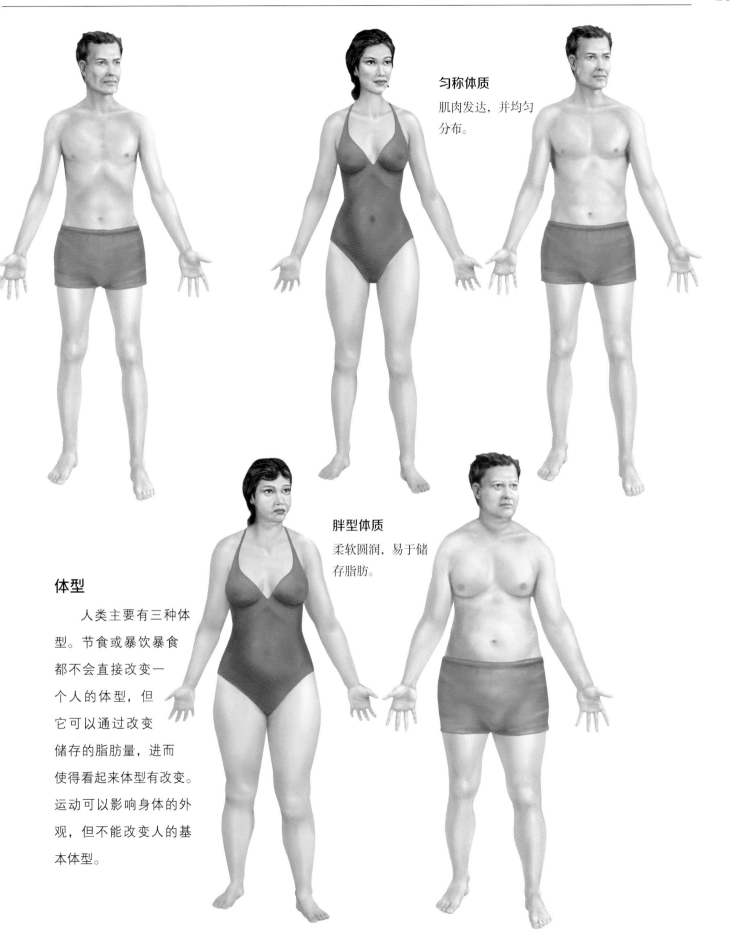

**匀称体质**
肌肉发达，并均匀
分布。

**胖型体质**
柔软圆润，易于储
存脂肪。

**体型**

　　人类主要有三种体
型。节食或暴饮暴食
都不会直接改变一
个人的体型，但
它可以通过改变
储存的脂肪量，进而
使得看起来体型有改变。
运动可以影响身体的外
观，但不能改变人的基
本体型。

## 代谢

代谢是体内进行的化学过程的总称。甲状腺激素调节机体的代谢水平，因此甲状腺过度活跃或功能减退会打乱机体正常的新陈代谢。甲状腺激素的释放由垂体控制。

新陈代谢涉及两个基本的过程：一个是消耗能量、合成物质的过程（合成代谢），另一个是分解物质、产生能量的过程（分解代谢）。

合成代谢时，小分子被转化为更复杂的分子和物质。合成代谢需要消耗能量，发生于人体的生长、修复和维持期间。

分解代谢时，食物被转化为更简单的化合物，同时产生能量，能量被储存起来，供机体使用。

酶和营养素对化学反应的发生至关重要。酶由人体产生，营养素来自食物。

### 调节体温

皮肤的表皮层和真皮层都参与体温的调节。当身体感受到热时，动脉扩张，皮肤的血流量增加，热量流失加快。汗腺分泌汗液，汗液蒸发，体温降低。

当身体感受到冷时，动脉和毛孔收缩，皮肤的毛发直立，隔绝寒冷，将身体的热量保留下来。

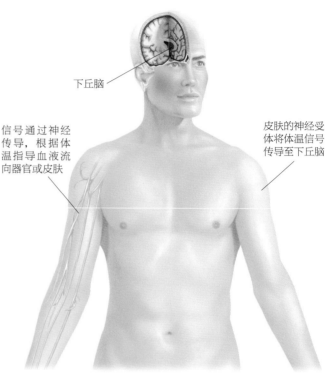

下丘脑

信号通过神经传导，根据体温指导血液流向器官或皮肤

皮肤的神经受体将体温信号传导至下丘脑

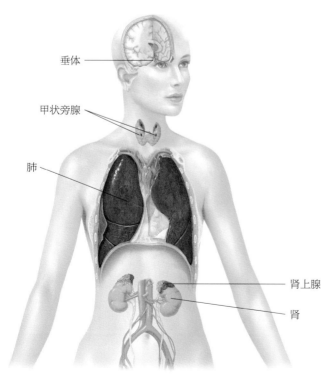

垂体

甲状旁腺

肺

肾上腺

肾

### 你知道吗？

成人正常身体功能的维持每天需要 6 000~8 000 千焦耳。一般来说，男性的代谢率高于女性。

### 电解质

血液中电解质的浓度受各种器官的调节。肾上腺调节钠和钾；垂体释放出有助于调节电解质平衡的激素；甲状旁腺调节钙和磷；肾和肺调节碳酸氢盐；肾调节氯。

## 体温调控

体内维持体温恒定的机制由下丘脑调控。外部温度的变化通过皮肤表面的神经末梢感受，并传递到下丘脑。如果下丘脑接收到寒冷信号，就会通过加快新陈代谢来增加产热。如果身体感觉很热，下丘脑就会让动脉扩张，将血液输送到皮肤，达到散热的目的。

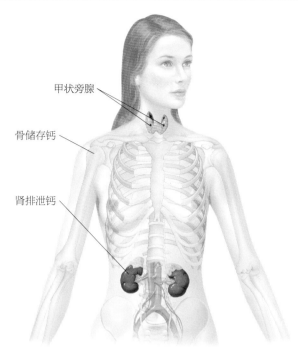

甲状旁腺

骨储存钙

肾排泄钙

### 皮肤对高温的反应

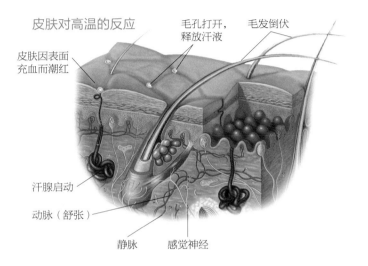

毛孔打开，释放汗液

毛发倒伏

皮肤因表面充血而潮红

汗腺启动

动脉（舒张）

静脉

感觉神经

## 负反馈

机体利用负反馈机制调节激素水平。某一激素过多或过少，都会引发生理反应使激素回到正常水平。血液中的钙水平受甲状旁腺激素的调控，甲状旁腺激素可以控制骨骼储存钙或肾排泄钙。如果钙水平大幅度下降，甲状旁腺可以感受这种变化，并释放甲状旁腺激素，这会使骨骼释放钙，以提高血钙水平。

### 皮肤对寒冷的反应

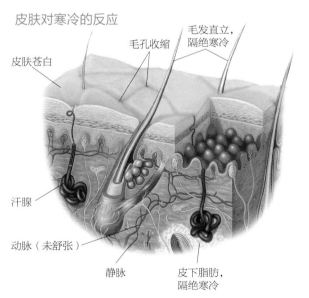

毛发直立，隔绝寒冷

毛孔收缩

皮肤苍白

汗腺

动脉（未舒张）

静脉

皮下脂肪，隔绝寒冷

## 碳水化合物分解为葡萄糖

碳水化合物分解为葡萄糖，葡萄糖进一步转化为能量是人体内重要的反应。食物中的化合物在胃、肠和胰腺等器官的作用下可以分解为碳水化合物和其他营养素。肝脏代谢食物并储存葡萄糖，为肌肉和细胞提供能量。

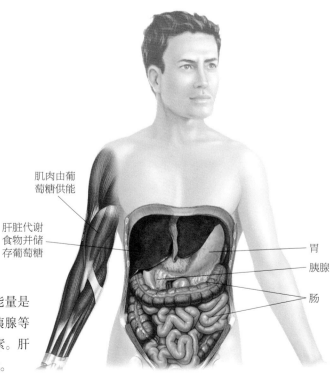

肌肉由葡萄糖供能

肝脏代谢食物并储存葡萄糖

胃

胰腺

肠

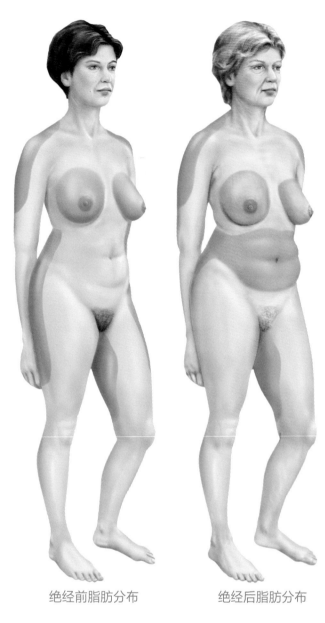

脂肪分布变化

绝经期间雌激素和孕酮的减少会影响女性的脂肪分布。在绝经之前，大多数女性在臀部、大腿、上臂和乳房等部位有较多的脂肪分布。绝经后，大部分脂肪集中分布在腹部、腰部和乳房周围。

绝经前脂肪分布　　　　绝经后脂肪分布

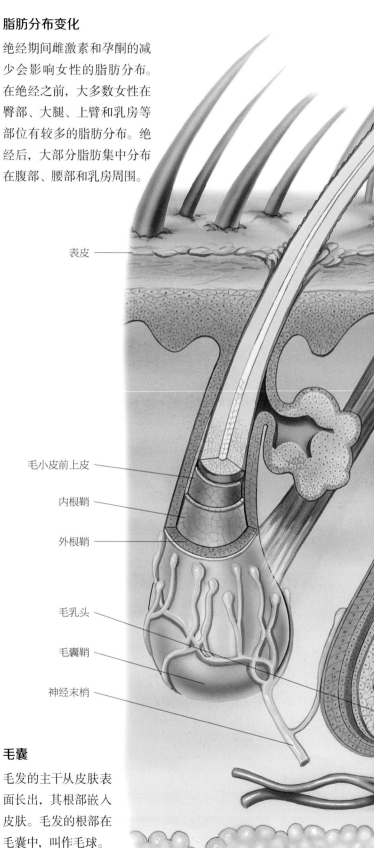

表皮

毛小皮前上皮

内根鞘

外根鞘

毛乳头

毛囊鞘

神经末梢

## 绝经期

　　绝经期是女性卵巢功能下降，激素产生减少的时期。整个过程通常开始于 40 多岁，可持续数年，主要包括三个阶段。绝经前期指大部分育龄期，但通常指月经量增加和月经周期不规律的阶段。在第二阶段，即围绝经期，女性可能会出现潮热、抑郁、睡眠障碍、盗汗和阴道干燥等症状，也就是通常所说的更年期。真正意义上的绝经期开始于月经完全消失后的第 12 个月，通常在 50 岁左右。

## 毛囊

毛发的主干从皮肤表面长出，其根部嵌入皮肤。毛发的根部在毛囊中，叫作毛球。

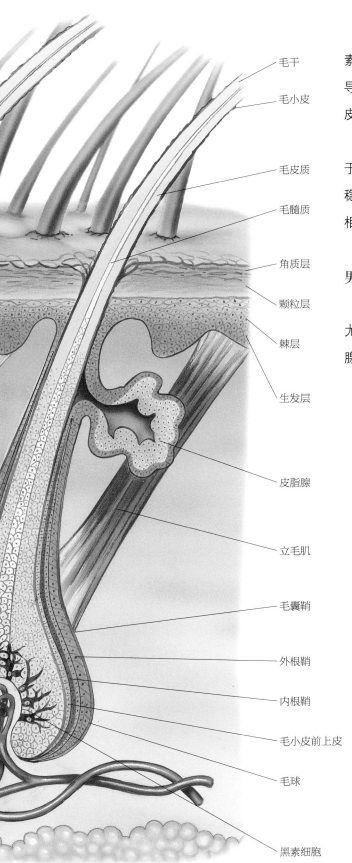

毛干
毛小皮
毛皮质
毛髓质
角质层
颗粒层
棘层
生发层
皮脂腺
立毛肌
毛囊鞘
外根鞘
内根鞘
毛小皮前上皮
毛球
黑素细胞

女性更年期时，卵巢将不再产生雌激素和孕激素。雌激素是体内组织保持健康状态的必需激素，长期雌激素缺乏会导致骨质疏松症、泌尿生殖系统组织改变、膀胱排尿功能障碍、皮肤干燥、体重增加、肌肉力量下降、卒中和心脏病风险增加。

部分女性可受益于激素替代疗法，另一部分女性则受益于自然疗法。更年期的变化是正常的生理变化，女性健康平稳地度过这一阶段需要良好的营养、锻炼、情感支持以及对相应变化的接纳。

### 男性更年期

部分医学专家认为，男性更年期是由激素水平的波动，尤其是睾酮的变化，引起的身体上的变化。到 50 岁时，前列腺通常会有肥大的迹象。

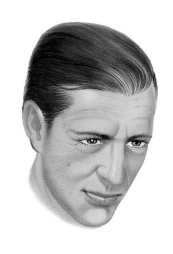
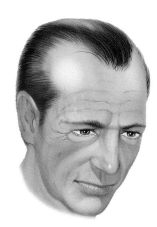

### 男性脱发

脱发的最常见原因是雄激素的变化，最常见的脱发形式是男性脱发（雄激素源性脱发），这是一种与性发育相关的遗传现象。当头发脱落速度超过其新生速度时，会出现脱发。在男性中，秃顶的发生与年龄有关，30~39 岁男性中 30% 出现秃顶，40~49 岁的男性中 40% 出现秃顶。

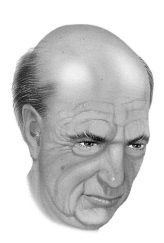

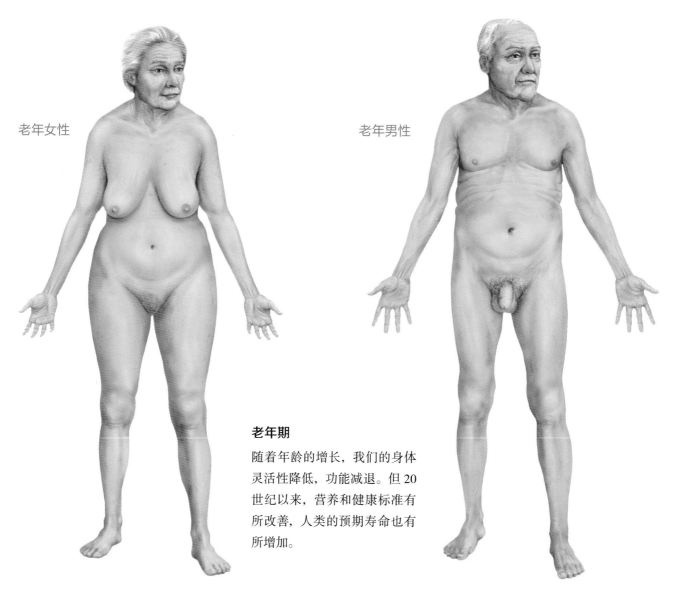

老年女性

老年男性

**老年期**

随着年龄的增长，我们的身体灵活性降低，功能减退。但20世纪以来，营养和健康标准有所改善，人类的预期寿命也有所增加。

## 老年期

　　虽然有充分的理由认为，积极的生活方式和均衡的营养摄入可以帮助人保持良好的健康和体能，但这并不能否认，许多疾病与年龄的增长相关。衰老可被延缓，但不可被消除。

　　随着人的衰老，软组织的灵活性降低，内脏器官功能减退。视觉障碍会影响驾驶、阅读和购物。老年人难以听到高音调的声音，这使得交谈中听清与理解对话变得困难。呼吸系统和循环系统疾病变得更为常见。肝、肾和大脑的供血可能会不足，机体的代谢减慢，肺活量会减小。神经和精神疾病也是老年人中常见的

问题，并影响着老年人生活的诸多方面。平衡和协调能力的减退、肌力下降和关节炎都可能会限制运动。

　　老年人的外表也会发生变化：皮肤失去弹性而变皱；骨密度减低；椎骨等骨松质为主的骨有可能部分出现塌陷，从而身高变矮。

　　免疫系统的功能也会下降，使老年人更容易发生感染和罹患癌症。影响老年人的其他常见疾病包括骨折、心脏病、骨质疏松、帕金森病、前列腺疾病和中风等。

# 中英文名词对照表

**A**

鞍状关节 (saddle joint) 17

**B**

白细胞 (leukocyte) 30
半规管 (semicircular canal) 82
瓣膜 (valve) 29
背肌 (back muscles) 105
鼻 (nose) 86
鼻咽 (nasopharynx) 99
边缘系统 (limbic system) 68
扁桃体 (tonsil) 91

**C**

肠道 (intestine) 38
车轴关节 (pivot joint) 16
尺骨 (ulna) 165
尺神经 (ulnar nerve) 163
垂体 (pituitary gland) 53
雌激素 (estrogen) 158

**D**

大脑 (cerebrum) 62
大脑皮层 (cerebral cortex) 67
大隐静脉 (saphenous vein) 175
代谢 (metabolism) 202
胆管 (bile duct) 139
胆囊 (gallbladder) 138
骶骨 (sacrum) 106
骶髂关节 (sacroiliac joint) 109
电解质 (electrolyte) 202

**E**

腭 (palate) 90
耳 (ear) 82
耳蜗 (cochlea) 84
二尖瓣 (mitral valve) 117

**F**

反射 (reflex) 24
腓骨 (fibula) 173
肺 (lung) 42
肺动脉 (pulmonary artery) 118
肺泡 (alveoli) 42
肺循环 (pulmonary circulation) 118
分娩 (childbirth) 190
负反馈 (negative feedback) 203
附肢骨 (appendicular skeleton) 13
副鼻窦 (paranasal sinuse) 86
腹股沟 (groin) 143

腹腔 (abdominal cavity) 128

**G**

肝动脉 (hepatic artery) 137
肝小叶 (liver lobule) 138
肝脏 (liver) 38
感觉通路 (sensory pathway) 70
肛门 (anus) 133
睾酮 (testosterone) 152
睾丸 (testes) 49
睾丸下降 (descent of the testes) 186
膈 (diaphragm) 124
功能区 (functional area) 66
肱骨 (humerus) 164
股动脉 (femoral artery) 175
股骨 (femur) 173
股四头肌 (quadriceps muscle) 174
骨骼肌 (skeletal muscles) 20
骨骼系统 (skeletal system) 10
骨盆 (pelvis) 108
鼓膜 (eardrum) 83
关节 (joint) 16
腘绳肌 (hamstring muscles) 174
过敏反应 (allergic reaction) 35

**H**

红细胞 (red blood cell) 31
喉 (larynx) 100
喉咽 (laryngopharynx) 99
后跟 (dorsal rootlets) 110
后角 (dorsal horn) 110
呼吸 (breathing) 41
呼吸肌 (breathing muscles) 122
呼吸系统 (respiratory system) 10
滑动关节 (gliding joint) 17
踝关节 (ankle joint) 178
寰椎 (atlas) 106
回肠 (ileum) 133

**J**

肌腱袖 (rotator cuff muscles) 166
肌肉系统 (muscular system) 10
肌纤维 (muscle fiber) 20
脊神经 (spinal nerve) 111
脊神经节 (spinal ganglion) 110
脊髓 (spinal cord) 24
脊柱 (spine) 104
甲状旁腺 (parathyroid gland) 102
甲状腺 (thyroid gland) 102
间脑 (diencephalon) 64

肩带 (shoulder girdle) 107
肩关节 (shoulder joint) 166
肩胛骨 (scapula) 164
结肠 (colon) 130
睫毛 (eyelash) 78
精子 (sperm) 49
颈椎 (cervical vertebrae) 106
颈静脉 (jugular vein) 103
颈总动脉 (common carotid artery) 103
胫骨 (tibia) 173
绝经期 (menopause) 204

**K**

空肠 (jejunum) 132
口腔 (mouth) 88
口咽 (oropharynx) 99
髋骨 (hip bone) 176
髋关节 (hip joint) 176

**L**

阑尾 (appendix) 133
老年期 (senior years) 206
肋骨 (rib) 112
肋间肌 (intercostal muscles) 41
泪器 (lacrimal apparatus) 79
泪腺 (lacrimal gland) 79
淋巴系统 (lymphatic system) 11
淋巴管 (lymph vessel) 32
淋巴结 (lymph node) 33
淋巴细胞 (lymphocyte) 35
淋巴循环 (lymph circulation) 33
颅底动脉环 /Willis 环 (circle of Willis) 29
颅骨 (skull) 59
颅神经 (cranial nerve) 22
卵巢 (ovary) 51
螺旋器 (organ of Corti) 84

**M**

毛囊 (hair follicle) 204
门静脉 (portal vein) 137
泌尿系统 (urinary system) 11
面神经 (facial nerve) 74

**N**

脑 (brain) 22
脑干 (brain stem) 22
脑膜 (meninges) 69
脑室 (brain ventricle) 68
脑叶 (lobe of the brain) 23
内分泌系统 (endocrine system) 10

内分泌腺 (endocrine gland) 52
尿道 (urethra) 45

**P**
排卵 (ovulation) 156
膀胱 (bladder) 46
胖型体质 (endomorph) 201
胚胎 (embryo) 183
盆底肌 (pelvic floor muscles) 109
皮肤 (skin) 54
皮节 (dermatomes) 24
脾 (spleen) 34
平衡觉 (equilibrium) 71
平滑肌 (smooth muscles) 20

**Q**
气管 (trachea) 42
前臂 (forearm) 165
前根 (ventral rootlets) 110
前角 (ventral horn) 110
前列腺 (prostate gland) 150
青春期 (puberty) 196
丘脑 (thalamus) 64
球窝关节 (ball-and-socket joint) 16
屈戌关节 (hinge joint) 16

**R**
桡动脉 (radial artery) 163
桡骨 (radius) 165
桡神经 (radial nerve) 163
蠕动 (peristalsis) 37
乳房 (breast) 113
乳头 (nipple) 113
软腭 (soft palate) 90
Rh 因子 (Rhesus factor) 189

**S**
三尖瓣 (tricuspid valve) 117
上臂 (upper arm) 165
上呼吸道 (upper section of respiratory tract) 42
上肢 (arm) 160
舌 (tongue) 90
神经系统 (nervous system) 11
肾 (kidney) 44
肾单位 (nephron) 147
肾动脉 (renal artery) 147
肾上腺 (adrenal gland) 141
生殖系统 (reproductive system) 11
十二指肠 (duodenum) 130
食管 (esophagus) 38
视觉 (sight) 71
手骨 (bones of the hand) 168

手指 (finger) 169
受精 (fertilization) 183
瘦型体质 (ectomorph) 200
枢椎 (axis) 106
输卵管 (fallopian tube) 156
输尿管 (ureter) 45
双胞胎 (twins) 190
松质骨 (spongy bone tissue) 14
锁骨下静脉 (subclavian vein) 163

**T**
胎盘 (placenta) 189
太阳丛 (solar plexus) 143
特殊感觉 (special senses) 70
体型 (body shape) 201
体循环 (systemic circulation) 118
体液免疫反应 (humoral immune response) 35
听觉 (hearing) 71
听小骨 (ossicles) 82
童年期 (childhood) 195
臀位分娩 (breech birth) 190
脱氧核糖核酸 (DNA) 192
椭圆关节 (ellipsoidal joint) 17
唾液腺 (salivary glands) 91

**W**
外阴 (vulva) 159
尾骨 (coccyx) 106
味觉 (taste) 71
胃 (stomach) 38

**X**
膝关节 (knee joint) 177
细胞核 (nucleus of the cell) 192
细胞免疫反应 (cell-mediated immune response) 35
下丘脑 (hypothalamus) 65
消化 (digestion) 131
消化道 (alimentary canal) 36
消化系统 (digestive system) 10
小肠 (small intestine) 130
小肠绒毛 (villi) 135
小脑 (cerebellum) 63
斜方肌 (trapezius) 107
心动周期 (heart cycle) 118
心肌 (cardiac muscle) 20
心跳 (heartbeat) 118
心脏 (heart) 29
性别分化 (sex differentiation) 187
性敏感带 (erogenous zones) 200
胸 (chest) 114
胸壁 (chest wall) 112

胸椎 (thoracic vertebrae) 106
胸肌 (pectoral muscles) 107
胸廓 (rib cage) 112
胸腔 (chest cavity) 114
胸腺 (thymus) 34
嗅觉 (smell) 71
嗅神经 (olfactory nerve) 87
血管 (blood vessel) 30
血小板 (platelet) 31
血液 (blood) 30
循环系统 (circulatory system) 11

**Y**
牙齿 (teeth) 89
眼 (eye) 76
眼睑 (eyelid) 78
眼球 (eyeball) 77
咽 (pharynx) 99
腰椎 (lumbar vertebrae) 106
一般感觉 (general senses) 70
胰腺 (pancreas) 38
遗传法则 (genetic instruction) 193
遗传信息 (genetic information) 193
阴道 (vagina) 159
阴茎 (penis) 150
阴囊 (scrotum) 152
婴儿期 (infancy) 194
硬腭 (hard palate) 90
月经周期 (menstrual cycle) 156
匀称体质 (mesomorph) 201
孕酮 (progesterone) 158

**Z**
支气管 (bronchi) 42
支气管树 (bronchial tree) 43
直肠 (rectum) 130
指甲 (nail) 55
中轴骨 (axial skeleton) 12
肘关节 (elbow) 167
主动脉 (aorta) 117
椎骨 (vertebrae) 107
椎管 (spinal canal) 111
椎间盘 (intervertebral disk) 107
自主神经系统 (autonomic nervous system) 27
子宫 (uterus) 51
子宫颈 (cervix) 154
足骨 (foot-bones) 178
坐骨神经 (sciatic nerve) 175